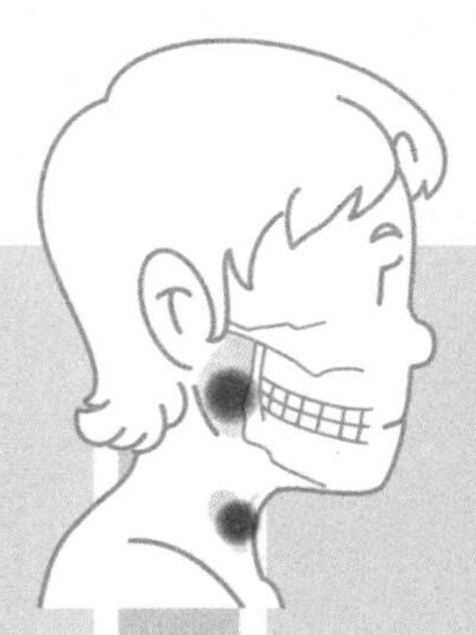

头颈部肿瘤防治科普

TOUJINGBU ZHONGLIU FANGZHI KEPU

主 编 李 超 安常明 陶 磊

四川科学技术出版社

图书在版编目 (CIP) 数据

头颈部肿瘤防治科普 / 李超等主编. —成都：四川科学技术出版社, 2021.5（2022.5重印）

ISBN 978-7-5727-0115-3

Ⅰ. ①头… Ⅱ. ①李… Ⅲ. ①头颈部肿瘤－防治－普及读物 Ⅳ. ①R739.91-49

中国版本图书馆CIP数据核字(2021)第075942号

头颈部肿瘤防治科普

TOUJINGBU ZHONGLIU FANGZHI KEPU

主　　编　李　超　安常明　陶　磊

出 品 人　程佳月
责任编辑　肖　伊
封面设计　郑　楠
责任出版　欧晓春
出版发行　四川科学技术出版社
成都市锦江区三色路238号　邮政编码 610023
官方微博：http://e.weibo.com/sckjcbs
官方微信公众号：sckjcbs
传真：028-86361756
成品尺寸　146mm × 210mm
印　　张　10.5　字数 210 千
印　　刷　四川华龙印务有限公司
版　　次　2021年5月第 1 版
印　　次　2022年5月第 2 次印刷
定　　价　46.00元

ISBN 978-7-5727-0115-3

邮　　购：成都市锦江区三色路238号新华之星A座25层　邮政编码：610023
电　　话：028-86361758

本书编委会

主　编　李　超　安常明　陶　磊

副主编　郑向前　魏建华　李志辉　樊建刚　覃　纲　蔡永聪

常务编委（按照姓氏拼音排序）

冯　梅　金永东　蒋振华　雷大鹏　刘定荣　刘　均

刘明波　苗素生　孙传政　盛健峰　孙荣昊　宋西成

谭　卓　唐正琪　王　军　王生才　王少新　王　宇

曾定芬　周　进　钟来平　钟　琦　周雨秋　张石川

编　委（按照姓氏拼音排序）

费　伟（四川省医学科学院·四川省人民医院口腔医学中心）

范玉霞［四川省肿瘤医院（四川省癌症防治中心）头颈外科］

高　珊（自贡市第四人民医院耳鼻咽喉头颈外科）

龚晓玲（自贡市第三人民医院耳鼻咽喉头颈外科）

黄定强（成都市第二人民医院耳鼻咽喉头颈外科）

江　华［四川省肿瘤医院（四川省癌症防治中心）头颈外科］

姜　健［四川省肿瘤医院（四川省癌症防治中心）头颈外科］

蒋路云（成都中医药大学附属医院耳鼻咽喉头颈外科）

兰浩淼（自贡市第一人民医院甲状腺乳腺外科）

柳晋萍（西南医科大学附属医院耳鼻咽喉头颈外科）

刘　坤［四川省肿瘤医院（四川省癌症防治中心）头颈外科］

李蓝星（电子科技大学医学院）

李　平（成都西部战区总医院耳鼻咽喉头颈外科）

吕　青（国家癌症中心中国医学科学院北京协和医学院肿瘤医院头颈外科）

宁玉东［四川省肿瘤医院（四川省癌症防治中心）头颈外科］

李永金［四川省肿瘤医院（四川省癌症防治中心）头颈外科］

兰艳丽（成都市第五人民医院耳鼻咽喉头颈外科）
麻　宁（攀枝花中心医院耳鼻咽喉头颈外科）
马霖杰［四川省肿瘤医院（四川省癌症防治中心）头颈外科］
任贤灵（广元中心医院耳鼻咽喉头颈外科）
税春燕［四川省肿瘤医院（四川省癌症防治中心）头颈外科］
孙乐刚（滨州医学院附属医院口腔颌面外科）
史全勇（内江市第二人民医院耳鼻咽喉头颈外科）
石向阳（成都市第二人民医院耳鼻咽喉头颈外科）
石　柱（凉山州第一人民医院耳鼻咽喉头颈外科）
汤　迪（复旦大学附属眼耳鼻喉科医院耳鼻喉科研究院头颈外科）
王建洪（宜宾市第一人民医院耳鼻咽喉头颈外科）
魏明辉（中国医学科学院肿瘤医院深圳医院头颈外科）
王　薇［四川省肿瘤医院（四川省癌症防治中心）头颈外科］
王　轶（成都医学院第一附属医院耳鼻咽喉头颈外科）
王中亮（成都市第一人民医院耳鼻咽喉头颈外科）
鄢斌成（自贡市第一人民医院耳鼻咽喉头颈外科）
叶　刚（乐山市人民医院耳鼻咽喉头颈外科）
叶　晖（贵州医科大学附属医院甲状腺外科）
叶惠平（贵州省人民医院耳鼻咽喉头颈外科）
杨建斌（新乡医学院第一附属医院口腔颌面外科）
杨　森（遂宁市中心医院口腔颌面外科）
闫志伟（第四军医大学口腔医学院颌面肿瘤科）
张　铎（复旦大学附属眼耳鼻喉科医院耳鼻喉科研究院头颈外科）
张富兵（乐山市中医院医院耳鼻咽喉）
朱　力（成都仁品耳鼻喉专科医院）
赵小波（川北医学院附属医院甲乳外科）
周翔宇（西南医科大学附属医院甲状腺外科）

主　编

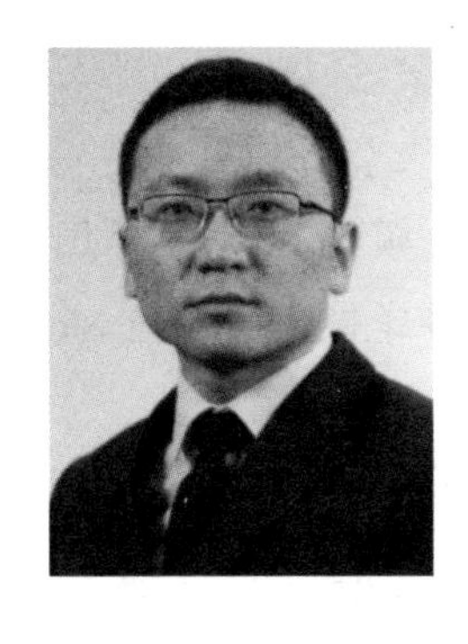

李　超

教授、主任医师、医学博士/博士后、博士生导师。四川省肿瘤医院（四川省癌症防治中心）院党委委员兼头颈外科中心主任。四川省有突出贡献的优秀专家，四川省卫生计生领军人才及省学术技术带头人，四川省海外高层次留学人才，《肿瘤预防与治疗》杂志副主编。头颈肿瘤防治荣获省市科技成果奖励13项(四川省政府特等、一等及二等奖各一项)。起草参编甲状腺癌全国指南及专家共识9部。

担任中国抗癌协会肿瘤整形专委会副主委，中国医药教育协会头颈肿瘤专委会副主委，中华医学会耳鼻喉头颈外科专委会头颈组委员，中国抗癌协会头颈肿瘤专委会常委兼整形修复学组副组长，中国抗癌协会甲状腺专委会委员兼腔镜智能机器人学组副组长，中国临床肿瘤学会CSCO甲状腺癌专委会常委，中华医学会肿瘤学及耳鼻喉青委会委员，四川省耳鼻咽喉头颈外科学会副会长兼头颈外科专委会主委，四川省国际交流促进会头颈肿瘤专委会主委，四川省抗癌协会甲状腺癌专委会副主委，四川省口腔颌面外科专业委员会副主委等职。

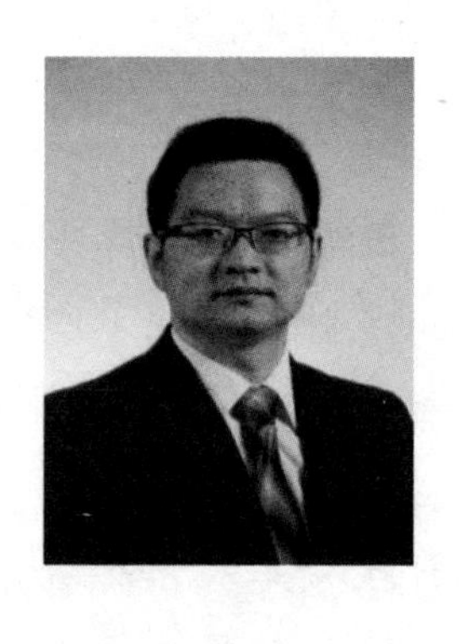

安常明

主任医师、博士、硕士生导师。国家癌症中心中国医学科学院北京协和医学院肿瘤医院头颈外科副主任。

中国医药教育协会头颈肿瘤专业委员会副主任委员兼秘书长，中华医学会组织修复与再生分会委员，中国抗癌协会头颈肿瘤委员会委员，中国抗癌协会甲状腺癌青年委员会委员，医促会肿瘤整形及功能重建青年委员会副主任委员，中国整形美容协会肿瘤整复分会常务委员，担任《中华耳鼻咽喉头颈外科》杂志通讯编委，Oral Oncology、《中华肿瘤》杂志审稿专家。擅长甲状腺癌的精细化手术，致力于甲状腺癌及头颈部鳞癌的功能性外科、修复重建及基础研究，参与国际多中心、国家重大专项等多项临床及基础研究，发表文章40余篇，参编专著6部。

陶　磊

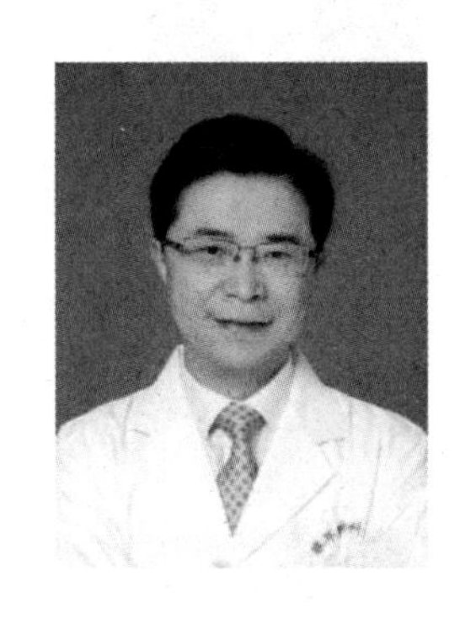

主任医师、医学博士/博士后、博士生导师。复旦大学附属眼耳鼻喉科医院耳鼻喉科研究院副院长、耳鼻喉科副主任、头颈外科主任，耳鼻喉科住院医师、专科医师规范化培训基地教学主任。

现为中华医学会耳鼻咽喉头颈外科学会头颈组第十二届委员，中国临床肿瘤学会（CSCO）头颈肿瘤专委会常委，中国抗癌协会第七届头颈肿瘤专业委员会委员，中国医师协会肿瘤医师分会头颈肿瘤专委会委员，中国抗癌协会康复会学术指导委员会副主任委员，中国医促会耳鼻咽喉头颈外科分会青年委员会秘书长，中国医疗保健国际交流促进会甲状腺疾病防治分会委员，中华医学会上海分会耳鼻咽喉科学会头颈学组副组长。主持并完成十余项国家自然基金委、卫生部、上海市科委等课题。所参与的课题获得了一项教育部提名国家科学进步奖二等奖、一项上海市科技进步奖三等奖、一项中华医学科技奖三等奖、两项上海市医学科技奖三等奖，发表与喉癌发病机制和治疗相关专业论文100余篇，其中被SCI收录40余篇。

副主编

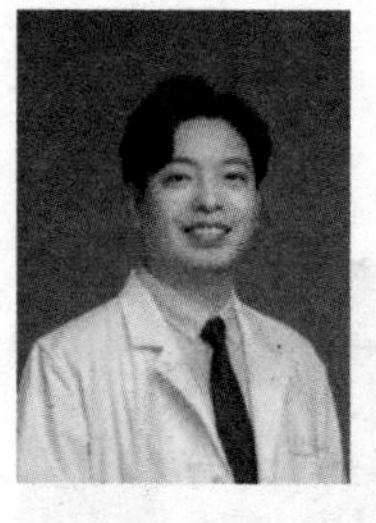

郑向前

教授、主任医师、博士生导师。天津医科大学肿瘤医院甲状腺颈部肿瘤科科主任，中国抗癌协会甲状腺癌专业委员会常委兼秘书长，中国抗癌协会头颈肿瘤专业委员会常委兼秘书长，中国抗癌协会青年理事会常务理事，中华医学会肿瘤分会青年委员，中国医药教育协会常务理事，中国医药教育协会头颈肿瘤专业委员会副主任委员，亚太甲状腺学会（AOTA）委员。

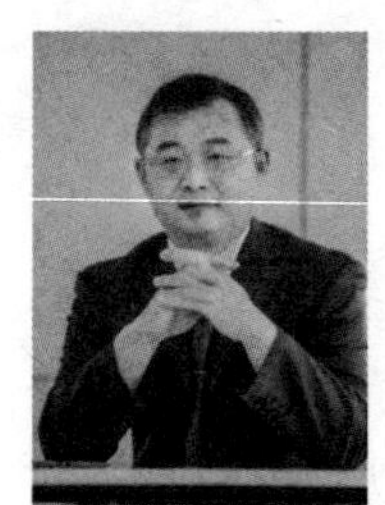

魏建华

教授、主任医师、医学博士、研究生导师、空军高层次科技人才。第四军医大学口腔医学院颌面肿瘤科主任。曾担任日本东京齿科大学客座副教授，美国MD Anderson癌症中心客座副教授。任中华口腔医学会口腔颌面—头颈肿瘤专委会副主任委员、颌面修复专委会常务委员、口腔颌面外科专委会委员，中国抗癌协会头颈肿瘤专委会常委，陕西省抗癌协会副主任委员等职。

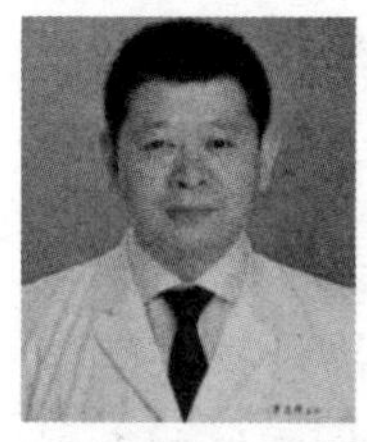

李志辉

主任医师、医学博士、硕士生导师。四川大学华西医院甲状腺外科主任，甲状（旁）腺疾病研究室主任，四川省卫生健康委员会第十四批省学术技术带头人。现任中国医师协会甲状腺外科专业委员会副主任委员，中国抗癌协会肿瘤微创治疗专业委员会甲状腺分会副主任委员，中国研究型医院神经监测学组委员，中国研究型医院甲状旁腺保护学组及甲状旁腺及骨代谢疾病专业委员会常委，四川省医师协会甲状腺外科专业委员会副主任委员，四川省医师协会甲状旁腺疾病MDT学组组长，四川省医学会甲状腺外科专业学组委员等职。

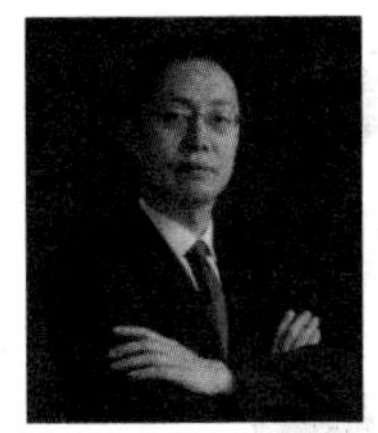

樊建刚

教授、主任医师 、医学博士、硕士生导师。四川省人民医院耳鼻咽喉头颈外科副主任。 担任中华医学会耳鼻咽喉头颈外科分会委员，四川省耳鼻咽喉头颈外科学会常务理事，四川省老年医学会耳鼻咽喉头颈外科分会副主委，四川省耳鼻咽喉头颈外科学会鼻科专委会副主委，四川省耳鼻咽喉头颈外科学会管理专委会副主委，中国抗癌协会康复会四川省头颈分会专委会副主委，四川省医学会耳鼻咽喉头颈外科分会常委兼鼻科组组长，四川省医师协会耳鼻咽喉头颈外科分会常委兼秘书长，中国医师协会耳鼻咽喉头颈外科分会变态反应学组委员等职。

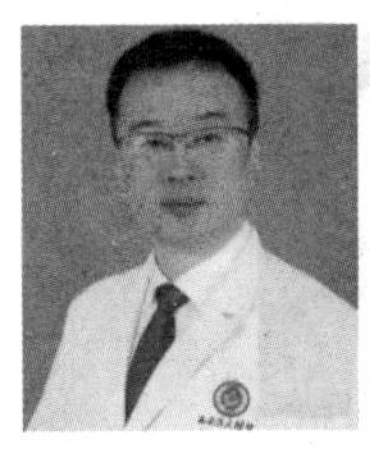

覃　纲

教授、主任医师、医学博士、博士生导师、博士后指导教师。英国牛津大学和德国波恩大学访问学者。西南医科大学附属医院耳鼻咽喉头颈外科主任。国家科技奖评审专家，教育部“长江学者奖励计划”通讯评审专家。担任中华医学会耳鼻咽喉头颈外科学分会青年委员会委员，中国医师协会耳鼻咽喉科医师分会头颈学组委员，中国医药教育协会头颈肿瘤专业委员会常务委员，四川省医学会耳鼻咽喉头颈外科专业委员会副主任委员、咽喉头颈学组副组长，四川省医师协会耳鼻咽喉头颈外科医师分会副会长等职。

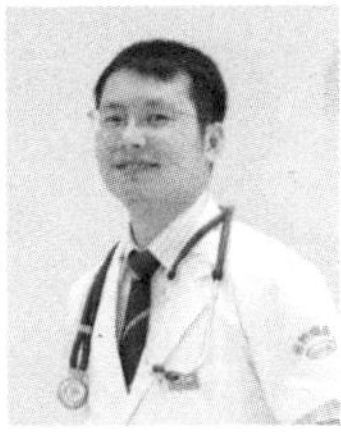

蔡永聪

副主任医师，硕士生导师，美国犹他大学huntsman癌症中心访问学者，第十五届四川省青年科技奖获得者。担任四川省医师协会耳鼻咽喉头颈外科分会青年副主任委员，四川省耳鼻咽喉头颈外科专业委员会青年副主任委员，中国医药教育协会头颈肿瘤专业委员，四川省医师协会甲状腺外科医师分会委员，中国抗癌协会甲状腺癌专业委员会青年委员会委员，中国医促会甲状腺疾病专委会青年委员，四川省国际医学交流促进会头颈肿瘤专业委员会委员，四川省医学会外科专业委员会甲状腺外科学组委员等职。

常务编委

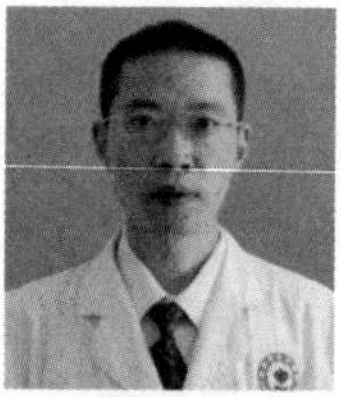

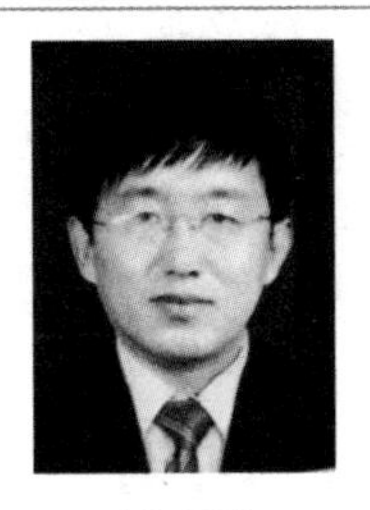

刘明波

国家耳鼻咽喉疾病临床医学研究中心副主任，解放军总医院头颈外科主任，主任医师，教授，医学博士，研究生导师

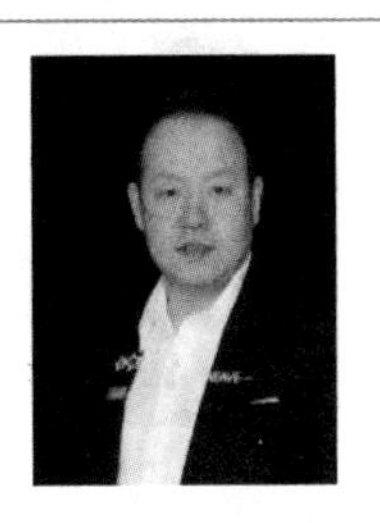

苗素生

哈尔滨医科大学附属肿瘤医院头颈外科副主任，主任医师，教授，医学博士／博士后，硕士生导师

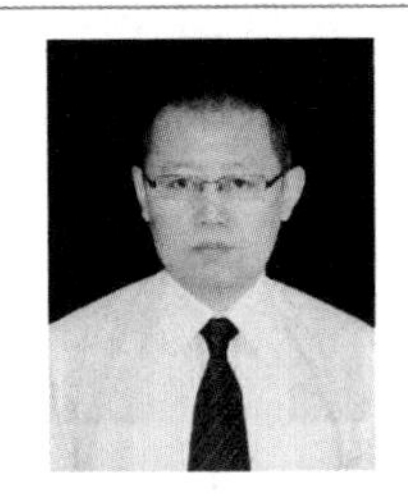

孙传政

昆明医科大学第三附属医院（云南省肿瘤医院）头颈外二科主任，主任医师，博士，博士生导师

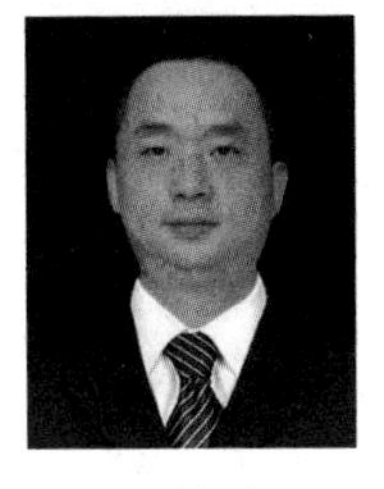

盛健峰

四川省精神卫生中心，绵阳市三医院甲状腺、头颈颌面外科主任，副主任医师，硕士

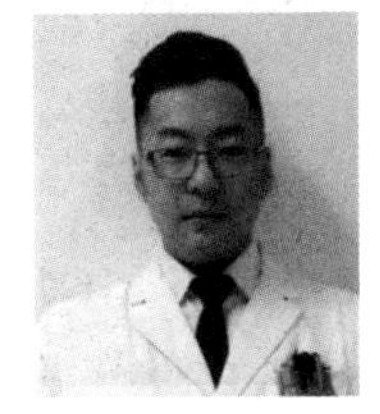

孙荣昊

四川省肿瘤医院（四川省癌症防治中心）头颈外科中心主治医师兼中心教学秘书，博士后

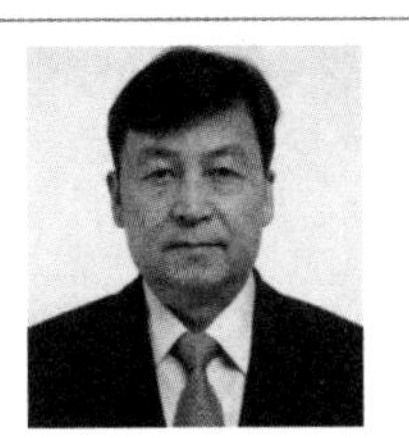

宋西成

青岛大学附属烟台毓璜顶医院副院长、山东省耳鼻喉疾病临床医学研究中心主任，主任医师，二级教授，泰山学者特聘专家，医学博士，博士生导师

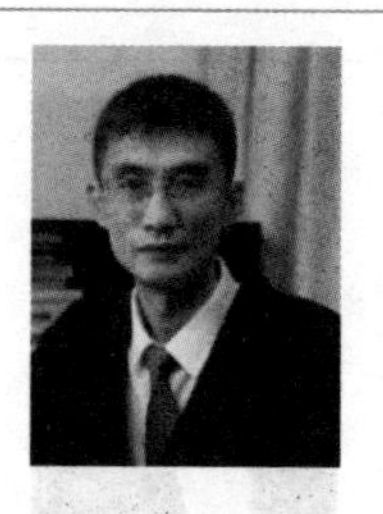

谭 卓

浙江省人民医院头颈外科副主任（主持工作），副主任医师，硕士

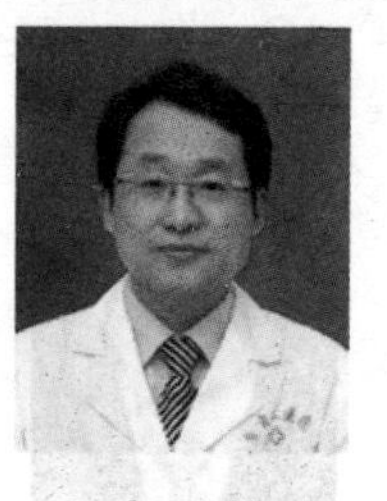

唐正琪

自贡市第三人民医院耳鼻咽喉头颈外科主任，主任医师，自贡市优秀医学专家

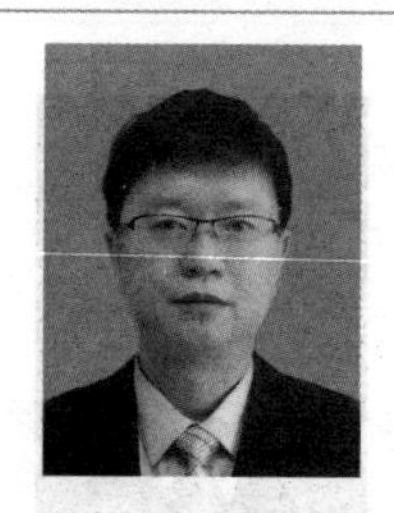

王 军

甘肃省肿瘤医院(甘肃省癌症防治中心)院党委委员、院长助理、头颈外科主任，教授，硕士生导师

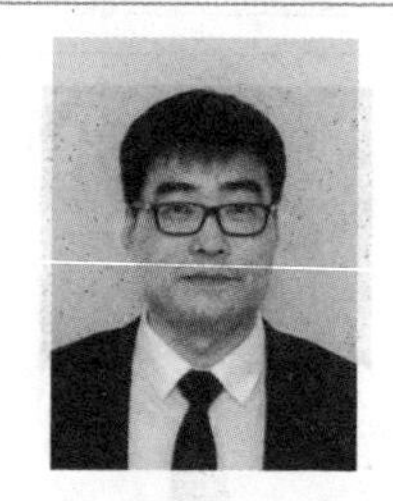

王生才

首都医科大学附属北京儿童医院耳鼻咽喉头颈外科副主任，头颈外科专业组组长，副主任医师，医学博士

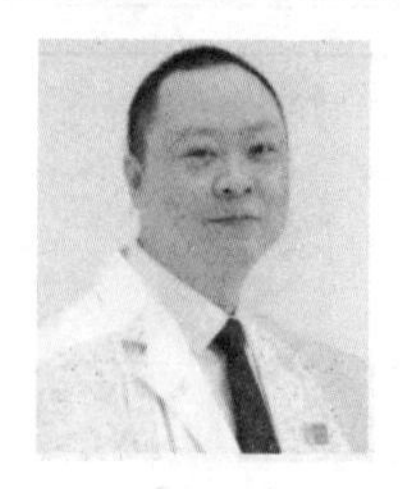

王少新

四川省肿瘤医院（四川省癌症防治中心）头颈外科，二病区主任，主任医师

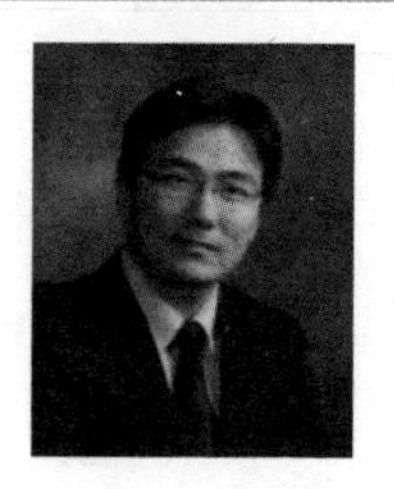

王 宇

复旦大学附属肿瘤医院头颈外科主任，主任医师，博士生导师

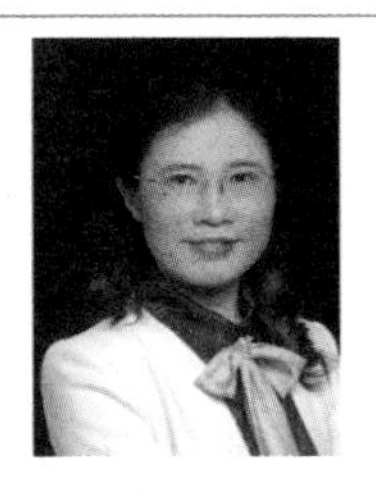

曾定芬

四川省肿瘤医院（四川省癌症防治中心）头颈外科，副主任护师，护士长

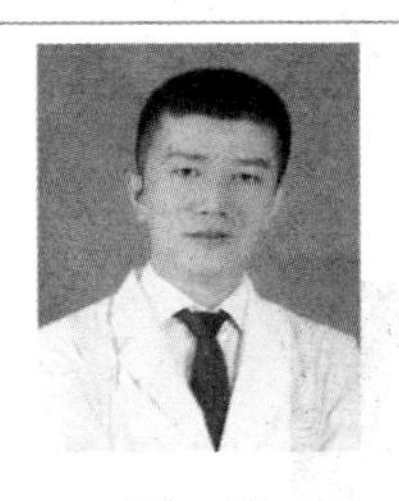

周　进

四川省肿瘤医院(四川省癌症防治中心)医务部部长、胸部肿瘤内科病区主任, 主任医师, 博士, 硕士生导师

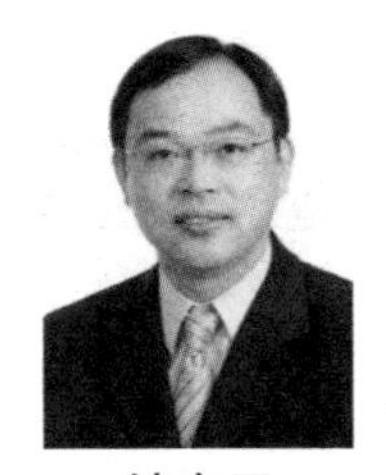

钟来平

上海交通大学医学院附属第九人民医院口腔颌面头颈肿瘤科行政副主任, 主任医师, 研究员, 医学博士/博士后, 博士生导师

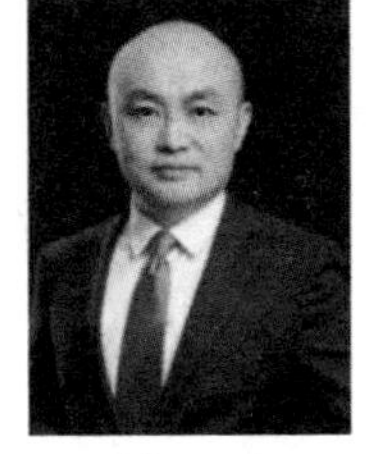

钟　琦

首都医科大学附属北京同仁医院头颈外科副主任, 主任医师, 医学博士/博士后, 研究生导师

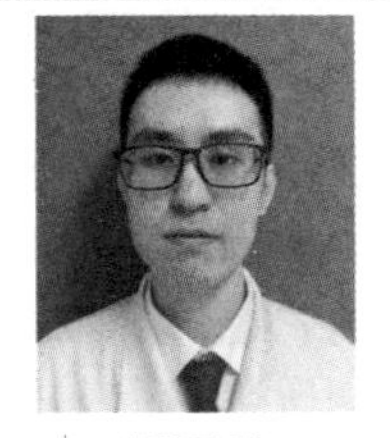

周雨秋

四川省肿瘤医院（四川省癌症防治中心）头颈外科，医师，硕士

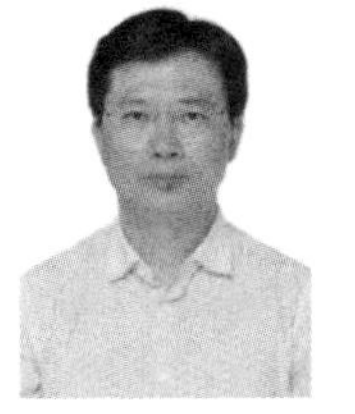

张石川

电子科技大学附属肿瘤医院放疗中心副主任兼头颈放疗科主任，主任医师，博士，博士生导师

序言 一

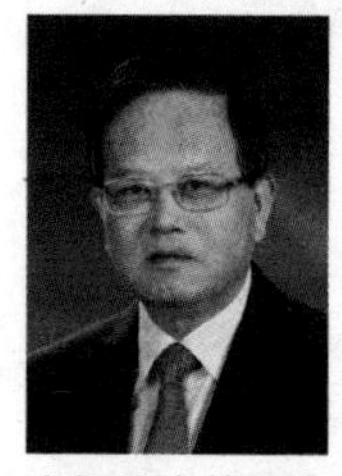

头颈部肿瘤包括颈部甲状腺肿瘤、耳鼻喉肿瘤以及口腔颌面部肿瘤三大部分。头颈肿瘤的原发部位和病理类型之多，居全身肿瘤之首。其中，头颈部恶性肿瘤占全身肿瘤的 6%~7%，每年在全球范围内诊断的病例超过 50 万例。其中绝大多数头颈癌是鳞状细胞癌。早期头颈鳞癌可通过手术或放疗等单一手段得到较好的治疗效果，而进展期或晚期的头颈鳞癌不管是通过单纯手术或放疗还是手术加放疗等综合治疗，其总体治疗效果相对不佳。由于广大人民群众对肿瘤认识的不足和缺乏，大部分头颈部恶性肿瘤被发现时已处于中晚期阶段，给临床诊治带来了极大挑战。

世界卫生组织提出：三分之一的癌症完全可以预防；三分之一的癌症可以通过早期发现得到根治；三分之一的癌症可以运用现有的医疗措施为患者延长生命、减轻痛苦、改善生活质量。为了提升头颈肿瘤治疗效果，需要更多民众认识头颈肿瘤并采取及时有效的诊治手段，做到头颈部肿瘤的早发现、早诊断、早治疗，以达到最佳的治疗效果，同时也缩短了治疗时间、节省了治疗有关费用。

四川省肿瘤医院（四川省癌症防治中心）李超教授联合全国几十名头颈部肿瘤有关专业专家编写的《头颈部肿瘤防治科普》，积极地响应了国务院发布的《“健康中国 2030”规划纲要》中提出的“到 2030 年实现总体癌症 5 年生存率提高 15%”的战略目标。同时，符合国家卫健委高度重视癌症防控工作、癌症防控事业需要全社会共同参与的精神，通过广泛开展防癌科普宣传，提高全社会的癌症防治意识和能力。

该书的文字描述简单明了，配有大量生动图片，采用通俗易懂的方式介绍了头颈部肿瘤的症状、体征、治疗方法、预防及术后注意事项等。对于没有医学背景的人民群众而言，这将是一本实用性好、可读性强的科普书籍，有助于普通大众更好地认识头颈部肿瘤，进而提高全社会对头颈部肿瘤的防治意识和能力。这将有效遏制头颈部肿瘤带来的社会危害，提升广大群众的健康水平，并有助于我国头颈部肿瘤防控水平的进一步提高。

中国工程院院士、教授、博导

上海交通大学附属第九人民医院口腔颌面头颈肿瘤外科

序言/二

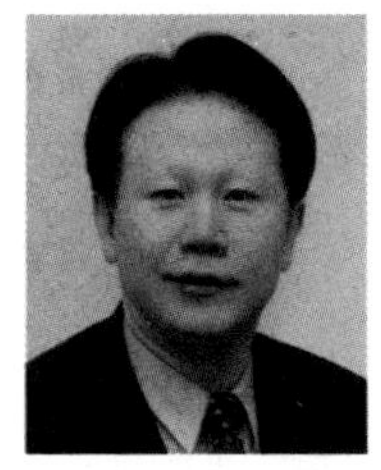

头颈部，是人体重要感控器官“聚集”以及“门面”外露区域。因此，该部位肿瘤类型具有很强的多样性，包含了甲状腺肿瘤、鼻腔鼻窦肿瘤、口腔肿瘤、咽部肿瘤、喉部肿瘤、涎腺肿瘤、颌骨肿瘤等。头颈部不同部位、器官所发生肿瘤的临床生物学特征，诊疗方法各异，尤其是伴随着精准医学诊疗时代的到来，诊疗个体化区别愈发凸显。

头颈部肿瘤的总发病率和死亡率分列于全身肿瘤的第六位和第八位。世界范围内，头颈部肿瘤每年的发病人数为50万～70万，死亡人数近30万。近二十年来，我国头颈部肿瘤的发病率逐渐升高，其中甲状腺癌发病率的升高速度最快并占有重要权重，在一些地区、城市，甲状腺癌已经成为女性恶性肿瘤发病率排第一位的恶性肿瘤。

早期、有效、规范的诊治同样是头颈部肿瘤治疗的关键和重中之重，而大部分头颈部肿瘤早期没有明显症状和体征改变，加之目前普通大众对肿瘤基本认识的匮乏，导致相当数量的头颈部恶性肿瘤就诊时已到中晚期，“贻误战机”“错失良机”造成诊疗效果骤降。这对于我们专业人士而言，意味着科普宣传压力很大，专业普及任重而道远。

四川省肿瘤医院头颈外科中心李超教授是国内全新一代头颈外科领军人物的佼佼者，业务全面扎实、专业强韧平衡，成绩突出亮眼，本人十分欣赏。此次他联合郑向前等几十名全国有关领域专家共同编写的《头颈部肿瘤防治科普》，对头颈部各类肿瘤的预防、发现、治疗、护理、康复做了详尽的介绍。该书深入浅出、图文并茂，对头颈部肿瘤的防治进行了科普介绍，将专业的头颈肿瘤防治知识以通俗易懂的方式传递给大众。为广大人民群众提高有关头颈肿瘤的防癌意识和科学知识，做到“三早”，科学抗癌与理性治癌提供了科学的参考工具，定当对我国头颈肿瘤防治工作做出不凡贡献。故欣然应允，乐为之序。

中国抗癌协会头颈肿瘤专业委员会　主任委员

天津市人民医院（南开大学人民医院）　院长、教授、博导

序言/三

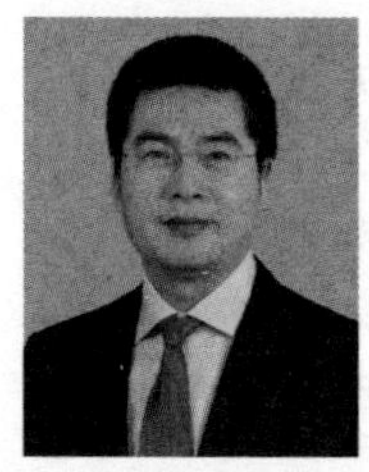

肿瘤是一类严重危害人类健康的慢性疾病。头颈部各类重要器官密集，解剖结构复杂，同时承载着包括视觉、味觉、听觉、语言、吞咽、呼吸等在内的多种人体功能。早期头颈部肿瘤可无明显症状，在日常生活中常表现为无痛性肿块、口腔溃疡、鼻塞出血或者吞咽疼痛等症状，对生活影响较小，难以引起患者重视，大多数患者直到发现这些症状加重后才会到医院就诊，致使绝大部分患者在就诊时已是局部晚期。局部晚期头颈部肿瘤的治疗将会严重影响患者的生存率以及治疗后的生活质量。因此，要提升头颈部肿瘤的整体防治效果，应该从传播有关头颈部肿瘤的防癌抗癌健康知识、提升公众的防护意识做起，做到早期发现和诊断，提高治疗可及性，最终达到精准医疗、提高患者生存率的目的，降低癌症疾病负担。

四川省肿瘤医院（四川省癌症防治中心）头颈外科中心李超教授等国内众多有关专业的专家历时一年余编写了《头颈部肿瘤防治科普》。该书对头颈部各类肿瘤在疾病的预防、诊断、治疗、护理及康复等多个方面进行了通俗易懂的介绍，深入浅出地介绍了人民群众关心的头颈部肿瘤相关问题。

本书力求全面、注重科普、通俗易懂、图文并茂，使普通大众亦能够轻松学习到头颈部肿瘤科学防治的专业知识，实用性极强。本书积极响应国务院发布的《“健康中国 2030”规划纲要》中提出的“到 2030 年实现总体癌症 5 年生存率提高 15%”的战略目标，有助于提高广大群众的头颈部肿瘤防治意识，对头颈部肿瘤的综合防控有积极贡献。

葛明华

中国抗癌协会甲状腺癌专业委员会　主任委员

浙江省人民医院院长、教授、博导

主编/寄语

当我们走在城市的大街小巷，看着川流不息的人群来来往往，处处充满欢声笑语、鸟语花香。幸福的时光里健康对于我们自己以及身边的家人和朋友显得至关重要，只有身体健康我们才能品味职业的成就、家庭的温馨以及岁月的静好。然而，就在这光阴辗转中，一些曲折与病痛，尤其是癌症，往往会在瞬间摧毁我们眼前所有的幸福。

恶性肿瘤的病因至今尚未十分明确，早期诊断困难，中晚期治疗效果不理想，都让人们“谈癌色变”，视其为恶魔。其中，头颈部肿瘤原发部位和病理类型之多，居全身肿瘤之首。头颈部肿瘤包括颈部甲状腺肿瘤、耳鼻喉肿瘤及口腔颌面部肿瘤三大部分。在我国，一些头颈部肿瘤的发病率有逐年升高的趋势。其中，甲状腺癌的发病率升高速度最快，甲状腺癌已经成为我国一些地区女性恶性肿瘤发病率最高的恶性肿瘤。与其他部位肿瘤不同的是，头颈部肿瘤在危及患者生命的同时还会对患者的颜面外形、视觉、味觉、听觉、语言、吞咽、呼吸等造成不同程度的影响，降低患者的生活质量。

目前，头颈部肿瘤的传统治疗包括手术、放疗、化疗等。早期头颈部恶性肿瘤可通过单一的手术或放疗等手段得到较好的控制，而一旦发展到了晚期，则多不能靠单一手段治疗，故治疗时间及费用将会成倍增长，且治疗效果还可能并不理想。目前，临床上往往会看见重视不足或重视过度两类截然不同的患者人群。归根到底，这都与普通大众对头颈部肿瘤基本认识的匮乏有关。其实，世界卫生组织（WHO）认为，40% 以上的癌症是可以预防的。

党的十八大以来，以习近平总书记为核心的党中央始终坚持以人民为中心的发展思想，强调把人民健康放在优先发展的战略位置，从经济社会发展全局统筹谋划加快推进“健康中国”建设，强调树立“大卫生、大健康”理念，推动“以治病为中心”向“以人民健康为中心”转变。2019 年，国务院印发《健康中国行动（2019—2030年）》，将普及健康知识、参与健康行动作为行动的基本路径。

为认真贯彻党中央、国务院对癌症防治工作的决策部署，推动落实健康中国癌症防治专项行动，提高全社会癌症防控意识，营造全民防癌抗癌的良好氛围，本人联合国内该专业的多家知名大型医院的专家，历时一年余共同编写了《头颈部肿瘤防治科普》。本书对头颈部各类肿瘤的预防、诊断、治疗、护理、康复、饮食等做了全面详尽的介绍。本书采用深入浅出、图文并茂的方式对头颈部肿瘤的特点进行了科普介绍，希望将专业知识以通俗易懂的形式传递给大众并让大众从中受益。由于时间仓促，书中难免出现瑕疵，期待广大读者提出宝贵意见，我们将在此基础上积极修订和更新。

教授、主任医师、博导
四川省肿瘤医院（省癌症防治中心）头颈外科中心主任
2021年4月28日

目录

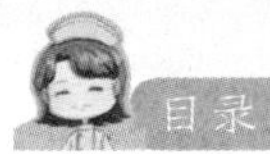

头颈部肿瘤防治概论

一、肿瘤知多少

1. 什么是肿瘤

所谓肿瘤，就是指细胞的异常增生，这种异常增生病变，使身体中部分细胞出现不受控制的生长、增殖，当该细胞数量达到一定程度以后，就集结成为肿块，临床上通常表现为“包块”。这些肿块可以表现为规则的球状、椭圆状，或不规则的溃疡状、桑葚状等形态。

肿瘤分为良性肿瘤和恶性肿瘤：

良性肿瘤 通常生长速度缓慢，表面较光滑，并不侵入邻近的正常组织内。瘤体周围常形成包膜，因此与正常组织分界明显。除非长在要害部位，良性肿瘤一般不会致命，大多数可被完全切除，很少有复发，此类肿瘤通常对人体危害不大。

恶性肿瘤 就是我们常说的“癌症”，但是癌严格来说只是恶性肿瘤中的一种。其实恶性肿瘤可以划分为上皮源性（皮肤、黏膜等）的“癌”和间质源性（肌肉、骨骼等）的“肉瘤”。癌是最常见的恶性肿瘤。在恶性肿瘤中，增生的细胞除了会集结成为肿块，还会扩散至其他部位增生。

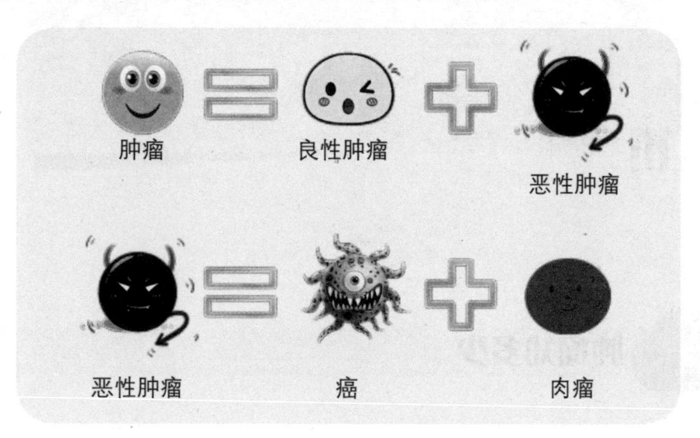

癌症已经是目前人类健康的“头号杀手”，并且这个“恶魔”离我们也非常近。根据 2016 年发表在世界权威期刊 *CA Cancer J Clin* 上的文章《2015 年中国癌症统计》中的数据显示，我国癌症人口占据了全球癌症人口的 22%；在我国，每分钟有 6 个癌症患者确诊，有 5 个患者因为癌症而死亡。

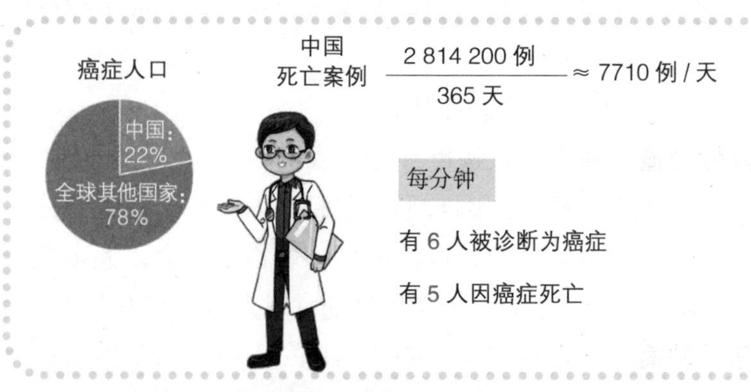

记载于《2015年中国癌症统计》一文中的数据

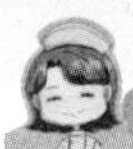

2. 恶性肿瘤（癌症）易感人群

癌症是一种慢性病、常见病，它是在年龄的增加、自身基因中癌基因突变及外界致癌因素不断影响的情况下，各致病因素长时间复合累积作用的结果。因此，总体而言，癌症更“青睐”于老年人及免疫力低下人群。通常癌症的发病率从30岁开始快速上升，到了80岁达到高峰，所以老人患上癌症的概率是最高的。当然，有癌症家族史的人员也是高危人群，特别是多代直系亲属中都有癌症出现的更应该定期体检。

3. 导致癌症的常见因素

癌症是人体受内因及外因两者长期共同作用而形成的，内因主要是我们的遗传基因，通常我们无法改变；然而，致癌的外因我们则大多可以通过改变生活方式而将其进行有效改善，甚至可以将其彻底消灭。

常见的致癌外因主要有：

（1）行为致癌因素，如过量饮酒、吸烟、缺乏锻炼、吸二手烟等。

（2）致癌饮食，如过度食用加工肉制品、红肉、泡菜等腌制品、霉变食物等。

（3）防癌饮食缺乏，如对水果、蔬菜、钙、膳食纤维等摄入不足。

（4）慢性病致癌，如患有糖尿病、肥胖症等。

（5）不良环境致癌，如紫外线辐射、PM2.5污染等。

（6）传染病致癌，如人疱疹病毒8（HHV-8）、人免疫缺陷病毒（HIV）、华支睾吸虫（肝吸虫）、人乳头瘤病毒

（HPV）、EB 病毒（EBV）、丙型肝炎病毒（HVC）、乙型肝炎病毒（HBV）等。

看了上述致癌因素，我们可以通过科学的锻炼，少吃致癌饮食，多吃防癌饮食，避免慢性病以及加强生活卫生等来做到积极预防、健康生活。

4. 患了恶性肿瘤的常见症状

不同部位的恶性肿瘤会有不同症状，而相同部位的恶性肿瘤因分期不同所表现出的症状也不一样。但是，包块通常是最常见的肿瘤表现。早期可为无痛性的质硬肿块，活动差；中晚期肿瘤就会出现相应的局部症状和全身症状。

局部症状 最常见的就是新生长的异常包块或肿胀（肿瘤），有的是菜花样新生物，局部反复出血。比如，咽喉部的恶性肿瘤会让人出现持续声音嘶哑、呼吸困难、吃东西梗阻感、疼痛和溃疡。当然，不同部位的肿瘤、不同类型的肿瘤所体现的症状不一。

全身症状 如颈部、腋窝、腹股沟等不同区域淋巴结肿大，有的患者会出现咳嗽、咯血、背心痛、骨头疼痛、体重明显下降、贫血等。

5. 癌症会传染吗？

虽然癌症很厉害，但是担心被癌症传染就有点杞人忧天了。目前研究认为，癌症患者不会把癌细胞传染给其他健康人群。对于健康人群，即使接触到一定数目的癌细胞也不会发生癌症，因为人体免疫系统会迅速把接触到的癌细胞清除干净。很

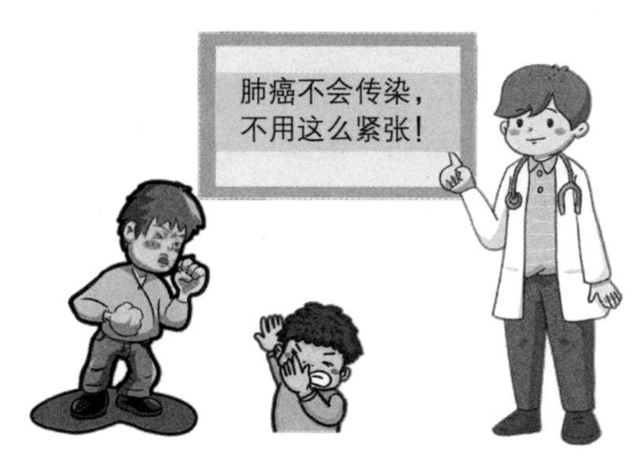

多癌症的发生发展与病毒或细菌感染息息相关。例如，女性患宫颈癌与人乳头状瘤病毒感染有关，鼻咽癌与EB病毒有关，肝癌与乙肝病毒有关，胃癌与幽门螺杆菌有关。这些细菌和病毒可以在与他人的日常接触过程中进行传播或者感染，当然，这并不代表感染了这些细菌或病毒的个体就一定会得相关癌症，因此良好的个人卫生习惯对防止这些与肿瘤有关的细菌及病毒入侵至关重要。

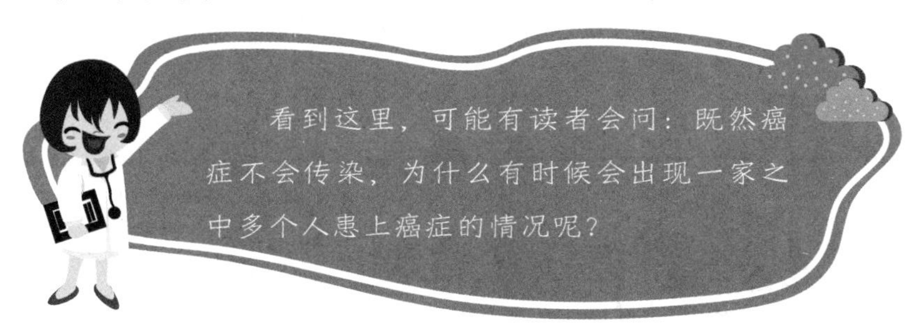

前面已经告诉大家，癌症的发病原因是内因及外因共同在起作用。同一家族的成员因生活在一起，很可能就有着同样的生活环境、同样的生活习惯。比如，若某家人平时都比较喜欢吃腌制烧烤食物等一些不良的饮食，时间一长，这类食物就会破坏人体的胃肠道功能，很有可能就会让这家人中的一个或几个患上胃癌或者直肠癌等消化系统肿瘤；再如肺癌，即使自己不抽烟，但是家里面有几个人同时抽烟，这样的话长此以往，患上肺癌的概率也大大增加。因此生活习惯等外在原因在家族中有着共性部分。此外，部分癌症具有遗传性，也就是遗传基因里面存在癌基因，同一个家族的人往往癌基因是一致的，患上相同类型癌症的概率也就比其他人要高很多了。因此，如果家族中出现了癌症患者，大家就更应要从生活习惯的改变以及健康筛查意识的提升这两大方面来减少癌症在家族内出现。

6. 关于癌症的“遗传”说

从目前病因学的研究结果看，癌症与人类遗传有关，因为直系亲属所携带的基因大多是一致的，但这并不是说癌症就

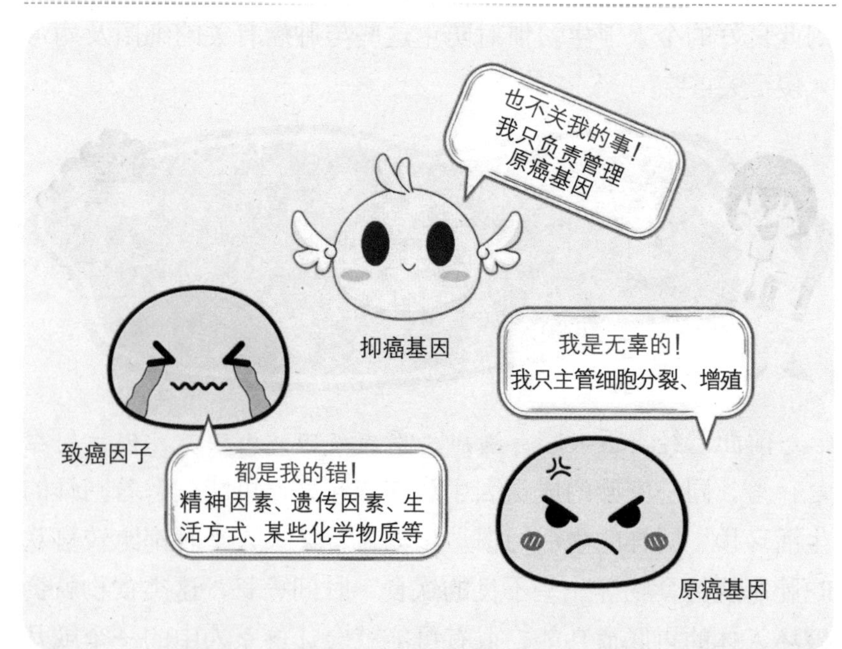

是遗传病，它并不会直接遗传给下一代。目前肿瘤发生部位及类型非常多，不同的肿瘤可能有不同的遗传传递方式，而遗传因素在很多肿瘤发生发展中的作用是对其致癌因子的易感性或倾向性。所谓癌症遗传易感性，是指在相同生活条件下的健康人群中，有的人有更易发生癌症的倾向。在一定的遗传特征的基础上，癌症是否发生及发展，还取决于患者自身的精神因素、环境因素、饮食因素及生活习惯等诸多后天致病因素及外界致癌物的综合作用。因此，有癌症家族史的人并不一定就会得癌，易感人群和高癌家族成员也不是对任何癌症都易感。对有癌症家族史的成员来说，完全不必惊慌失措，给自己背负沉重的思想包袱。从预防角度看，早期发现这些具有遗传因素的易患者，并及时采取预防措施，必将有助于降低癌症的发病率。只要到正规医院进行定期体检，就能达到早发现、早诊断和早治疗的目的。

日常生活中，我们需要保持良好的精神状态，合理饮食，选择适宜且健康的锻炼方法，调动体内的抗癌积极因素，不断提高机体的免疫力，这样一来，无论是癌症易感人群，还是高癌家族成员，都可最大限度地避免癌症的发生及发展。

7. 患上癌症不等于被判了死刑

癌症是一个全球性的流行病，影响所有年龄层次的人，尤其是老年人。但是患上癌症绝不等于被判了死刑。当面对癌症时，大家不能轻视，也不能恐惧。一些人对自己的健康状态十分自信，觉得癌症绝不会发生在自己身上，从而忽视身体的异常信号，还拒绝必要的体检；另有一部分人，则在被查出患上癌症后过度恐慌，认为自己已无药可治，不能够积极地配合医生的治疗，或者直接拒绝就医，殊不知精神溃败带来的不良影响甚至大于身体本身遭受的创伤。

事实上，无论国内还是国外，目前医疗技术已经十分发达了，对于良性肿瘤及早期发现的恶性肿瘤而言，绝大多数通过正规治疗是完全可以达到治愈的。

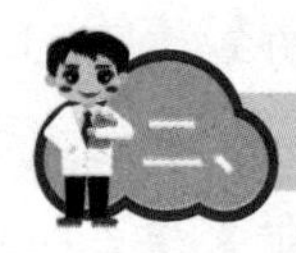

二、头颈部肿瘤

头颈部是人体重要的外露“门面”区域，长了肿瘤务必要重视。头颈部解剖结构复杂，我们要认识该区域肿瘤，就要先了解头颈部解剖名词。

人体的颈部有颈椎、许多重要的血管、气管、喉部、食管，以及一些肌肉、皮肤、神经、淋巴结及结缔组织等。头颈部肿瘤是指位于头部和颈部，除了颅内肿瘤以外的其他肿瘤。

头颈部常见良性肿瘤：甲状腺良性肿瘤、腮腺良性肿瘤、皮肤色素痣、先天性良性肿瘤等。

头颈部常见恶性肿瘤：甲状腺癌、鼻咽癌、口腔癌、口咽癌、下咽癌、喉癌、鼻窦癌、唾液腺癌等。

1. 患了头颈部肿瘤的主要症状

头颈部肿瘤的症状包括有新生长的肿块、经久不愈的口腔溃疡、反复痰中带血及耳鸣、吞咽异常或者吞咽困难、声音嘶哑及饮水呛咳，严重时还有反复出血、面部肿胀、呼吸困难等。其中颈部出现逐渐变大的无痛性肿块尤其要当心，不要以为肿块不痛就不去医院就诊，往往疼痛出现时肿瘤有可能已经到了中晚期了。

2. 头颈部肿瘤的常规检查

位于体表的头颈部肿瘤常常可以扪及异常肿块，位于口腔、喉腔等隐蔽区域的肿瘤无法扪及，就需要借助检查手段。头颈部常用的检查包括颈部彩超、颈部 CT 或磁共振（MRI）、电子喉镜、电子鼻咽镜等。

3. 头颈部肿瘤的常规治疗

头颈部良性肿瘤治疗以手术切除为主，恶性肿瘤以手术、放疗（或者叫电疗，是使用电离辐射治疗疾病的一种治疗方式）、化疗（是用特殊的药物来治疗疾病）、靶向治疗等为主，不同类型的肿瘤的治疗手段不一样，晚期常需要使用多种治疗手段。早期癌症通常可以通过单一手术或放疗达到治愈，省时省力，而一旦到了中晚期可能就需要手术、放疗、化疗等多种治疗手段结合，这个时候治疗复杂并且治疗效果也不乐观。因此，当诊断考虑头颈部肿瘤时，应该尽早到正规医院的专科就诊，接受专科医生的治疗建议。

4. 得了头颈部肿瘤如何挂号就诊？

现代医院分科越来越细，医院类别也比较多，当你发现你有上述症状或不适，担心患上头颈部肿瘤的时候该如何挂号就诊？总体来说，目前针对头颈部肿瘤而言，就诊医院主要分为综合医院或专科医院（肿瘤医院、耳鼻喉医院）。鉴于目前国

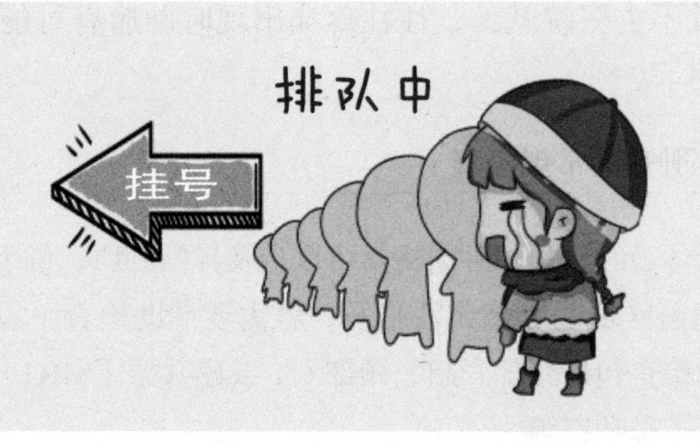

家对于癌症防治的重视，基本上每个省及部分地级市都有肿瘤专科医院或癌症中心，这些医院专门从事肿瘤性疾病的诊治，在临床上积累了大量关于肿瘤诊治防控的经验。当你选择专科医院时可以选择头颈肿瘤外科、头颈部放疗科或肿瘤科等就诊，就诊时首诊医师会根据你的疾病特点建议做不同检查或给出治疗方案。当你选择综合医院（××附属医院，××省或市医院等）时，这些医院往往都会有专门的肿瘤科（主要是放化疗治疗）或耳鼻咽喉科、口腔颌面外科、甲状腺乳腺外科或甲状腺及疝科、五官科等。你可以根据具体的发病部位选择就诊。当你住院后如果需要多个学科协作，无论专科医院还是综合医院都会进行多学科会诊，共同讨论决定你的综合治疗方案。

5. 头颈部肿瘤的治疗效果

不同的头颈部肿瘤治疗效果不一，总的来说只要早期及时就诊，绝大多数头颈部肿瘤治疗效果是非常好的。所以早期发现且到正规医院就诊至关重要。临床上大多数良性肿瘤手术

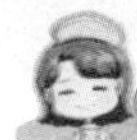

后即可治愈，小部分肿瘤术后容易反复复发，如颌骨造釉细胞瘤、神经纤维瘤等。有些良性肿瘤多次治疗复发后还会出现恶变。对于恶性肿瘤而言，不同的恶性肿瘤治疗效果不一样，比如说通常分化型甲状腺癌治疗效果比口腔癌、下咽癌等好。但是如果甲状腺癌是未分化或低分化的，它的治疗效果就比其他癌症效果要差很多。因此，不同肿瘤或相同肿瘤的不同肿瘤病理类型其治疗效果都会截然不同。

6. 如何预防头颈部肿瘤

避免上面介绍的导致癌症的常见因素同样可以有效预防头颈部肿瘤的发生；同时，不同头颈部肿瘤有其自身不同的病因，也需要特别关注并尽量避免这些诱因。比如甲状腺癌与环境辐射、碘摄入异常及肥胖等有关，因此我们需要通过避免不必要的射线暴露、合理膳食及保持锻炼等来预防。口腔、喉及咽癌与喝酒或吸烟有关，因此改掉自己及周边人群的这些不良生活习惯有助于我们远离此类肿瘤。口腔癌与食槟榔、口腔卫生不良等有关，改变生活习惯、注意口腔卫生可以有效减小患口腔癌的概率。鼻咽癌及口咽癌分别与不同的病毒感染有关，良好的生活习惯、卫生习惯等均可以减少这些致病病毒的入侵。

甲状腺肿瘤防治

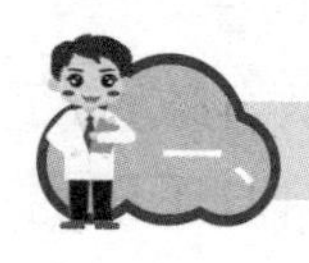

一、甲状腺结节的发现

1. 甲状腺是什么，在我们身体的什么位置？

甲状腺是我们体内非常重要的腺体，属于内分泌器官。甲状腺形似蝴蝶，犹如盾甲，故以此命名。甲状腺位于颈部甲状软骨下方，气管两旁。再具体些，我们平常所说可以触摸到颈前有一个隆起，日常生活中俗称“喉结”，甲状腺就位于“喉结”下方 2 ~ 3 cm 处。甲状腺这形如一只棕红色蝴蝶左右展开的两个“翅膀”分别是甲状腺的左右两个侧叶，中间以峡部相连。有些甲状腺会自峡部向上伸出一个

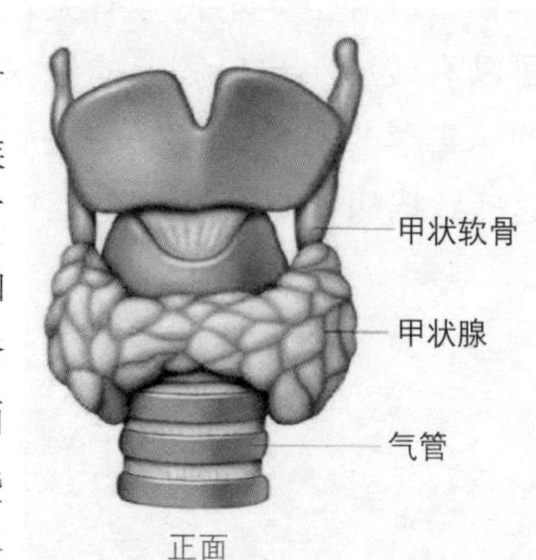

正面

锥状叶。甲状腺可随吞咽而上下移动。正常成人甲状腺大小为：（2.5 ~ 5.0）cm ×（1.5 ~ 2.5）cm ×（1.0 ~ 1.5）cm，平均重量为 20 ~ 25 g。甲状腺的大小和质量会随着年龄和生理的变化而变化。在青春期与妊娠期，甲状腺可能出现生理性肿大。

2. 甲状腺的作用

看上去像蝴蝶一样美丽柔弱的甲状腺，“功夫”可是相当了得，它是我们身体中非常重要的内分泌腺体。可别小看它，它分泌的甲状腺激素，可是你想走上人生巅峰必不可少的内动力！

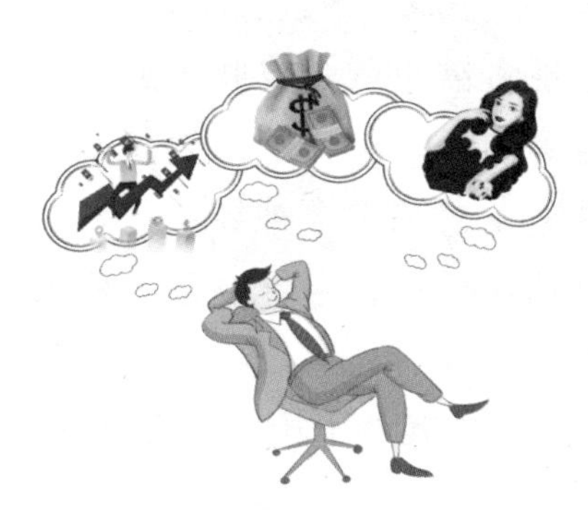

为什么这么说呢？

简单地说，甲状腺是负责合成、储存、分泌身体所需的甲状腺素的场所。甲状腺素随血液被运送到身体的各个组织，负责人体的新陈代谢、骨骼生长发育、智力发育、记忆力，故常被称为身体的“发动机”。可以说，没有甲状腺激素，人体就无法新陈代谢。少了它，新生儿会智力低下；儿童将生长迟缓；成人会记忆力下降、反应迟钝……

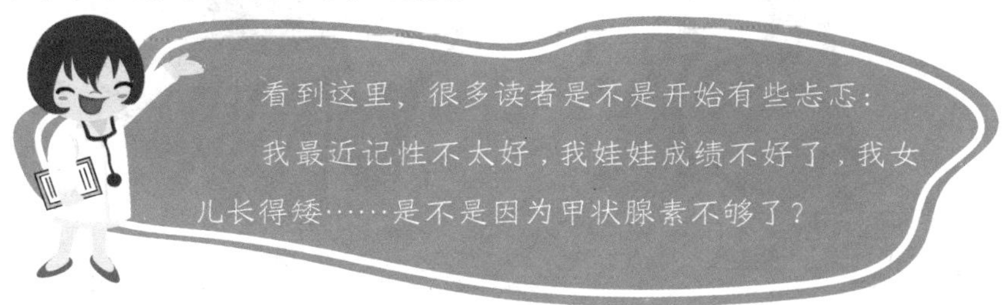

既然甲状腺素不够有这么多不良影响，那平日我们能否多补充一点甲状腺素呢？是不是越多越好？

不！不！不！少则甲状腺功能减退（甲减），

多则甲状腺功能亢进（甲亢）！

这个甲状腺激素分泌的火候得刚刚好才行！

甲减 甲状腺激素分泌少了，会形成“甲减”，人体会出现食欲下降、皮肤干燥、疲倦乏力、瞌睡、便秘、情绪低落等症状。甲状腺对生长发育也非常重要，尤其对婴幼儿的骨骼发育和中枢神经系统发育影响很大。胎儿和婴幼儿甲状腺功能低下，会导致智力低下、骨骼生长停滞等现象，常称为呆小症。

甲亢 甲状腺激素分泌多了，会形成“甲亢”，使身体进入加速状态。心跳加快，病人会觉得心慌气短、心律不齐，人会易怒烦躁、失眠、手抖、注意力下降；胃肠蠕动加快，会有大便频繁；身体把食物转化为热量的速度加快，人会易饿、多食，但消瘦，全身燥热多汗。

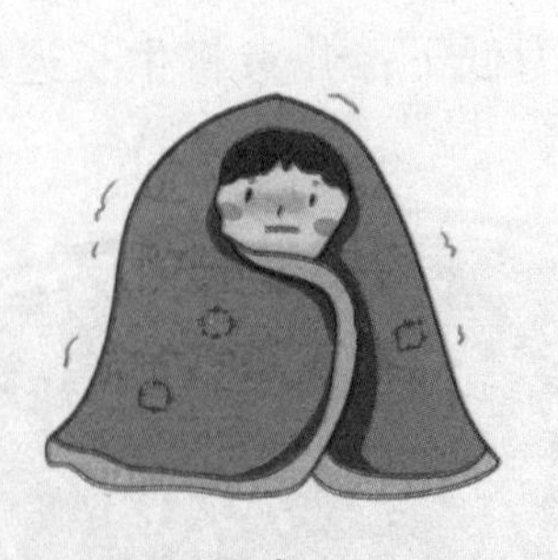

甲减

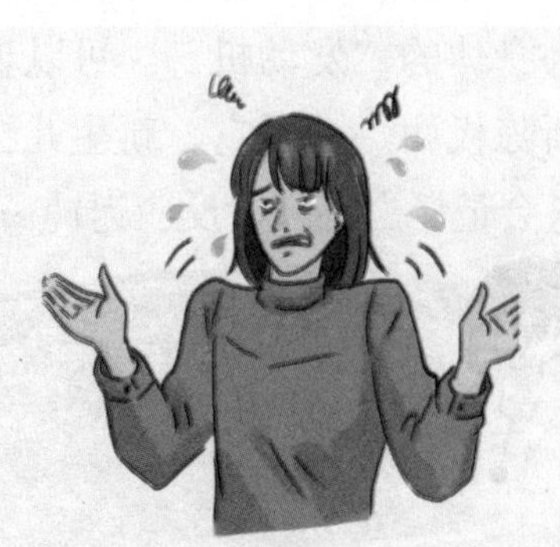

甲亢

3. 什么是甲状腺结节、肿块及肿瘤?

甲状腺结节及肿块都是甲状腺上长的肿物，彩超报告一般都描述为结节。一般而言，多将甲状腺上较大的新生物叫肿块或肿物。甲状腺肿瘤是甲状腺的细胞发生基因水平异常改变，不再遵循正常的规律而无限制地过度生长形成的肿物。甲状腺肿瘤分良性、恶性。良性肿瘤生长缓慢或处于静止状态，多不造成对周围正常组织和器官的侵害，切除后较少复发，与恶性肿瘤的最大区别是很少危及生命。甲状腺常见的良性肿瘤有甲状腺腺瘤，多可于颈前触及甲状腺一包块样新生物。恶性肿瘤具有生长快、侵袭性、转移性的特点，治疗过程中难以避免复发或存在广泛性转移，会危及生命。

4. 发现甲状腺结节就等与患上甲状腺癌吗?

发现甲状腺结节不等于患上甲状腺癌，甲状腺结节常见于结节性甲状腺肿及甲状腺腺瘤等良性肿瘤，还有的就是甲状腺癌。甲状腺肿是指甲状腺由于某种因素造成甲状腺素合成分泌减少，机体反馈性地促进甲状腺组织的生长和甲状腺激素的合成，导致甲状腺结构增生，造成甲状腺肿大。部分病人由于病情反复进展，导致腺体内出现不同发展阶段的结节，从而形成结节性甲状腺肿。甲状腺腺瘤则是甲状腺常见的良性肿瘤，常为甲状腺内单个边界清楚的结节，有完整包膜。以上所述均为甲状腺良性病变，而甲状腺癌是甲状腺上的恶性肿瘤统称，主要包括甲状腺乳头状癌、甲状腺滤泡状癌、甲状腺髓样癌及甲状腺未分化癌。甲状腺癌发病率只占甲状腺结节疾病的 5% 左右。

5. 什么因素会导致甲状腺长肿瘤?

甲状腺的功能，随着人的年龄、性别、精神和身体状态以及周围环境的变化而有很大的差异。

（1）甲状腺激素长期分泌不足：甲状腺在受机体调节时会不断增生，在增生过程中就往往会形成各种各样的甲状腺结节。

（2）遗传因素：部分甲状腺髓样癌是常染色体显性遗传疾病。在一些甲状腺癌患者中，也可见到一个家庭中一个以上成员同患甲状腺乳头状癌的。

（3）缺碘：在长期缺碘地区，甲状腺癌的发病率本来就数倍于非缺碘地区。甲状腺细胞摄取碘合成甲状腺素，碘的缺乏导致甲状腺增生而增加甲状腺肿瘤的发病风险。

（4）电离辐射：目前已查明头颈部的外放射是甲状腺的重要致癌因素。对儿童尤为明显。有报道称小儿甲状腺受电离辐射影响的年龄越小，发生癌的危险度愈高。

（5）雌激素：雌激素也可影响甲状腺的生长，主要是通过促使垂体释放促甲状腺素（TSH），从而促进甲状腺滤泡细胞分泌甲状腺激素。

（6）遗传：甲状腺癌的发生和进展与多种遗传和表观遗传改变相关，BRAF 和 RAS 基因突变是甲状腺癌普遍存在的遗传学改变。

（7）化学致癌物：少数化学致癌物可直接与染色体 DNA 作用，从而导致癌变。

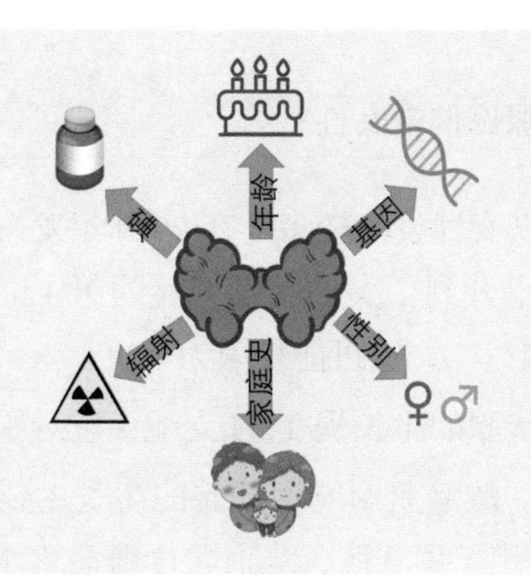

6. 为什么这么多人患甲状腺肿瘤?

究其原因，可能与以下因素有关:

（1）检查诊断水平及技术的提高使更多的甲状腺肿瘤得以发现。近年来，超声诊断技术水平的提高，使甲状腺肿瘤的检出率明显增加，检出肿瘤直径最小达 2 mm。

（2）随着人民生活水平的提高，有越来越多的人参与各种形式的体检，而甲状腺彩超检查的普及使得越来越多的甲状腺“隐匿性”（较小的）结节得以早期发现。

（3）随着现代生活的发展，环境日渐恶劣、辐射损伤、饮食不安全、生活不规律和碘摄入量不合理，都会引起甲状腺病变的发病率升高。

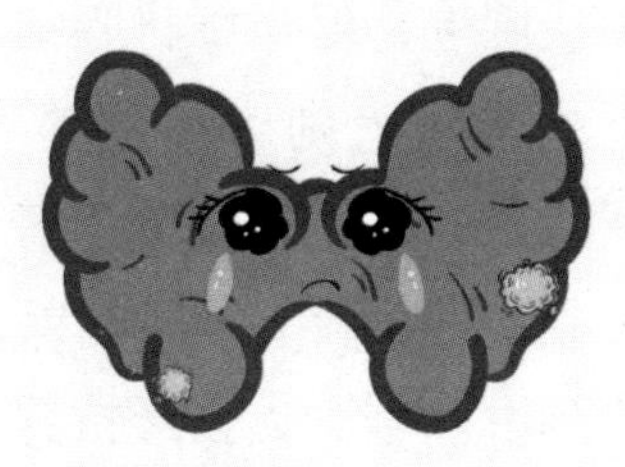

7. 为什么甲状腺癌偏爱女性?

甲状腺癌以女性发病较多，在 2019 年发布的中国癌症报告中，甲状腺癌上升到了女性高发癌症的第 4 位。甲状腺癌患病率男女比例为 1 ∶ 3，这可能是因为甲状腺癌的发生与雌激素存在相关性。甲状腺的生长受 TSH 支配，它对甲状腺癌的发生也起着促进作用。雌激素影响甲状腺的生长主要是通过促使垂体释放 TSH 而作用于甲状腺，当血浆中雌激素水平升高时，TSH 水平也会升高。女性本身就比男性体内雌激素多，因此在甲状腺癌患者中以女性居多可能与此相关。

8. 甲状腺长了肿瘤有哪些表现?

甲状腺肿瘤患者最常见的临床表现是下颈部肿块。甲状腺良性肿瘤初发症状多为颈前肿块，边界清楚，表面光滑，可随吞咽而上下活动，常偶然发现，生长缓慢，多无不适。有时由于囊内出血可致肿瘤急剧增大且伴有胀痛，待血液被吸收后，肿物可有不同程度的缩小。

并非所有甲状腺结节或肿块都是甲状腺癌，但当甲状腺结节或肿块伴有下列情况者则应高度警惕可能患了甲状腺癌：①甲状腺结节特别突出，质地较硬，随吞咽上下活动差；②原因不明的颈淋巴结肿大，经抗感染治疗不缩小者；③长期甲状腺肿大，近期迅速增大

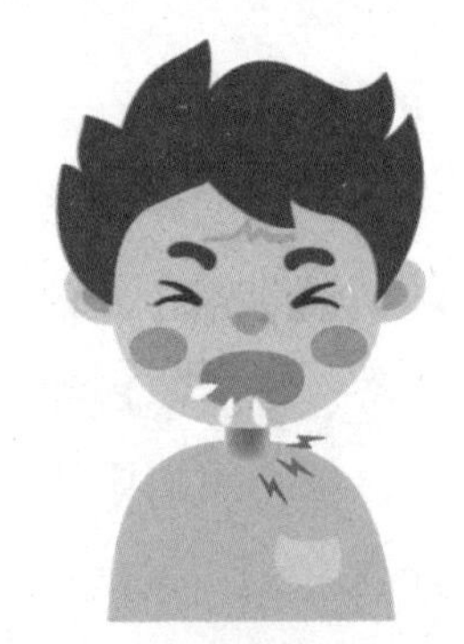

变硬者；④伴有声音嘶哑、呼吸困难、吞咽困难者；⑤青少年甲状腺结节，应高度警惕甲状腺癌；⑥长期腹泻而无脓血便，常伴有面部潮红或内分泌失调者。

9. 如何发现甲状腺肿瘤？

我们可以学会如何自我检查甲状腺。

（1）仰脖子。脖子稍微抬高，后仰，让脖子可以充分展现在镜子前，对着镜子，看看甲状腺的位置是否有肿大，两侧是否对称，是否有一侧偏大的情况。

（2）观察咽口水。咽口水的时候，感受下脖子哪个部位会随着吞咽的动作上下活动。找准位置后，对着镜子，看这个位置附近是否有肿块会随着吞咽的动作一上一下地移动。

（3）摸脖子。做吞咽动作的同时，再摸一摸甲状腺对应在脖子上的位置，看看能不能摸到硬硬的小结节，或者软软的小鼓包、小肿块。

需要说明的是：用手触摸只能发现较大的甲状腺肿物，直径小于 1 cm 的甲状腺肿物难以通过触摸发现。所以，定期体检很重要，体检时千万别忘记了给甲状腺做个检查。

你要关注甲状腺

通常在体检时通过医生的触摸可发现一些较大的甲状腺肿块，但有些较小的肿块，如 3 ~ 4 mm 的肿块，即使通过医生的触摸也难以发现，这时可以行甲状腺彩超检查。彩超检查可以显示甲状腺区及颈部的肿块或淋巴结，及时发现甲状腺异常，做到早发现、早诊断、早治疗。

10. 体检发现甲状腺结节咋办?

现在大部分的人群每年都会进行体检，有人查出甲状腺结节后如临大敌，担心会癌变，焦躁不安；有人则很淡定，觉得自己没有任何不适，置之不理。这两种态度都是不可取的。

体检查出甲状腺结节，可进一步行甲状腺彩超检查，颈部超声检查是诊断甲状腺肿物性质的首选检查手段。超声对于鉴别肿物的囊、实性准确率极高，而且可以辅助判断甲状腺肿物的性质。一个有经验的超声科医生，超声诊断甲状腺癌的准确性可达 90%。甲状腺良性结节也有癌变可能，因此即使甲状腺结节已确诊为良性也需要定期复查，建议 6 ～ 12 个月复查 1 次，观察结节发展情况。如果甲状腺结节较大，一般大于 4 cm 且有下列情况的需要手术治疗：①较大的结节有压迫症状者；②虽未引起压迫症状，但影响生活和工作者；③并发甲状腺功能亢进或怀疑癌变者。如果彩超检查提示甲状腺结节有恶性的可能，建议做甲状腺细针穿刺细胞学检查（FNA），明确甲状腺结节是良性还是恶性，以确定下一步治疗方案。

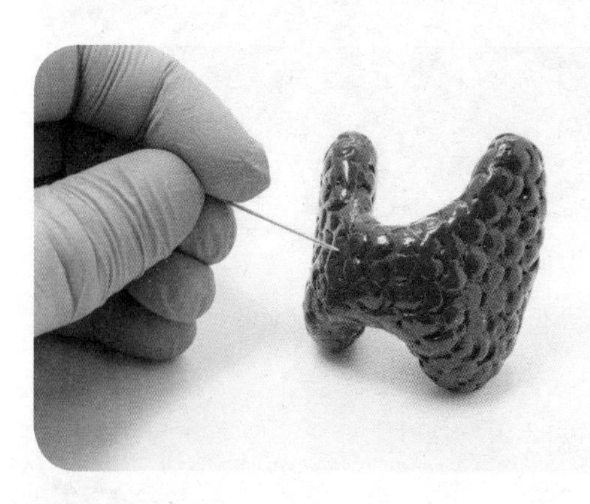

11. 发现甲状腺上长了肿瘤，我如何选择就诊？

甲状腺肿瘤通常在外科处理，而外科主要以手术治疗为主。如果得了甲状腺肿瘤，不要慌，不要随便相信“偏方”，可以到各地区的肿瘤专科医院的头颈外科，或人民医院、中心医院、中医院、中西医结合医院等综合医院的耳鼻喉科、甲状腺外科、普外科、头颈肿瘤外科等就诊。由于各医院的科室设置会有不同，只需根据当地医院的设置挂相应科室的号来看即可。

12. 哪些检查可以明确甲状腺肿瘤的性质？

要明确甲状腺肿瘤的性质需要做一些检查，最常见的是超声检查，俗称 B 超，超声检查方便快捷、无创伤，而且价格便宜。它对甲状腺结节的检出率一般有 50% ~ 70%，经验丰富的超声科医生检出准确率在 90% 以上。如果超声检查出甲状腺结节，而且怀疑其有恶性可能时，可以在超声引导下做进一步细针穿刺细胞学检查。超声引导下的细针穿刺细胞学检查指用超声定位好甲状腺结节，同时用细针头穿刺进甲状腺结节里面吸取一些细胞出来做细胞学检查，这个可以进一步明确结节是良性还是恶性的，是目前我们术前明确结节性质最常用的方法。另外，门诊通常还需要做甲状腺功能检

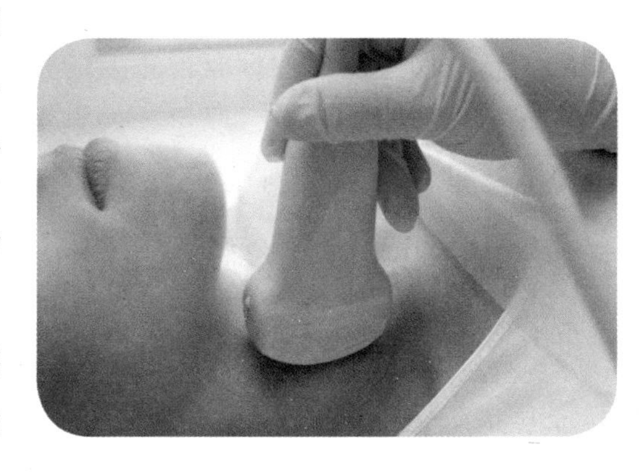

查，以了解甲状腺功能有无异常，因为部分甲状腺结节会有异常的甲状腺素分泌导致甲状腺功能失常。如果确诊甲状腺癌，而且怀疑有颈部淋巴结转移的情况可能还需要进一步做CT检查。

13. 彩超有辐射吗？它能否明确结节的良恶性？

超声检查是用高频率的声波来探测器官，并且根据声波回馈的信息来判断有没有病变，所以超声检查是没有辐射的。根据研究表明，通过各种超声特征来综合分析可以对甲状腺结节的良恶性做出大致判断，而且准确率还较高。当然，这个由经验丰富的医生做，其得出结果的准确性会更有保障。

14. 细胞学穿刺痛不痛？它会不会激惹肿瘤导致肿瘤播散转移？

细针穿刺检查一般会用一点局部麻醉药物，疼痛的感觉不会很明显，比平常打屁股针还要轻一些，所以对穿刺细胞学检查不用怕。有人害怕做了穿刺以后，肿瘤会有播散和转移，这个不必担心，目前全球都在开展穿刺细胞学检查，而且各种研究也没有证据表明穿刺后肿瘤有转移和激惹的表现。倒是穿刺明确肿瘤性质之后对治疗有很重要的指导，例如穿刺明确肿瘤是恶性，那要继续治疗，反之，如果穿刺结果是良性的，就可以先不处理，定期复查随诊就行。

15. 诊断为甲状腺肿瘤必须立刻手术吗？

经过上面的各项检查，明确了恶性的诊断之后，有些患者就很焦虑，医生在门诊经常会碰到这种情况。其实之前已经说过，甲状腺恶性肿瘤主要有四大类：甲状腺乳头状癌、滤泡状癌、髓样癌、未分化癌。其中甲状腺乳头状癌发展比较慢，一般确诊以后3个月内手术都问题不大；如果是髓样癌和滤泡状癌，恶性程度高一些，在1个月内手术是可以的；而未分化癌就要看情况了，往往手术不一定可以解决问题。总之，甲状腺肿瘤能做手术的1～3个月做都可以，不需要立刻做。

16. 颈部淋巴结肿大一定是肿瘤转移吗？

门诊经常会有患者忧心忡忡地过来咨询：医生，我脖子这里长了个包，听别人说脖子上的淋巴结都是恶性的，你帮帮我吧。

颈部淋巴结肿大是头颈科比较常见的情况，淋巴结是一个收集过滤淋巴液的器官，在发生炎症、结核或者是肿瘤转移的情况下都可能会有肿大。所以，颈部淋巴结肿大不用着急，这不一定是肿瘤转移。

17. 甲状腺消融是什么？它可以处理甲状腺肿瘤吗？

甲状腺消融，常见的是射频消融。这是最近几年新发展的一种治疗方法，即用射频针扎进甲状腺肿瘤里面通过射频作用让周围的组织产热变性，简单来说就是“烫死”肿瘤。甲状腺射频消融因发展时间短且效果不确定，而且适合消融的病例筛选严格，临床能正确应用且达到满意治疗效果的病例还不多，所以，就医时需要慎重考虑是否做甲状腺消融。

18. 甲状腺癌有哪几种？每种有什么不同？治疗方式一样吗？

甲状腺癌主要分四种类型：乳头状癌、滤泡癌、髓样癌和未分化癌，其中乳头状癌和滤泡状癌又称为分化型甲状腺癌。

（1）甲状腺乳头状癌是甲状腺癌里面最“温和”的，有人称其为“懒癌”，是因为它发展相对比较慢，恶性程度没那么高。甲状腺乳头状癌最重要的治疗方式还是手术，手术彻底切除了肿瘤，后面定期复查就好，预后也好。

（2）甲状腺髓样癌和甲状腺滤泡状癌比乳头状癌少见，但是这两种类型的恶性程度比乳头状癌要高，预后也要差一些，发现了要及时手术，其中滤泡癌还需要做碘 -131 治疗。

（3）甲状腺未分化癌是恶性程度非常高的一种类型，发展很快，往往发现的时候肿瘤就长得很大或产生压迫症状了，所以一旦发现要及时治疗。因为恶性程度高，未分化癌手术的效果也不大理想，一般需要采用包含手术、放疗、靶向治疗等的综合手段来处理。

温馨提示

尽管近年来发现甲状腺结节的人群越来越多，但大家也不必过于担心，毕竟甲状腺结节里面绝大多数结节是良性结节而不需要特殊关注及处理，只有少数（约 5%）结节可能是恶性的，需要到医院治疗。

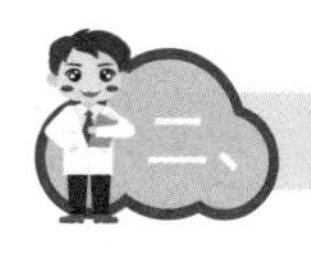

二、住院治疗

1. 我得了甲状腺肿瘤为什么医生要求做胸片、电子喉镜或支气管镜、心电图检查?

在明确诊断之后，医生会针对病情制定相应的治疗方案。甲状腺腺瘤如果大于 4 cm 是要进行手术治疗的，否则就有压迫气管，导致呼吸困难甚至危及生命。所以在手术前，要先进行电子喉镜或支气管镜的检查，以明确气道受压的情况，帮助医生判断病情的严重程度，制定手术方案。而在手术前行胸片、心电图等检查则能够更好地帮助医生评估患者的一般情况：是否有心肺功能异常？是否有严重的基础疾病不能耐受手术？通过这些基础检查，才能够最大限度地了解患者的一般状态，降低手术的风险。

2. 做了甲状腺彩超为什么还要做CT?

甲状腺彩超是明确诊断甲状腺疾病的非常重要的一项检查，有经验的超声科医生甚至可以仅通过彩超的图像就能判断出肿瘤的性质。当然这需要高超的技术和长期的医疗实践才能做到。而临床医生在诊疗甲状腺疾病时仅仅依据甲状腺彩超的诊断是不够的，还要根据甲状腺彩超的提示，开具相对应的检查如 CT、磁共振、电子喉镜等来进一步明确疾病的病变范围，以及与周围组织、器官、血管、气管、食管之间的关系。古语有云：知己知彼，百战不殆。只有全面了解这个肿瘤，才有把握完全消灭它。

3. 做电子喉镜好难受，可不可不做？

上一个问题，我们详细地了解了辅助检查的必要性，而喉镜或支气管镜是评估甲状腺病情非常特殊且重要的一环。在甲状腺周围走行着对称的神经——喉返神经。这两条神经非常纤细，所以彩超和CT等其他辅助检查没办法观察到它们的状态。喉返神经支配着声带，如果肿瘤侵犯了喉返神经，就会出现声带运动的异常，外在表现为声音嘶哑，严重的情况甚至会导致呼吸困难。通过电子喉镜观察声带的运动情况可以帮助医生间接评估喉返神经的情况，评估病情的严重程度，以制定更细致的手术方案，降低风险。因此，如果你的医生建议你要做电子喉镜，千万不要怕难受而耽误了诊疗，那样可就得不偿失了。

4. 甲状腺手术住院通常需要多长时间？

通常的甲状腺手术，术前检查的时间视各个医院检查的排期而长短不一；术后的恢复时间通常很快，一切顺利的话一般在 1 周内就可以出院了。

5. 手术好吓人，有没有什么后遗症？

甲状腺手术的“后遗症”主要涉及四个方面，后面会分别讲到。总体来说，各项并发症的发生率均低于 10%，且多为暂时性的，永久性损伤则概率更低。大部分患者在出院后 1 周左右即可恢复正常工作和生活。

6. 听别人说，手术后还会抽筋，好恼火哟！（低钙抽搐）

术后出现抽筋是低血钙的表现，这就涉及一个极为精细的器官——甲状旁腺。甲状旁腺是调节人体内血钙水平的重要器官，通常单个甲状旁腺的大小仅有（5 ~ 7）mm×（3 ~ 4）mm×（1 ~ 2）mm，相当于一颗小黄豆粒。甲状旁腺的数目因人而异，多数人为 4 枚。它紧贴甲状腺的背面，甚至嵌入甲状腺中，所以在甲状腺手术当中损伤甲状旁腺是造成术后低钙血症的重要原因。大部分术后低钙血症都是一过性的，这是由于受手术的影响，“娇气”的甲状旁腺需要一段时间来恢复自己的功能。一过性的低钙血症只要对症处理，补充钙剂，大部分人的甲状旁腺是能在 1 个月内恢复功能的。永久性甲状旁腺损伤导致的低钙血症的发生率低于 10%，而且多为肿瘤的侵袭导致无法保留甲状旁腺引起，所以不用过多担心。

7. 手术后说话声音会嘶哑吗？我还想唱歌咋办？

手术后出现声音嘶哑也是甲状腺手术的并发症之一，但并不是每一个甲状腺术后患者都会出现的，大部分患者在甲状腺手术后声音还是一如既往的洪亮动听。因手术带来的暂时性的喉返神经损伤，根据国家癌症中心 2018 年的统计数据，发生率仅为 3% ~ 8%；永久性的喉返神经损伤发生率仅为 0.3% ~ 3%。如今，随着技术水平的提高以及喉返神经检测仪的推广使用，这个数据还在进一步下降。另外，因为甲状腺手术需要全身

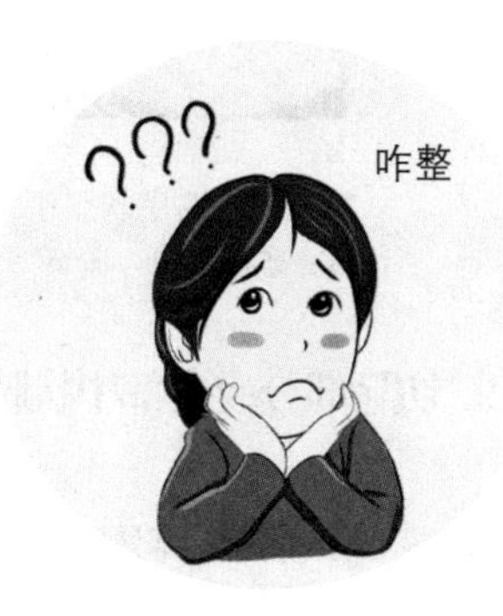

麻醉、气管插管，术后可能会有 1 周左右咽喉不适，建议患者先休息 1 周，待恢复好了再大声唱歌。

8. 手术刀疤好难看！有没有其他办法？

术后瘢痕是一个无法回避且几乎每一个甲状腺疾病患者术后都会关心的问题。

瘢痕生长是切口愈合的自然过程，只要有切口瘢痕就不可避免。但随着医疗科技和技术的发展，这个问题目前已经有了更多较好的解决方案——对于良性甲状腺肿块或者大多数由体检发现的早期的甲状腺癌，可以行腔镜下甲状腺手术（Endoscopic Thyroidectomy）。相较于传统的颈部入路甲状腺手术，它的优势在于在兼顾肿瘤根治疗效的同时，经其他隐蔽的部位如腋窝、口腔等做切口、打“隧道”，通过先进的高清内镜及精密手术器械远程切除甲状腺肿瘤并同时清扫区域性颈部淋巴结，而颈部表面不会留下任何瘢痕。该技术已经临床应用 20 余年，是一项公认安全有效的技术，对符合适应症的患者而言完全可以达到传统手术的治疗效果。

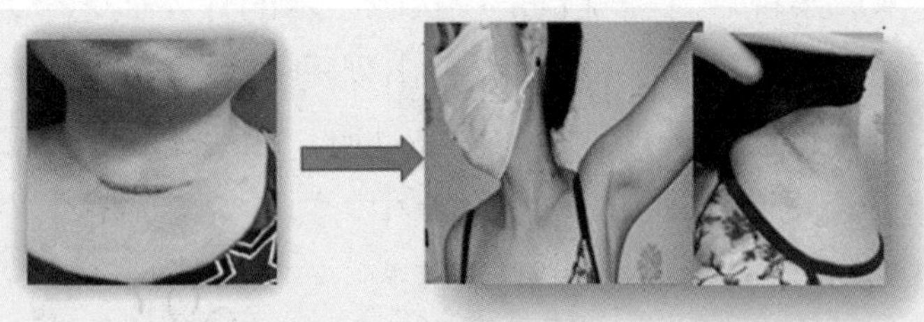

与颈部入路甲状腺手术对比，经过腋窝入路甲状腺癌根治术半年后复查：颈部无痕，腋窝切口瘢痕隐蔽

9. 切除部分或全部甲状腺后，甲状腺素不够用该怎么办？会成残疾吗？

甲状腺是体内生产甲状腺素的“工厂”，人体通过甲状腺生产的“产品”——甲状腺素来维持正常的生命活动。若由于甲状腺手术导致“工厂”停工了，这个时候只能将人体所需的产品“进口”进来，这个“进口”产品就是“左甲状腺素钠”，一种人工合成的甲状腺激素类药，通过它就能够补充人体正常需求的甲状腺素，维持机体正常活动，在一定程度上还能抑制疾病复发。只要药量合理，长期服用是完全可以维持身体正常状态的，所以并不会“残疾”。不同的甲状腺疾病，不同的手术方式，所需要补充的甲状腺素的量是不同的，医生会根据患者的病情调整药量，所以一定要遵照医嘱，按时复查，等到体内甲状腺素水平稳定之后，就可以维持药量了。

10. 甲状腺手术常见并发症、后遗症有哪些?

甲状腺手术的常见并发症有：出血、切口感染、呼吸道梗阻、喉返或喉上神经损伤、甲状旁腺功能减退、淋巴漏等，其中以后三类并发症较为常见。

（1）喉返神经损伤通常会导致患者出现暂时或长期的声音嘶哑，喉上神经损伤的患者会出现声调降低、饮水呛咳等症状，但这类症状多可逐渐自行缓解至恢复。

（2）甲状旁腺功能减退的患者大多存在低钙血症，表现为手足麻木，严重者还会出现抽搐症状，这类患者多需要补钙治疗。

（3）淋巴漏则是由于颈部胸导管或淋巴管主要分支破损引起的淋巴液溢出所致，多经保守治疗后可完全康复，少数严重的患者可能需再次手术治疗。

除上述可能出现的并发症之外，甲状腺术后的患者大多还会出现长期的颈部牵拉感、吞咽不适感和咽喉部异物感，多为术后颈部瘢痕愈合所致，这类不适症状一般不会损害健康，可以逐渐自行恢复。

11. 甲状腺手术麻醉会导致记忆力下降吗？

目前甲状腺手术最常用的麻醉方式为全身麻醉。全身麻醉期间，患者经麻醉药物作用后，会进入一种类似“深度睡眠”的状态，“一觉”醒来后甲状腺手术就已完成了。

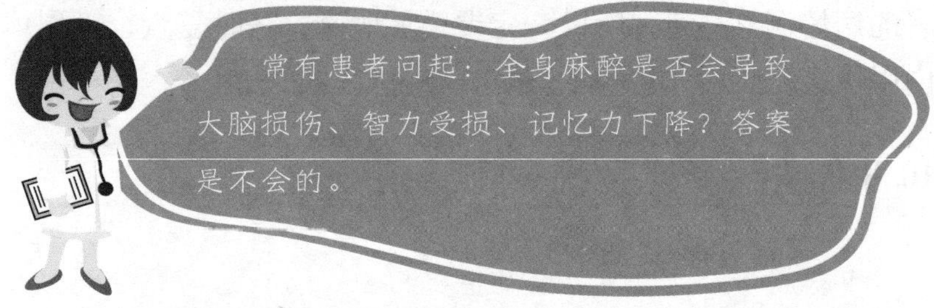

现今临床使用的所有麻醉药物对人体的作用都是短暂的、可逆的，仅个别情况下，麻醉药物可能导致患者出现恶心、呕吐等暂时性的不良反应。麻醉药物会在短时间内被人体代谢并排出体外，随后麻醉作用就会完全消失，不会对人体遗留任何不良的作用和损害。

12. 医生是如何确定甲状腺切多少的？

治疗甲状腺肿瘤的术式选择，要结合多种因素综合考虑，即使是同一种类型的肿瘤患者，根据各患者实际情况，手术的方式也可能千差万别，不能一概而论。医生需要考虑以下几点因素：甲状腺肿瘤的具体病理类型、大小、位置、数量、肿瘤是否存在淋巴结转移或远处转移（例如转移到肺部）等，这些都是制定手术方案时重要的评价指标。

良性甲状腺肿瘤一般只需行单纯的肿瘤切除或甲状腺部分切除；单发的甲状腺乳头状癌一般只需切除一侧甲状腺腺叶；甲状腺滤泡状癌、髓样癌，肿瘤较大、多发，合并广泛淋巴结转移或远处转移等情况的患者，往往需要把甲状腺全切除。

除此之外，制定手术方案时还需要考虑到患者的年龄、性别、身体基础状态、既往疾病、是否有生育要求等其他因素。在一些特定条件下，患者本身的意愿也是决定甲状腺手术范围的参考之一。专业的头颈外科医师会根据术前检查结果综合评估肿瘤情况，并在与患者充分沟通后，帮助患者制定最为合适的甲状腺手术方案。

13. 甲状腺手术需要清扫哪些淋巴结?

颈部淋巴结中距离甲状腺较近的为中央区淋巴结，位于颈前正中区域；侧颈部的淋巴结距离甲状腺较远，位于颈侧面。甲状腺恶性肿瘤的手术治疗，一般需要同时行颈部淋巴结清扫。对于术前检查没有发现颈部淋巴结转移的患者，一般只需要清扫和甲状腺肿瘤病灶处于相同一侧的中央区淋巴结。例如：肿瘤位于左侧腺叶，则进行左侧中央区淋巴结清扫。这类患者视具体情况也可以考虑不做淋巴结清扫。如果术前检查明确发现中央区淋巴结出现转移，则要清扫该位置的淋巴结。若患者术前检查发现侧颈部淋巴结出现转移，除清扫中央区外，还要进行规范的侧颈部淋巴结清扫。甲状腺髓样癌患者较为特殊，即使术前检查颈部没有出现淋巴结转移，也可能需要行双侧颈部的淋巴结清扫术。

温馨提示

对于甲状腺手术中是否需要清扫淋巴结、清扫哪里的淋巴结、清扫多少淋巴结的问题，医生只有在手术中根据实际情况才能做出最终决定，术前是难以给患者提供准确信息的。故患者要做的就是给医生多一些信任，相信他们会尽力处理妥当。

14. 什么是碘-131治疗?

绝大多数甲状腺癌患者是不需要进行术后放疗的，但有一部分患者可能需要做术后碘－131 治疗。这项治疗与放疗不同，患者口服一种放射性碘－131 溶液，这种药物经血液到达肿瘤部位，对肿瘤细胞发出放射线，从而起到杀灭肿瘤组织的作用。这种口服放射性药物的治疗属于内照射治疗，而通常所说的放疗属于外照射治疗。

甲状腺癌患者是否需要行术后碘－131 治疗，一般需要根据术后病理结果和复查结果综合评价，存在远处转移的分化型甲状腺癌患者，术后需要做碘 –131 治疗。需要做碘 –131 治疗的患者必须将甲状腺全部切掉。

15. 碘–131治疗的注意事项

碘 –131 治疗虽然与传统意义上的外照射放疗不同，但其需服用的药物也具有较强的放射性，会对周围人造成辐射，因此这类患者在服药后应在特殊的隔离病房隔离 3 ~ 5 天，出院后短期内也应尽量减少到公共场所活动，尤其应注意避免接触孕妇和儿童。随着时间推移，体内药物代谢并排出体外后，这种放射性也就消失了，患者就可以恢复正常的工作和生活了。

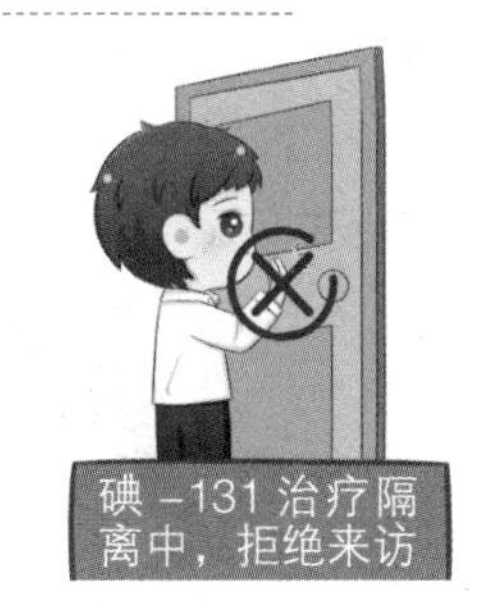

16. 做了手术后要吃一辈子药吗？

甲状腺手术患者大多需要术后口服人工合成的甲状腺素制剂来进一步治疗，这是一种内分泌治疗手段，既可以补充人体所必需的甲状腺素，又可以抑制分化型甲状腺癌的复发、进展、转移。目前绝大多数患者使用左旋甲状腺素钠片这种药物进行治疗，服药剂量和服药周期需要根据甲状腺肿瘤类型、手术范围及患者具体情况来制定。例如：甲状腺全切的患者要终身服用药物，而甲状腺良性肿瘤且没有把甲状腺全切除的患者可能不需要终身服药，因为部分患者残余的甲状腺也可以产生足够的甲状腺素，这种情况下就没有必要再人为补充了。但甲状腺乳头状癌和滤泡状癌这类分化型甲状腺癌患者，即使保留了部分正常甲状腺组织，也是需要终身服药治疗的。

17. 我是切了右边甲状腺，为什么要吃左甲状腺素片？

目前甲状腺术后患者内分泌治疗最常用的口服药物为优甲乐，也就是左甲状腺素钠片（$L-T_4$）。此处的“左”其实是指这种药物的分子结构是左旋的，药物完整的名称应是“左旋甲状腺素钠片”；这并不意味着它是左侧甲状腺腺叶产生的，也不意味着这种药物只作用于左边的甲状腺。甲状腺组织生成的甲状腺素均为左旋甲状腺素，所以无论患者切除的是哪一侧甲状腺腺体或是甲状腺全切除，术后都是服用左旋甲状腺素钠片来治疗。

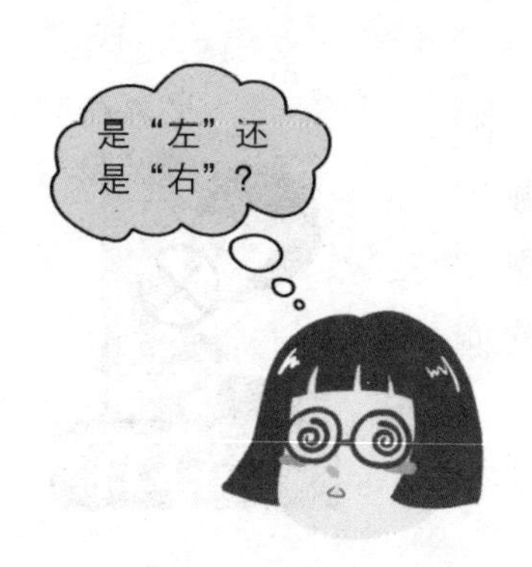

18. 甲状腺肿瘤术后哪些可以吃？哪些需要忌口？

在术后住院期间，尤其是术后 1 周内，建议患者应以清淡易消化饮食为主，尽量避免脂肪摄入，这样可以尽可能减少术后淋巴漏出现的概率，加快康复进程。

患者康复出院后，在伤口仍未完全愈合期间，可以逐渐恢复正常饮食，但建议患者短期内避免辛辣刺激性食物，同时应多食用优质动物蛋白、水果、蔬

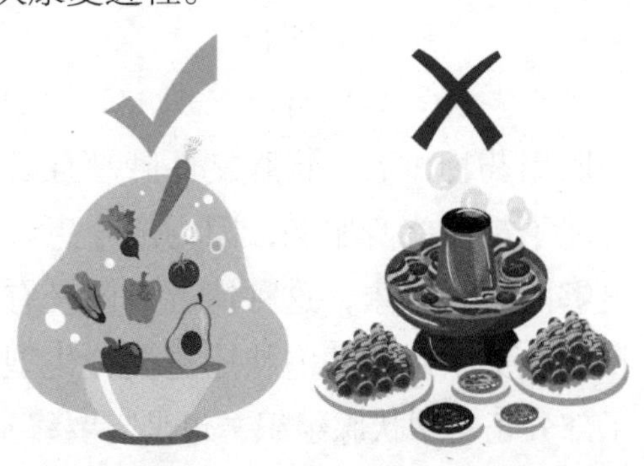

菜，以补充矿物质如钾、锌等和多种维生素，这都有利于伤口愈合、减轻瘢痕。如果患者无须进行术后碘 -131 治疗，并且没有其他特殊情况需要遵医嘱特定饮食的，便没有特别忌口，可以正常食用碘盐、各类海产品等食物。

19. 我这么年轻，手术后可不可以怀孕？做了手术及碘-131治疗后多久可以怀孕、哺乳？

甲状腺癌的预后非常好，目前认为绝大多数甲状腺癌是不影响患者的寿命和正常生理功能的，手术切除甲状腺一般也不会影响患者的生育能力。研究表明，绝大多数甲状腺癌与遗传无关，不会遗传给下一代，女性患者即使切除了甲状腺也是可以正常怀孕产子的，但怀孕期间应特别注意及时调整口服甲状腺素药物的剂量，以保证母亲身体健康和胎儿的正常发育。一般建议女性患者在碘 -131 治疗结束后 1 年再考虑怀孕，而男性患者应在碘 -131 治疗结束后 6 个月内采取避孕措施。

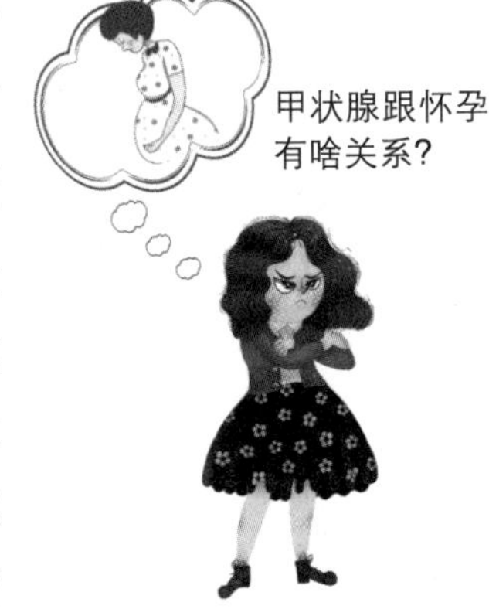

温馨提示

甲状腺肿瘤的手术治疗已常规在各级医院开展，多数患者只要接受了规范的治疗，一般都可以获得非常好的治疗效果，甚至达到治愈的效果，所以甲状腺恶性肿瘤患者也不必过于惊慌，要对治疗充满信心。

三、出院康复随访

1. 甲状腺术后切口多久可以沾水？

目前甲状腺手术方式有颈部切口开放甲状腺手术和腔镜甲状腺手术，缝合方式也不尽相同。

对于颈部开放手术，如颈部有外露缝线，一般术后 5 ~ 7 天可拆除缝线，拆线后 3 天切口可以沾水；如颈部无外露缝线，使用皮内可吸收缝线缝合切口，一般术后 5 ~ 7 天切口可沾水；如为皮肤黏合剂黏合切口，拔除引流管后 3 天切口即可沾水。

腔镜甲状腺手术目前常见的手术入路有经口、经乳晕和经腋窝，无论经何种入路手术，通常颈部会放置引流管，拔除颈部引流管后 3 天即可沾水。

切口若过早沾水，由于伤口未痊愈容易增加切口感染的概率；若过晚沾水，由于患者不能洗澡会使患者极不舒服，影响患者的生活质量及围术期满意度。因此，术后适宜的切口沾水时机不可忽视。

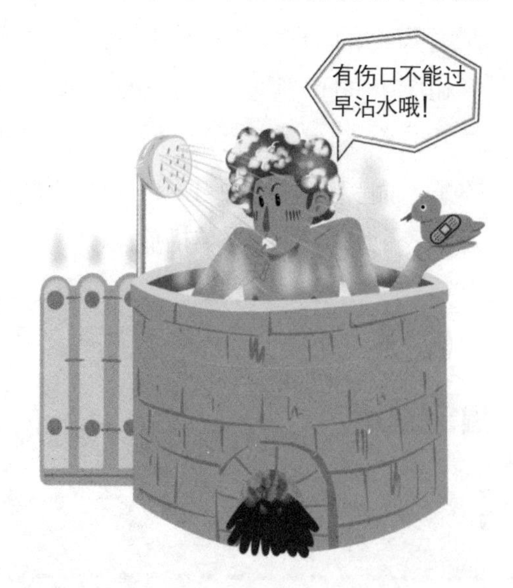

2. 甲状腺手术后多久可以上班？

甲状腺手术创伤相对较小，因此，如术后恢复顺利是可以尽快上班的。一般来说，单纯做甲状腺腺叶切除 + 中央区淋巴结清扫手术的，术后 5 ~ 7 天拆线后就可以上班。当然，也要视工作强度而定，工作强度较小或者文案类工作的可以拆线后即返岗上班。对于工作强度较大或者体力劳动者，建议手术后休息 2 周方可上班。如手术中行侧颈部淋巴结清扫术，由于手术切除范围稍大，手术创伤相对增大，建议手术后休息 2 ~ 4 周再返岗上班。如个别患者出现术后淋巴漏、低钙等并发症，应适当延长开始上班时间。

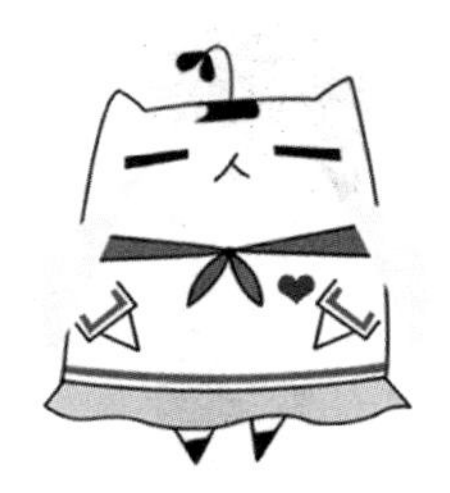

我爱工作
工作使我快乐！

3. 甲状腺手术后为什么会说话声音变小？

甲状腺手术后声音变小的原因主要有三个：

（1）喉返神经损伤。有文献报道甲状腺手术喉返神经损伤发生的概率为 0.3% ~ 15.4%，不同的医疗机构差异较大。其主要包括医源性损伤和肿瘤侵犯神经。目前甲状腺手术技术较以往成熟，手术器械不断改进且有神经监测等手段，医源性损伤的概率较以往已明显降低。但医源性损伤有时候不可避免——甲癌大都需要清扫气管、食管附近的淋巴结，清扫过程中不可避免地会对位于此区域的神经有牵拉、冷热刺激等，这些都会导致医源性损伤。不过，此类损伤多为暂时性，半年多能恢复。对于肿瘤侵犯神经的情况，术中主刀医生仍会尽量尝试剥离保留喉返神经，但有时难以剥离出神经又为了切净肿瘤只能牺牲喉返神经。如喉返神经完全切断，患者将出现永久性声带固定，术后声音嘶哑一般难以恢复。如喉返神经术中保留，但由于解剖刺激造成神经短暂的功能损伤，一般可在术后 6 月内恢复。

（2）喉上神经损伤。喉上神经与甲状腺上极毗邻，神经较细，手术中可能出现神经损伤。如出现喉上神经损伤，患者由于声带紧张度变化，会出现声音低沉或者唱歌时高音上不去。

（3）麻醉插管导致杓状软骨脱位。该情况也会导致患者术后出现声音嘶哑，严重的甚至会出现呼吸困难。术后电子喉镜检查可帮助明确诊断，如确为杓状软骨脱位，应尽快手术复位。

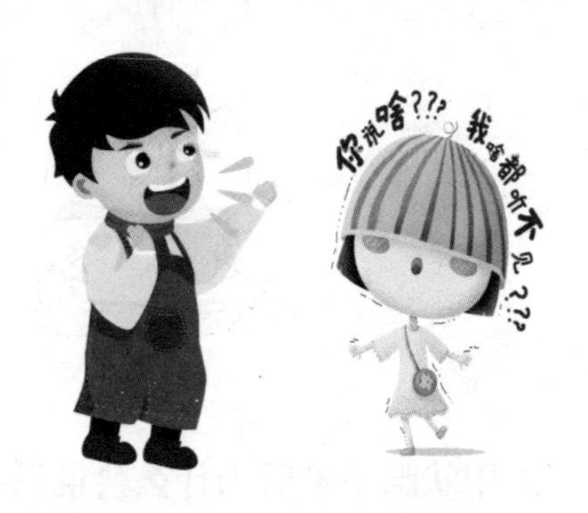

还有一些人术后主观认为自己声音降低，但客观检查并无特殊，一般慢慢可以恢复，这种情况可能是和颈部术后肌肉运动受到影响有关系，比较明显的感觉是喉咙上下运动时好像和皮肤粘在一起一样。

4. 甲状腺手术后面部、手脚麻木怎么办？

甲状腺术后出现面部、手脚麻木甚至抽搐主要是由于术中甲状旁腺功能损伤，术后出现低钙血症导致。甲状腺周围中央区有黄豆粒大小的甲状旁腺，双侧均有，一般 3 ~ 5 枚不等，

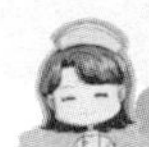

解剖位置变异较大且与中央区淋巴结肉眼很难鉴别，因此清扫中央区淋巴结可能导致甲状旁腺损伤，使患者术后出现低钙血症。主要的临床表现为面部、手脚麻木，严重者甚至抽搐，给予静脉滴注钙剂可缓解。患者甲状旁腺由于术中血供受影响引起的功能低下，为暂时性甲状旁腺功能低下，一般可在术后3～6个月恢复。对于暂时性甲状旁腺功能低下者，可给予静脉补钙或口服钙剂缓解症状，必要时加用骨化三醇。患者由于多个甲状旁腺切除或者功能丧失，为永久性甲状旁腺功能低下，需要终身补充钙剂及维生素D类药物。术后复查时通过随访甲状旁腺激素和血钙水平可以为患者提供治疗方案。

5. 甲状腺术后怎么吃药?

甲状腺切除术后由于分泌的甲状腺激素水平下降，需要长期口服甲状腺素片替代治疗。通常患者术后服用的替代药物首选左甲状腺素钠片，建议晨起餐前半小时服用。药量服用得恰到好处，不仅可以为身体补充足够的甲状腺激素，还可以减少甲状腺癌的复发概率。服药量的多少需要根据术后复查甲状腺功能情况来调节。

对于分化型甲状腺癌，术后一般根据患者的病情将复发风险分为低危、中危和高危组。对于高危患者，初始TSH应控制在小于0.1 mU/L；对于中危患者，初始TSH应控制在0.1～0.5 mU/L；对于低危患者，初始TSH应控制在0.5～2.0 mU/L。但确定用药多少的前提是保证甲状腺功能处于正常水平，否则服药量多了会引起甲状腺功能亢进，对心脏不利，服药量少了又会出现甲状腺功能减退的症状。

对于甲状腺髓样癌以及甲状腺未分化癌患者，术后只需服用甲状腺素片维持甲状腺功能处于正常水平即可，TSH 抑制对此类肿瘤复发无意义。

6. 如何预防甲状腺恶性肿瘤？

目前研究发现，甲状腺恶性肿瘤与遗传因素、X 射线、碘摄入量过多、精神压力、肥胖、饮食、环境等因素相关，但是因这些因素致使甲状腺恶性肿瘤的发生其实只占到 2%，仍然有 98% 的甲状腺恶性肿瘤患者没有明确的发病因素。所以，生活中难以做到预防甲状腺恶性肿瘤，可以说“防不胜防”。做到定期体检，早发现、早诊断、早治疗仍是目前主要的应对手段。尤其是 40 岁以上的女性，其发病率明显增高，应做到每年体检做一次甲状腺超声检查。

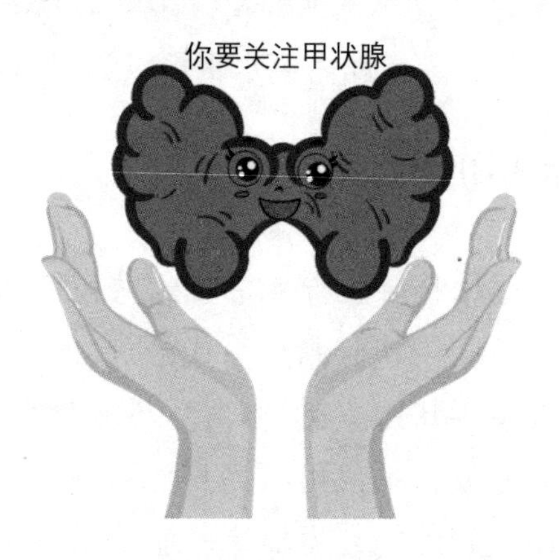

7. 自从患了甲状腺乳头状癌，一直都吃不下、睡不着，怎么办？

甲状腺恶性肿瘤绝大多数为甲状腺乳头状癌，占甲状腺恶性肿瘤的 95% 以上。甲状腺乳头状癌是一种非常惰性的肿瘤，我们也称其为“懒癌”，其发展非常缓慢，通过手术绝大多数患者可达到治愈，甲状腺乳头状癌 10 年生存率在 90% 以上。这种癌是最不像癌的“癌”，治疗效果非常好，没有必要过多地

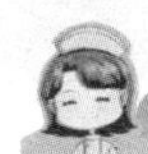

忧虑，否则反倒会引起一些心理疾病。所以说，得了这个病，不要因为它是癌而抑郁，这是恶性肿瘤中治疗效果最好的一种癌。常有医生跟患者说：“你是不幸的，因为你患了甲状腺癌；你也是幸运的，因为你患的是甲状腺癌！”

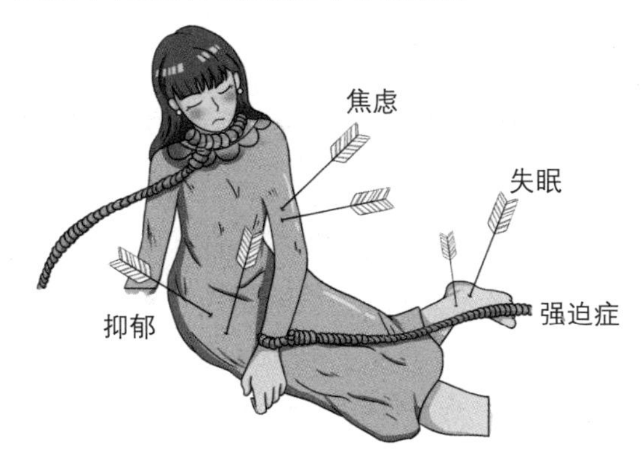

温馨提示

甲状腺恶性肿瘤绝大多数为甲状腺乳头状癌，它是一种非常惰性的肿瘤，我们也称其为“懒癌”，治疗效果很好，没有必要因此而抑郁。

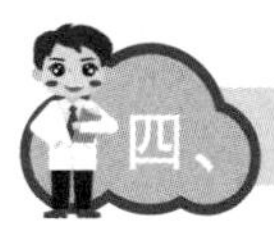

四、甲状腺手术护理

1. 术前为什么要戒烟、戒酒?

烟、酒对身体有强烈的刺激作用，长期吸烟和大量饮酒都会对身体造成伤害，在术前一周医生会要求患者戒烟、戒酒，

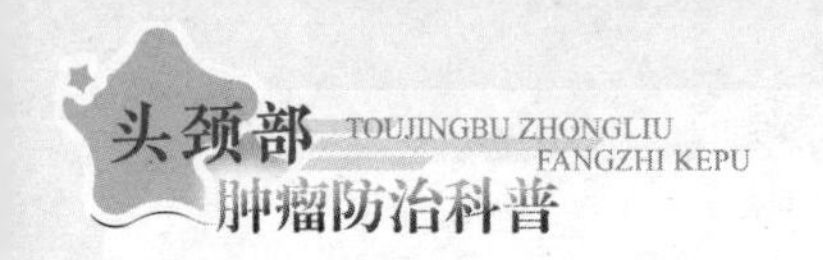

这样有利于术中安全和术后恢复。研究表明吸烟会损害呼吸道黏膜，会引起呼吸道分泌物增多，容易造成肺部感染，因此术前戒烟一周以上能大大降低呼吸道感染的可能性。同样，酒精对循环系统和麻醉也有一定影响，也会增加手术的风险，因此术前戒酒也是必要的。

2.手术后出现疼痛、发热、恶心等不适该怎么办？

术后常常会有疼痛、发热、恶心、呕吐等不适，除了医护人员给予止痛、降温和止吐等药物外，还可采用以下方法，缓解术后的不适：①听音乐、数数、讲一些感兴趣或高兴的事情，分散一下注意力，减轻疼痛；②咳嗽时双手轻轻保护好伤口，避免震动伤口引起疼痛；③病情允许时鼓励多饮水，出汗多时及时擦拭，更换衣物；④保持良好的心态对待出现的种种不适；⑤准备营养丰富、色香味美的食物，促进食欲，以利于康复。

3. 术后下床活动要注意些什么？

术后下床活动要遵循早期、渐进、看护的原则。甲状腺肿瘤术后早期下床活动有利于痰液的咳出，可减少肺部并发症，促进肠蠕动，减轻腹胀。由于术后身体虚弱，常感觉很累，有些人甚至会出现气喘、汗多的现象，所以活动时要遵循循序渐进的原则，在家属陪护下先下床活动，再在病房内走动，逐渐过渡到在病房附近活动。冬季要注意保暖，避免受凉。

4. 甲状腺肿瘤术后护理有哪些注意事项?

（1）注意保持引流管的通畅，一般术后 2 ~ 5 天拔除。

（2）患者术后出现呕吐，应及时清理干净污物，以防止污物污染伤口和敷料。

（3）注意保持患者颈部位置适当，避免后仰或前屈过度，影响伤口正常愈合。

（4）术后慢慢由流食、半流食过渡到普食，注意营养搭配，避免刺激性食物。

（5）积极进行心理疏导，开导、帮助患者克服悲观厌世情绪，增强生活信心。

（6）保持手术部位的清洁与干燥，避免患者摩擦、挠抓及接触刺激性较大的肥皂、酒精、胶布等。

5. 甲状腺肿瘤术后咽喉疼痛怎么办?

甲状腺肿瘤手术术中因全身麻醉行气管插管，将一个硅胶管通过口腔、咽喉插入气管内，会对咽部造成一定损伤。同时，甲状腺手术还会刺激负责吞咽的咽缩肌，刺激气管和食管，因此，术后多会感觉咽喉疼痛。不要紧张，一般无须特殊处理，多喝水，可以进温凉的食物，也可用冰棍来缓解疼痛，一般数日内可逐渐缓解。

6. 拔除引流管后伤口还有渗液流出怎么办?

术后放置引流管能引出伤口的渗血、渗液并能及时发现术后的并发症，如出血、淋巴漏、感染等。一般当引流管引出的液体很少时，就可以考虑拔管了。但引流管拔除后还有一些渗液未完全引出，就会从原置管处流出。如果渗液未湿透覆盖伤口的纱布时可以继续观察，不用特殊处理；如果渗液较多，将纱布湿透，则要到医院让医生进行处理。

7. 脸部有麻木感，如何恢复？

甲状腺癌患者术后因个别皮肤感觉神经受损会出现面颈部麻木，在不影响伤口的情况下可进行局部按摩，只要面部神经未被切断，3 ~ 6 个月多能恢复。同时可口服一些营养神经药物，如维生素 B_1、维生素 B_{12} 等，伤口长好后也可辅以理疗来恢复。

8. 为什么颈淋巴结清扫术后患者会出现脸肿？

颈淋巴清扫术后，由于切除了颈部的淋巴、脂肪组织，以及多数颈部细小血管，整个颈面部的血液、淋巴液回流障碍，组织液淤积于颈面部，造成颈面部肿胀（脸肿）。术后随着颈部淋巴引流和血液回流的重建、水肿的吸收，颈面部肿胀会逐渐缓解。

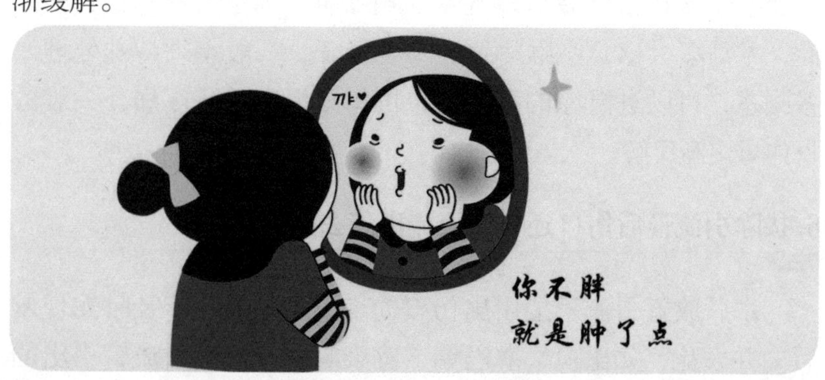

9. 术后颈部引流管出现乳白色液体该怎么办？

颈淋巴结清扫术后从引流管引流出乳白色液体，是发生了淋巴漏，或称乳糜漏，这在甲状腺手术中的发生率很低，其为颈淋巴结清扫时伤及胸导管或右淋巴干所造成的一种并发症。

小的淋巴管损伤，引出的淋巴液量相对较少，经过充分引流常能自行愈合，无须特殊处理；而主干损伤时漏液量大，血浆中大量血浆蛋白丧失，对人体影响较大，需手术处理。

多数患者通过适当补充液体维持水电解质平衡，适当补充蛋白质及维生素，充分引流，应用抗生素后出液量会逐渐减少。经过合理的非手术治疗，液体量无明显减少时，数周乃至数月不愈，往往要再次手术，以便进行彻底结扎。

淋巴漏期间根据引流情况低脂饮食，如引流较多需禁食、禁水。当淋巴液逐渐减少即可逐步恢复饮食。可先从恢复饮水开始，然后可以吃一些清淡的食物；如果引流液没有再增加可恢复到正常饮食。

10. 手术之后我都可以做什么运动？

甲状腺肿瘤术后一般第 2 日可在家属协助下逐渐半卧、坐起甚至站立行走，并可在家属搀扶下在床旁活动。患者出院后 1 个月内应避免重体力活动或较剧烈运动。避免伤口局部剧烈活动，例如猛烈摇头、仰头或提重物。

11. 碘-131治疗有什么副作用吗?

碘 -131 治疗后少数患者会出现不良反应，但不严重，对症治疗后大部分可能痊愈。治疗后早期少数患者会出现恶心、呕吐、口干、唾液腺区的肿胀和疼痛、颈前肿胀、甲状腺区的疼痛以及一些其他消化系统的症状，极少数还会出现白细胞和血小板计数一过性降低，这些都可以通过治疗缓解。

12. 碘-131治疗期间为什么要停用左甲状腺素钠片和限制含碘饮食?

停用甲状腺素制剂主要是为了使体内的 TSH 水平升高，促进转移灶更好地吸收碘 -131。限制含碘饮食是为了造成人体的碘饥渴状态，在进行核素治疗时，转移灶更容易吸收碘 -131。

常见含碘食物 海带、紫菜、苔条、海虾、海参、干贝、海蜇等。

常见含碘药物 卢戈氏液、碘化钾、碘呋酮、清鱼肝油、腆含片、氢碘酸糖浆、硫脲嘧啶类、甲巯咪唑、甲元平、喹碘方。

常见含碘中药 海藻、尾布类、川贝、连翘、丹参、白头翁。

常见含碘造影剂 碘油造影剂、胆囊造影剂、肾盂及血管造影剂、含碘硫酸钡。

含碘外用药 碘酒、碘酊、含碘癣药水、碘甘油。

13. 甲状腺癌患者出院后饮食有何注意事项?

多数患者甲状腺手术后对饮食无严格要求，但如果肿瘤累及食管或患者术后出现进食呛咳，则对饮食会有一定的限制。对于进食呛咳的患者应进食黏稠成团的食物，减少液体食物的摄入。手术中切除部分食管的患者则应从进流食开始练习。对于有淋巴漏的患者则不宜进食富含油脂的食物。

三个注意事项：

（1）保证饮食的多样性。手术后要多进食营养价值比较高、清淡而又容易消化吸收的食物，尤其是优质动物蛋白质。其次是补充矿物质，尤其是锌与钾；锌是化学反应中的媒介，在促进蛋白（尤其是胶原蛋白）的合成中起重要作用。再次是各种维生素及纤维素的补充，它们可以增加抗感染的能力，而维生素A、维生素C、维生素E还可以促进伤口愈合。要避免食用猪油、动物内脏、鳗鱼，少吃肥肉及含胆固醇较高的海鱼等，还要避免烟、酒及浓茶。

（2）根据手术类型与患者病情选择食物。不同的手术类型在选择食物时也有不同的侧重点。手术后饮食宜清淡和细腻，这时考虑的是利于胃肠道的功能重建和恢复，一些蛋白粗纤维或植物粗纤维则应慎重摄入；能正常进食时，应给予熟烂、嫩、软、少渣以及营养搭配合理的食物。切忌为了让患者增进食欲，投其所好，让其进食辛辣、富含脂肪或煎炸的食物。

（3）根据术后时间选择食物。甲状腺癌手术涉及食管时，经医生确认可以恢复经口进食后，首先可进流质饮食（粥水、

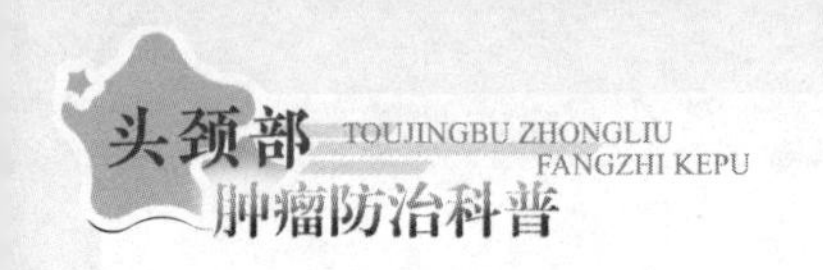

汤水等）；而后一般第一阶段饮食以清流食为主，如米汤、藕粉、果汁、蛋花汤等；随病情稳定进入第二阶段，改为流食，如牛奶、豆浆等；慢慢再视患者情况逐渐过渡到软饭或普通饭。

14. 甲状腺癌患者术后需服用哪些药物?

甲状腺癌术后要进行内分泌治疗。因为甲状腺素可抑制脑垂体促甲状腺素的分泌，从而对甲状腺组织的增生和癌组织的生长起到抑制作用，因此甲状腺癌患者术后应常规口服甲状腺素，这对于预防复发和治疗晚期甲状腺癌有一定的积极作用。

同时甲状腺癌术后甲状旁腺功能低下，分泌的甲状旁腺素降低会导致血钙降低，可适当补充钙剂和维生素 D。

15. 有哪些目前常用的甲状腺素制剂?

甲状腺激素制剂目前市场上有三种：干燥甲状腺片、左旋甲状腺素钠片、三碘甲腺原氨酸。

（1）干燥甲状腺片，是将动物甲状腺焙干，碾磨成粉，压成制片。干燥甲状腺片只能经肠道吸收，效价不够稳定，但制作方便，来源广泛，价格便宜。避光、阴冷处存放不易变质。

（2）左甲状腺素钠片（$L-T_4$），又名甲状腺素片，是人工合成的甲状腺素，效价稳定、可靠，有口服片剂和静脉注射两种。

（3）三碘甲腺原氨酸（T_3），是人工合成的，效价稳定，只有口服制剂。由于 T_3 对心血管的作用太强，临床上很少应用，偶尔用在甲状腺功能减退危象治疗和 T_3 抑制试验时。

这三种制剂的口服制剂，胃肠道吸收完全。干燥甲状腺片和 L-T_4 发挥作用缓慢，一般在患者服药 1 周后发挥疗效，2 ~ 4 周患者状况才明显好转。T_3 服药 6 小时后即可见疗效，但维持时间较短，需 1 天 2 次服药，停药后数天症状又复出现，故不适宜作为永久性治疗的方法。

16. 左甲状腺素钠片禁忌人群有哪些？

对该品及其辅料高度过敏者；未经治疗的肾上腺功能不足、垂体功能不足和甲状腺毒症患者。应用该品治疗不得从急性心肌梗死期、急性心肌炎和急性全心肌炎时开始。妊娠期间本品不用于与抗甲状腺药物联用治疗甲状腺功能亢进。

17. 甲状腺素制剂有什么不良反应吗？

应用左甲状腺素钠片行治疗，如果按医嘱服药并监测临床和实验室指标，一般不会出现不良反应。如果超过个体的耐受剂量或者过量服药，特别是由于治疗开始时剂量增加过快，可能出现下列甲状腺功能亢进的临床症状，包括心动过速、心悸、心律不齐、心绞痛、头痛、肌肉无力和痉挛、潮红、发热、呕吐、月经紊乱、假脑瘤（头部受压感及眼胀）、震颤、坐立不安、失眠、多汗、体重下降和腹泻。在上述情况下，应该减少患者的每日剂量或停药几天。一旦上述症状消失，患者应小心地重新开始药物治疗。

长期服用可能发生骨质疏松，建议遵医嘱配合服用钙剂；药物不足会引起面部水肿，表情淡漠，体重增加。如发生这些情况，请及时就诊，建议复查甲状腺功能后调增药量。

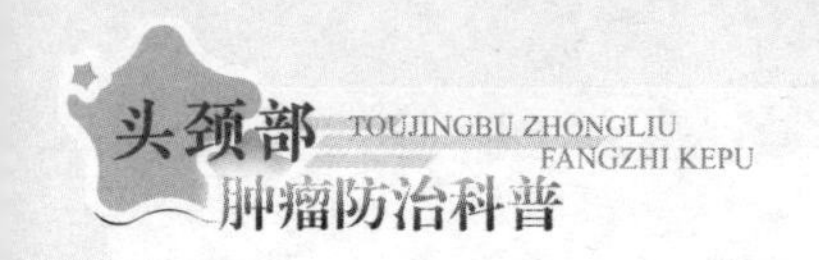

18. 孕妇能吃甲状腺素制剂吗?

甲状腺分化型癌患者一旦妊娠，在妊娠期间应该坚持服用甲状腺激素制剂。由于甲状腺激素剂量略高于生理剂量，但低于甲状腺功能亢进水平，长期服用对人体不会造成不良影响，不会影响母亲的健康。母亲血循环中的甲状腺激素不能通过胎盘，胎儿甲状腺激素是胎儿自己制造、分泌的，所以母亲服用甲状腺激素制剂不会影响胎儿的健康，母亲哺乳婴儿是安全的。但妊娠期甲状腺激素抑制性治疗仍要特别注意，避免因激素过量对胎儿造成不良影响。

19. 左甲状腺素钠片的服用方法?

术后需长期服用甲状腺素制剂，这有助于减少或防止术后复发。不正确的用药可导致严重心血管并发症。正确的服药方法是：①每天按时服药；②当出现心慌、多汗、急躁或畏寒、乏力、精神萎靡不振、嗜睡、食欲减退等甲状腺激素过多或过少表现时要及时告知医生，以便及时调整剂量；③不随意自行停药或变更剂量；④随年龄变化，药物剂量有可能需要改变，如感觉不适及时到医院调整剂量。

20. 如果漏服左甲状腺素钠片怎么办?

服药时间建议在早餐前 30 分钟，将 1 日剂量一次性用水送服；最好每天在同一时间服用，养成良好的服药习惯，切勿私自更改服药剂量和停止服药。

通常来说，只有严格按照医生医嘱或药品说明服药，才能确保使用的药物安全有效。因此，患者为了避免忘记服用药物，可以采用以下方法：

（1）用手机备忘录或闹钟提醒。提前把服药时间、剂量等输入手机备忘录，提醒自己吃药。如果是老人，提醒的铃声应该大一些，以便其能够及时听到提醒。

（2）制作一个简易的用药台历。把药名、服药时间和次数都备注在上面，每吃完一次，就在相应的位置上打一个勾。台历最好放在每天都能经过的地方，如水壶旁、床头柜或者客厅的茶几上等，这样能随时提醒患者服药。

（3）使用分药盒。分药盒对于需要长期服用药物的患者来说，非常方便。患者可以每周将下一周需要服用的药物进行整理，并将分药盒放在显眼的地方。分药盒的优点就是在外出时也可以随身携带。

如果漏服，可以在当日其他时间补充，或在次日按原剂量正常服用。一次漏服左甲状腺素钠片是不会明显影响治疗的，无须过分担心。

21. 甲状腺癌患者术后出现低钙症状怎么办？

甲状腺癌患者手术后可能会出现甲状旁腺功能减退症，表现为手脚麻木、口周针刺感，重者会出现手足抽搐（此类情况严重、紧急时，可到附近医院静脉输注钙剂以缓解症状）。这类甲状腺癌患者术后需补充钙剂。

首先，从饮食方面入手。①多食用高钙食品，如牛奶和豆制品是钙质的良好来源；②适量食用优质蛋白质，如蛋类、瘦肉、鱼、虾、鸡等食物；③多食含维生素 C 丰富的食物，如新鲜的蔬菜和水果，能促进钙的吸收，对骨质基质形成有利；④低磷饮食，少食用汽水、可乐等；⑤养成良好的生活方式和习惯，戒烟、限酒、少喝咖啡，以消除钙吸收过程中的障碍因素。

其次，适量运动。经常参加体育锻炼，如散步、游泳、打太极拳等，持之以恒，就可促进机体的新陈代谢，使骨的韧性增加，骨质增长，抗骨折的能力提高。

再次，维生素 D 有利于促进钙吸收。多接受阳光照射，可促进维生素 D_3 的合成，从而增加小肠对钙的吸收；必要时还可口服维生素 D 药物制剂。

最后，遵从专科医生的意见进行钙剂补充。现在市场上的补钙片剂品种繁多，主要是碳酸钙、乳酸钙、葡萄糖酸钙等，应遵医嘱选择相应制剂进行补钙治疗。

22. 颈部淋巴结清扫术后胳膊抬不起来怎么办？

甲状腺切除同时行颈部淋巴结清扫的患者，手术范围较大，术后会觉得耳垂、脖子是麻木的，会感觉肩膀酸痛、发沉。早期功能锻炼可防止肩部肌肉萎缩或肩下垂等症状。一般可在术后 1 月伤口恢复较好后开始锻炼。

下面是一组康复锻炼示意图，锻炼时应根据自我疼痛情况控制活动幅度，每个动作保持 3 ～ 5 秒，以此循序渐进，逐渐提高动作幅度。动作幅度由小及大，锻炼时间逐渐延长。每天至少练习 2 次。如果配合理疗、按摩等，效果会更好。

上肢

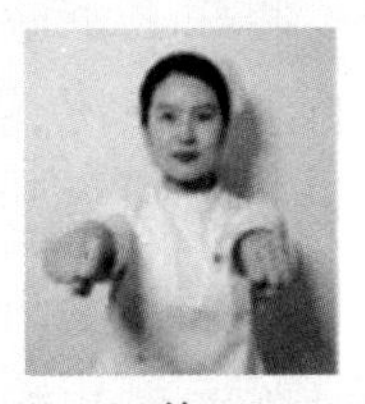

伸

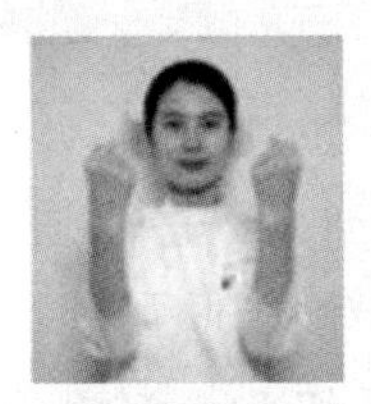

屈

上肢

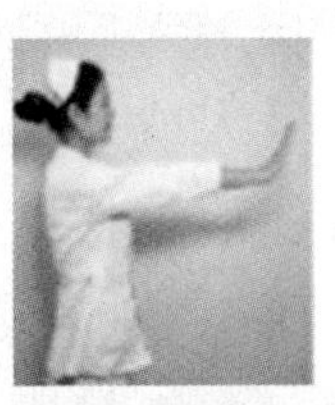

与地面平行

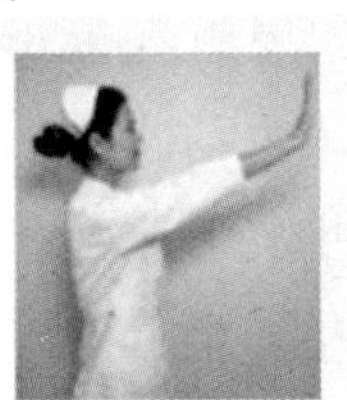

与地面呈 30°

上肢

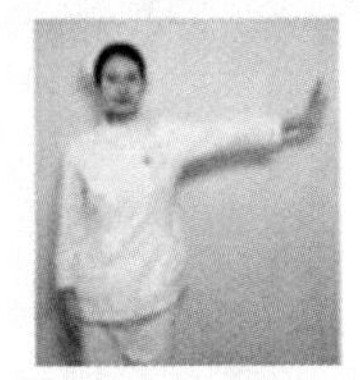

与地面平行

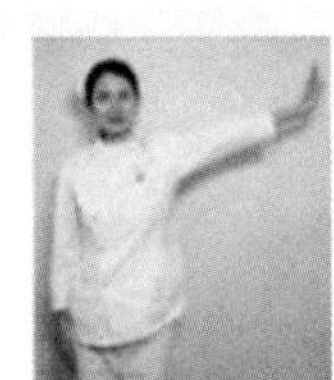

与地面呈 30°

肩关节

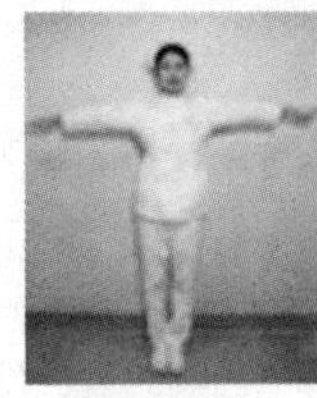

侧平举

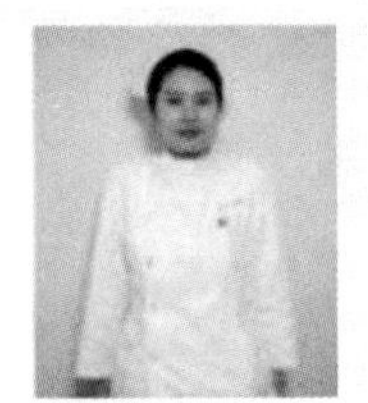

耸肩

手臂上爬

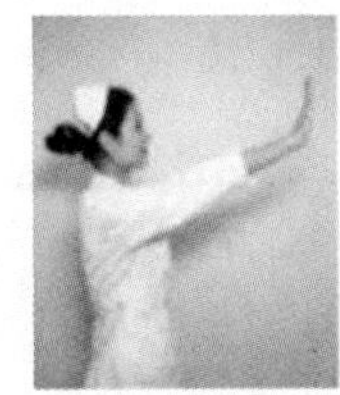

与地面呈 45°

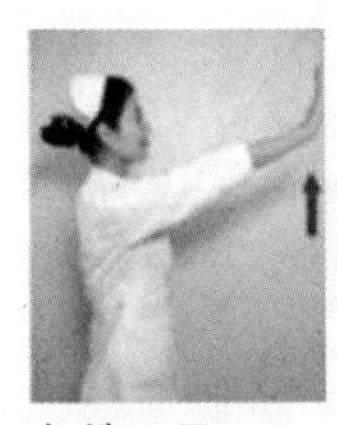

与地面呈 60°

手臂侧爬

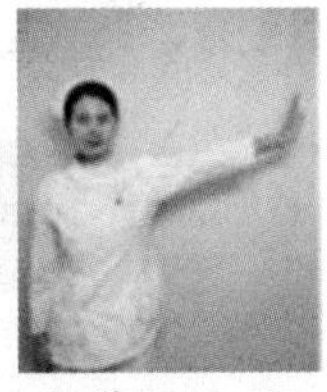

与地面呈 45°

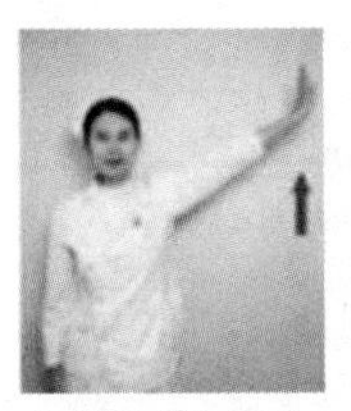

与地面呈 60°

23. 术后体育锻炼该如何进行？

术后体育锻炼不但可以加快康复速度，还能防止很多并发症的发生。术后应根据手术的类型、大小，患者的体质和恢复情况，确定体育锻炼的时间、方式和活动量的大小。大多数患者在麻醉作用消失后就可以进行床上翻身、伸屈上下肢等活动。术后第一天或第二天，根据患者自身的耐受情况，可坐于床沿，或在他人扶助下进行慢走。随着体力的恢复，可酌情自己上厕所，到走廊走动，或到花园散步、晒太阳等，也可根据自己的喜好进行太极拳、瑜伽等锻炼。一些专科疾病术后的患者应进行专项功能锻炼。总之，体育锻炼的原则是以身体能耐受为度，根据自己的病情和爱好，循序渐进地进行。

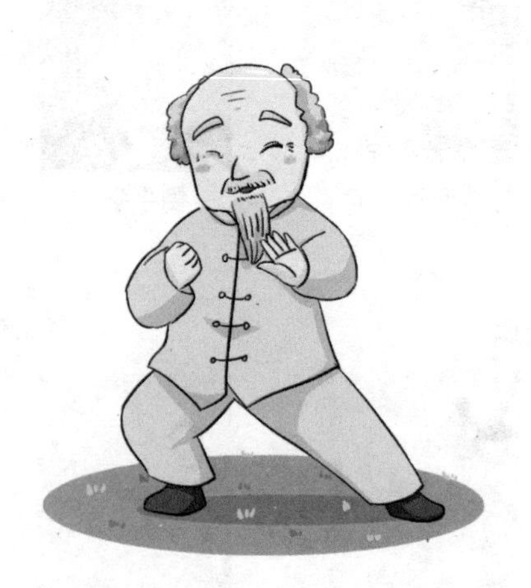

24. 甲状腺癌患者术后如何复查?

甲状腺癌患者术后定期到医院复查非常重要，以便于医生及时发现问题。对分化型甲状腺癌患者进行长期随访的目的在于：①早期发现复发肿瘤和转移；②动态观察病情的进展和治疗效果，调整治疗方案；③监控 TSH 抑制治疗的效果；④早期发现其他伴发疾病，如心脏疾病、其他恶性肿瘤等。

甲状腺癌术后 1 个月开始复查甲状腺功能，检查和调整甲状腺制剂的药量。之后早期和低危组的甲状腺癌患者手术后每 3 ~ 6 个月复查一次，连续 3 年，以后每年复查一次。中晚期和高危组的甲状腺癌患者应每 3 个月复查一次，连续 2 年，第 3 年每 6 个月复查一次，以后每年复查一次。

复查内容包括：①病史询问；②颈部定期检查：了解残留的甲状腺是否有异常，并结合颈部 B 超或 CT 进行比对；③甲状腺功能检查，血钙、磷离子测定等；④胸部 X 线片（正、侧位）检查，对发现异常的患者，建议行胸部 CT 扫描检查。

温馨提示

甲状腺或颈部淋巴结清扫术后患者可能会出现的咽喉不适、肩膀活动不利、低钙症状等问题，大都可以通过适当的康复治疗得到明显恢复。相信经过医患的共同努力，一定可以战胜甲状腺肿瘤，让患者恢复正常工作，再次融入社会，享受美好生活。

甲状旁腺肿瘤防治

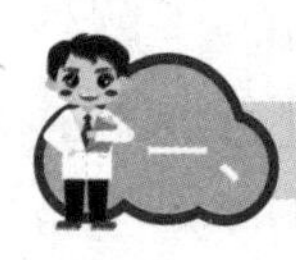

一、甲状旁腺肿瘤症状

1. 甲状旁腺在哪里，有什么作用？

甲状旁腺是人体内分泌腺体之一，多数人有两对甲状旁腺，棕黄色，形似大豆，分别位于左、右两叶甲状腺背面（或埋在其中）的中上部和中下部。主要功能为分泌甲状旁腺激素（英文简称PTH），调节机体内钙、磷的代谢。

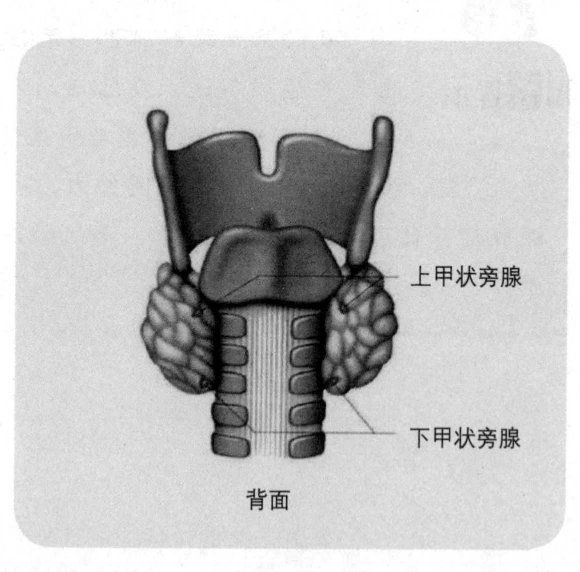

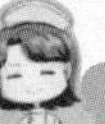

2. 为什么患者出现骨质疏松、骨头痛、反复肾结石、长期便秘等症状时需要考虑甲状旁腺疾病?

甲状旁腺功能亢进这一疾病将会影响多系统多器官。当甲状旁腺功能亢进，甲状旁腺激素分泌就多，使骨钙进入血液，骨钙被过度吸收，就容易发生骨折；同时血钙升高使钙盐在一些组织中异常沉积，会使组织发生病理性钙化，并可能形成肾结石。甲状旁腺激素分泌不足时，会使血钙逐渐下降，而血磷逐渐上升，导致人体出现低血钙麻木抽搐，甚至死亡，补给PTH和钙盐可使症状暂时缓解。甲状旁腺功能异常导致的疾病早期无明显症状，但是随着病情发展，可能会产生包括骨痛、骨质疏松、泌尿系统反复结石、口干、厌食、长期便秘、失眠焦虑、乏力等症状。由于该疾病症状较多，因此当患者有多种症状同时出现时，应考虑甲状旁腺疾病并及时就诊，检查血钙、甲状旁腺激素、维生素D等血生化指标。

3. 甲状旁腺肿瘤有哪些表现?

甲状旁腺肿瘤以良性为主，其中甲状旁腺腺瘤占绝大多数。甲状旁腺腺瘤患者由于甲状旁腺激素分泌增加而出现甲状旁腺功能亢进的症状，主要表现为：骨痛，主要为关节处持续性或间断性疼痛，也可发生骨折、身高缩短症状；泌尿系统结石，主要表现为肾结石、输尿管结石，可能引起梗阻、疼痛、感染，严重者发生肾衰竭；消化道功能异常，主要表现为便秘、腹胀、厌食等。虽然甲状旁腺腺瘤为良性肿瘤，但该疾病导致的全身症状多较严重。因此，在日常生活中，患者应警惕类似症状的发生，做到早发现、早诊断、早治疗。

4. 为何慢性肾功能不全患者需格外警惕甲状旁腺激素的改变?

大多数慢性肾功能不全患者由于肾脏代谢能力逐步减弱，合成1，25-（OH）$_2$D$_3$能力下降，导致低血钙、高血磷，从而会刺激甲状旁腺增生，继而导致继发性甲状旁腺功能亢进。

在疾病初期可能表现出肌肉痉挛、手指脚趾末端麻木、心律失常等低钙血症的症状。在患者接受透析治疗后可能出现关节痛、肌肉疼痛、胸椎腰椎压缩性骨折引起身高缩短，严重者可能出现以颚、下颌骨改变为主的特殊面部畸形。因此，慢性肾功能不全患者应格外注意类似症状及血钙、维生素D、甲状旁腺激素的改变。

5. 甲状旁腺肿瘤切除术后为什么会口唇、指（趾）端麻木?

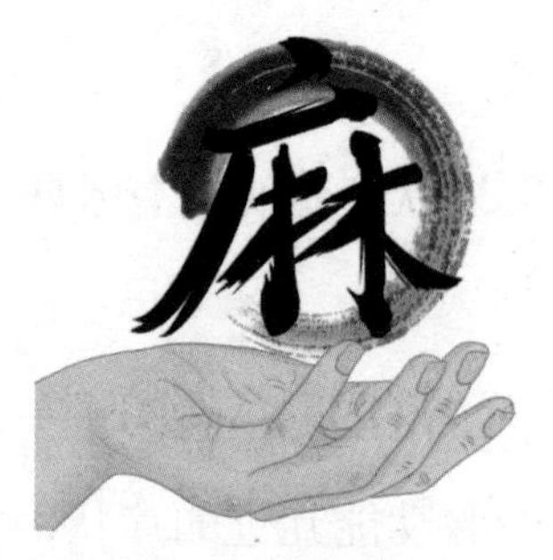

大多数甲状旁腺腺瘤切除的患者在术后12小时内可能出现暂时性低钙血症，主要表现为口唇麻木、手指脚趾末端麻木，严重者可能出现重度低钙血症引起的惊厥、癫痫、心搏骤停等症状。因此监测术后血钙、甲状旁腺激素浓度可以为临床医生及时处理病情提供有效证据。

6. 甲状旁腺肿瘤切除术后为什么会出现声音改变、咽喉难受?

甲状旁腺肿瘤切除术后出现咽喉不适、声音改变多为暂时性的，其主要原因有两方面：一方面是由于手术区域组织水肿暂时性压迫喉返神经、喉上神经，引起声音音调改变、饮水呛咳；另一方面，手术麻醉插管也可引起暂时的机械性损伤。

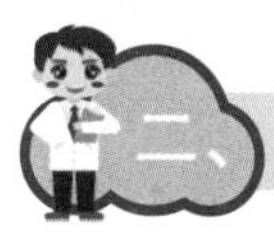

二、甲状旁腺的相关检查及常见疑问

1. 明天要进行抽血检查，我有什么需要注意的？

（1）注意作息规律，不要熬夜，注意保证足够的睡眠。

（2）若需要进行肝功能、血糖、血脂的检测时，需要空腹。但大多数患者并不能非常详细地了解自己要检测的项目，故建议所有人查血前正常晚餐后 8 ～ 12 小时禁食禁饮，早上有口服药物（降压、降糖药；心脏、甲状腺相关药物等）的可以喝少量水按计划口服，少量（小于 200 mL）饮用白开水（不能是茶水、饮料、咖啡等）是可以的。

（3）可适当清洁抽血部位，一般为手肘内侧，可用肥皂水进行清洗。

（4）注意规律饮食，避免高脂肪、高糖、高蛋白饮食及暴饮暴食。

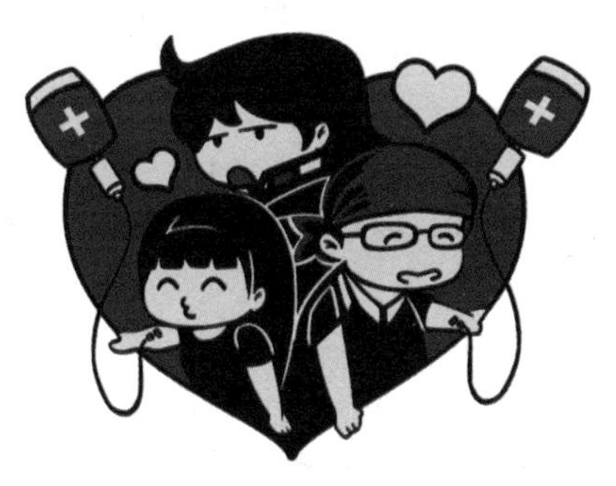

2. 我体检时可以做哪些查血项目以便检查自己是否有甲状旁腺肿瘤?

血液检查	简称	正常值	异常
血清钙	Ca^+	2.2 ~ 2.7 mmol/L 或者 8.8 ~ 10.9 mg/dL	升高↑
血清磷	P	0.97 ~ 1.45 mmol/L 或者 3.0 ~ 4.5 mg/dL	降低↓
血清碱性磷酸酶	ALP	成人 32 ~ 120 U/L； 儿童是成人的 2 ~ 3 倍	升高↑
尿钙	Ca	2.7 ~ 7.5 mmol/24 h	女性 24 h > 250 mg；男性 24 h > 300 mg，或者 >4 mg/(kg·d)
血肌酐	Cr	男性 53~106 μmol/L（0.6~1.2 mg/dl）； 女 性 44~97 μmol/L（0.5 ~ 1.1 mg/dl）； 小儿 24.9 ~ 69.7 μmol/L	升高↑
血尿素氮	BUN	成人 3.2~7.1 mmo]/L； 小儿 1.8~6.5 mmol/L	升高↑
血甲状旁腺激素	PTH	1.48~7.62 pmol/L 或者 14~72 pg/mL	升高↑
血维生素 D	VitD	25- 羟维生素 D_3 （25-OH-Vit D_3）：40~90 mmol/L	降低↓
		1,25- 二羟维生素 D_3[1, 25-$(OH)_2D_3$]：100 pmol/L	降低↓

3. 彩超能不能查出我有甲状旁腺肿瘤?

甲状旁腺彩超是甲状旁腺增生及进行术前定位的有效手段。甲状旁腺腺瘤、增生及腺癌在超声影像中可以呈现不同的特点，超声还可以引导进行甲状旁腺穿刺，然后进行穿刺液 PTH 测定，以进一步明确诊断。

4. 为什么要做放射性核素检查?

因为甲状旁腺对放射性核素 ^{99m}Tc- 甲氧基异丁基异腈（^{99m}Tc-MIBI）具有高摄取率，所以将其注入体内，使其聚集在甲状旁腺组织内，通过特定的影像检测方法，使异常的甲状旁腺组织能够显影，对于甲状旁腺增生、腺瘤、癌及淋巴结转移有良好的鉴别作用，并且还可为手术提供精确的定位信息。

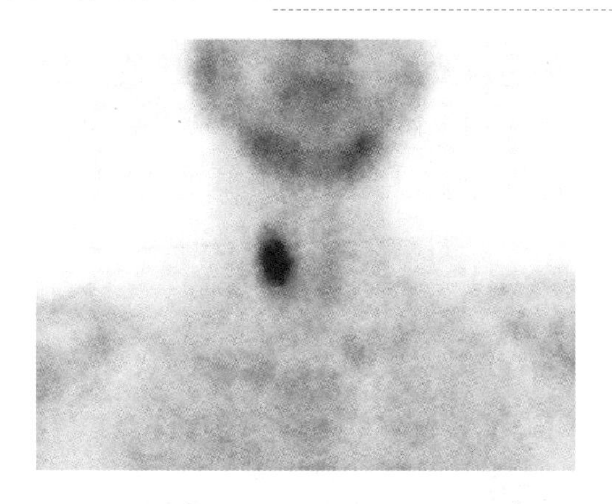

5. 放射性核素对人体有害吗？有没有辐射呢?

放射性核素检查相对安全，静脉注射的放射性核素剂量小且半衰期短，辐射量非常小，人体在数小时或 1 ～ 2 天内即可将其排出体外。

6. CT和MRI 可以检测甲状旁腺吗？

目前 CT 和 MRI 主要用于判断甲状旁腺病变的位置及与周围结构的关系，但不作为甲状旁腺疾病的首选检查。

7. MRI 有辐射吗？

MRI 又称为磁共振成像，是应用磁场作用探测氢原子的密度。不需要注射造影剂，没有电离辐射，对人体无害。但是对于身体内存在金属物质，比如金属内固定物、人工关节、金属假牙、支架、银夹、弹片等的患者来说则应禁止行 MRI 检查。

8. 彩超有害吗？做多了会不会有辐射？孕妇可以做吗？

彩超采用的超声波是一种高频率的声波，没有辐射，对人体无毒、无害、无创，对孕妇也是非常安全的。加上其便宜、方便、快捷，是甲状腺及甲状旁腺疾病的首选影像学检查。

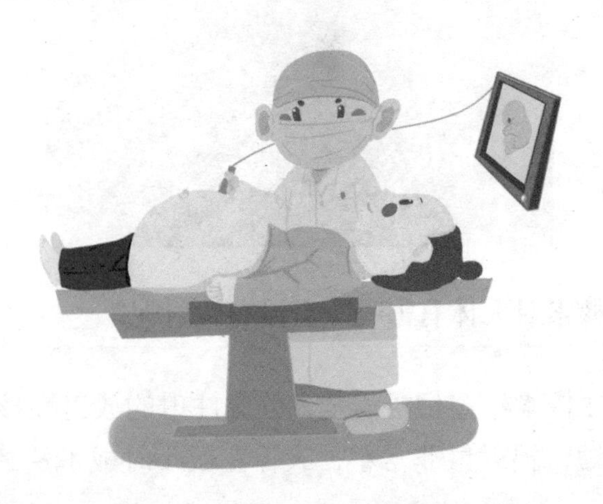

9. 做彩超时医生给我擦的凉凉的胶是什么？

这个是耦合剂，具有长时间不干燥的特点，可提高皮肤润滑度，使彩超探头和人体皮肤更好地贴合，提高检查的准确性。耦合剂是一种无毒无害的物质，并且具有杀菌消毒作用，用纸巾和清水可以轻松擦洗干净。该物质对孕妇也没有毒害作用，可放心使用。

10. 我得的是甲状旁腺疾病，为啥要照X线片呀？

甲状旁腺功能异常，可以引起骨代谢异常，从而造成骨内钙减少，血钙增多，在 X 线片上会呈现骨质疏松、骨软化等骨质异常的表现，利于对甲状旁腺疾病的判断。

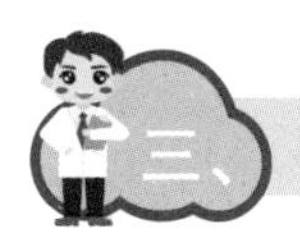

三、甲状旁腺肿瘤的治疗

1.良性的甲状旁腺肿瘤或者增生，手术怎么做？

良性的甲状旁腺腺瘤，单纯进行手术切除就算完成了治疗。术中医生会对切下来的标本进行快速冰冻送检，以确定肿瘤的性质并判断是否需要对其他腺体做处理。对于甲状旁腺增生，目前认为，切除三枚、保留一枚

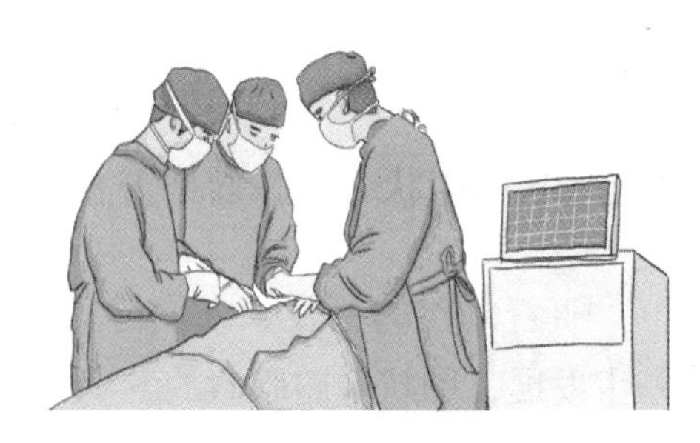

的次全切术是最有效的治疗方式。对于那些无法进行手术的患者，可以通过介入治疗或射频消融来破坏甲状旁腺组织，使其难以发挥正常生理作用，同样可以达到一定的治疗效果。

2. 甲状旁腺手术的瘢痕大吗?

甲状旁腺的手术切口是位于颈部正中的横向弧形切口。由于甲状旁腺疾病患者越来越年轻化，以及女性患者居多，术后瘢痕也是大家最为关注的问题之一。大部分术者会采用可吸收缝线进行皮内缝合（如下），线更细、针更小，还不用拆线，愈合后的瘢痕一般是很细小的，只要不是瘢痕体质，患者术后半年后瘢痕就很浅淡，可以达到相对美观。我们还可以辅助以瘢痕贴、激光治疗等手段，但需要注意的是，这些治疗方法均应该咨询专业的医生后再决定是否使用。

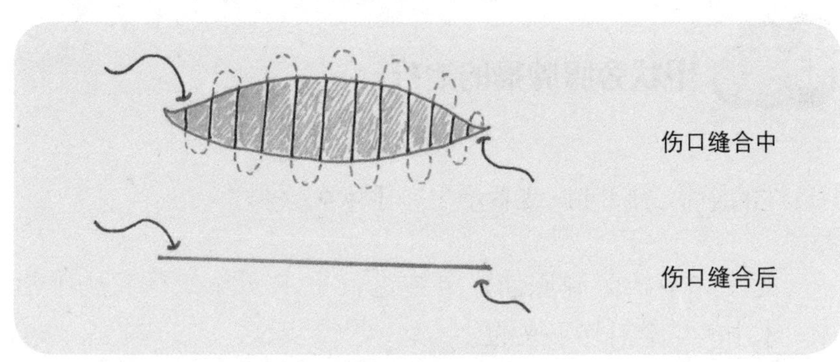

伤口缝合示意图

3.无症状的甲状旁腺腺瘤是否需要外科治疗?

随着体检的普及、人们健康意识的提高以及超声技术的进一步发展，甲状旁腺腺瘤的发病率也逐年提高。对于甲状旁腺腺瘤，我们应该科学地看待。如果有甲状旁腺激素的升高且合并血钙超过正常上限的 0.25 mmol/L 或年龄小于 50 岁，或者同时有肾脏、骨骼等甲状旁腺素靶器官的损害，则应积极行手术治疗。其余情况，定期复查甲状旁腺素、血钙、维生素 D 等相关指标，在相关门诊规律随访即可。但若在随访中，发现腺瘤快速增长或者指标明显变化，则应该考虑是否进行更积极的治疗方案。

4. 怀孕后发现甲状旁腺腺瘤，该怎么办？

疾病的治疗本身就是个体化的，对于孕期这一特殊时期，更应精准制定治疗方案。相关研究表明，孕妇血钙水平高于 2.85 mmol / L 的情况下，不良妊娠结局的风险显著增加。大多数妊娠期甲状旁腺腺瘤患者病情轻微，仅有轻微血钙升高。对于这部分孕妇患者，采用生活方式干预即可，如适当多饮水、多锻炼等。手术时机的选择应尽可能选在分娩后。但如果经医生评估认为患者需要及时手术，则在妊娠期的中间三个月中进行手术是最佳的选择。至于手术治疗的效果及获益，孕妇与正常人是没有差别的。

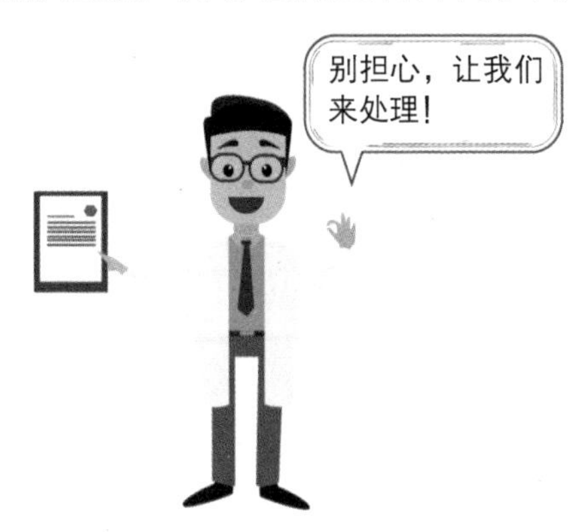

5. 如果不愿意做手术，有什么保守治疗的办法呢？

甲状旁腺疾病最危险的情况之一是出现高钙危象。对于未进行手术治疗的患者，科学预防、及早识别、及时治疗高钙危象是极为重要的；且规律的药物治疗及定期复查是治疗的基本原则。生活中应多饮水，避免奶制品、豆制品、蛋黄、海产、排骨等高钙饮食。此外，应该适当进行功能锻炼，及早恢复骨密度，预防骨质疏松及高钙危象。

6. 什么是低钙危象？有什么严重后果？

在甲状旁腺切除术后，因为甲状旁腺激素的急剧下降，可能会造成血钙浓度的剧烈改变。最严重的情况就是出现血液中的钙离子浓度急剧下降从而带来严重的靶器官损害。如当血钙小于 0.88 mmol/L 时，除了可能会出现骨骼肌抽搐（手脚抽筋）外，还有可能出现呼吸肌强直性痉挛，发生低钙危象，可导致呼吸困难，甚至危及生命。血钙水平波动也会导致心脏电生理的异常，从而出现各种形式的心律失常，甚至发生猝死。

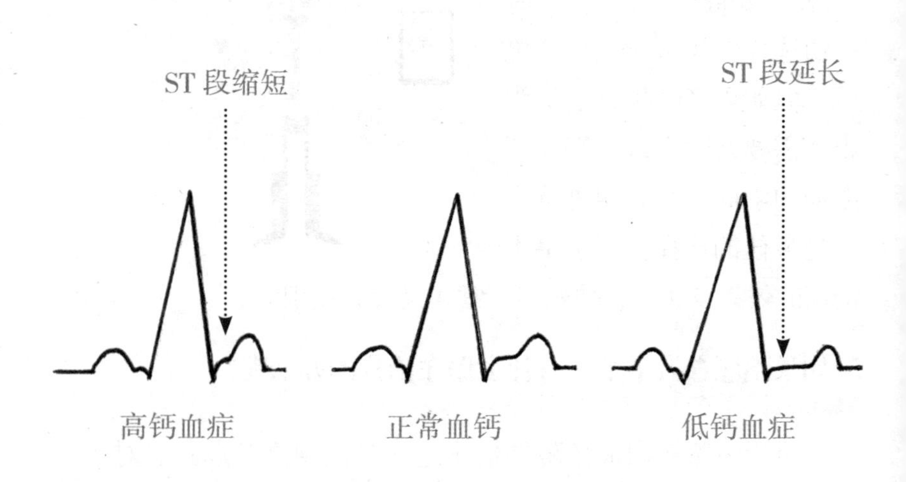

7. 甲状旁腺肿瘤术前需要做什么准备?

针对甲状旁腺的手术，术前最重要的是降低和稳定血钙，对于甲状旁腺素的靶器官（肾脏、消化系统、骨骼）受累情况也需要进行评估。其余需要注意的事项则是全麻手术的常规关注点，如术前一天晚 10 点以后不要吃东西，早晨 6 点之后不要喝水。因为在全麻状态下，残存的胃内容物可能会反流而被吸入气管，从而导致吸入性肺炎。

对于即将到来的手术，大部分患者都是紧张不安的。如果术前一天晚上难以入眠，可以向医护人员求助，医生会根据具体情况评估后决定是否需要给予患者镇静类药物。在药物的帮助下，患者可以安然度过术前紧张不安的夜晚，确保第二天有良好的精神状态。

条件允许的情况下，术前一晚洗个热水澡放松身体，有助睡眠，但是一定要注意，万不可受凉感冒，导致手术不能如期进行。

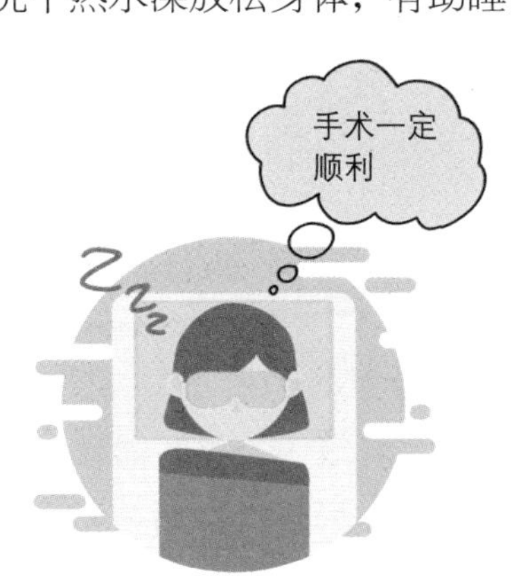

育龄期女性入院时即应向医护人员告知自己的生理周期，保证自己手术当天不在经期。若术前突然发现经期来到，一定要及时向医生反映情况，待经期结束后再行手术治疗。

8. 手术后可能会有哪些并发症呢?

甲状旁腺与甲状腺解剖关系紧密，因此两器官的术后并发症也基本相同，具体包括出血、声嘶、窒息、低钙抽搐等。

原发性甲状旁腺功能亢进（PHPT） 患者术后出现低血钙

症状（口周麻木，手足搐搦）是最常见的早期并发症，但这种情况不会持续太久，术后1周至3个月，大部分患者的血钙及PTH会逐渐恢复至正常水平；而形成这一早期并发症的主要原因是“骨饥饿综合征”，但骨饥饿综合征的出现，往往提示手术成功切除了高分泌状态的肿瘤。除此之外，术后出现低血钙症状的另一原因则是正常甲状旁腺功能长期被高功能旁腺瘤抑制，切除肿瘤后，正常腺体尚且处于暂未恢复的抑制状态，分泌PTH不足。还有一个原因就是手术操作过程中对正常旁腺血供的损伤，造成正常旁腺术后功能不全。

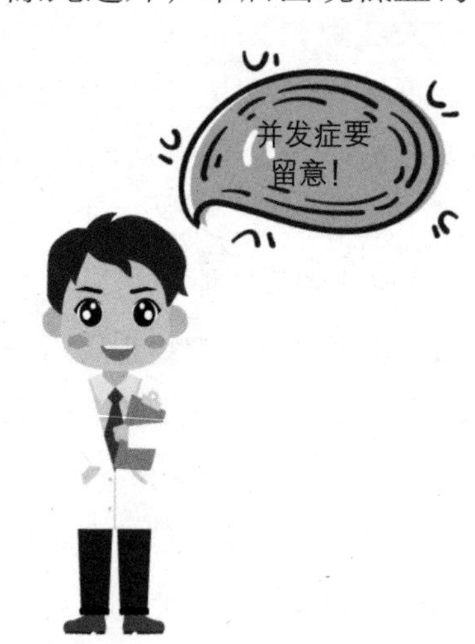

对于PHPT患者术后低钙的处理，最关键的就是早期、及时补钙，以预防低钙血症的发生。

9. 手术后我的骨病和尿路结石会得到改善吗？

因甲状旁腺肿瘤长期分泌大量甲状旁腺素作用于靶器官（骨、肾等），这些器官也会产生相应的病理改变。最常见的有骨钙入血导致的骨质疏松、骨软化及畸形、病理性骨折等，同时升高的血钙也会给肾脏带来一定负担，导致泌尿系统结石、肾功能损害等。尽管手术后大部分症状能得到改善，或者不会加重，但骨骼畸形、肾功能损害等已有症状是不可逆的。因此，已存在的骨骼畸形或形态改变，有需要的患者可以就诊于骨科门诊评估病情；而泌尿系统结石在血钙降低后便不会继续进展，但已经存在的结石自行溶解的可能性较小，往往需要多年才可能自行消失甚至终身存在，故积极寻求泌尿外科专业诊治也是非常有必要的。

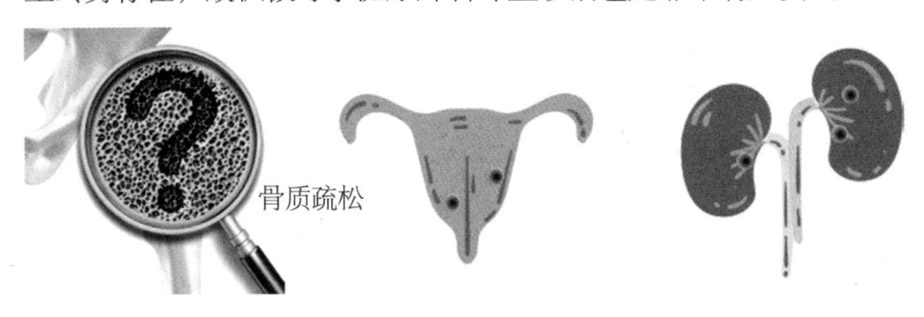

10. 我因为担心手术的并发症及一些其他原因，不想做手术可以吗？

就目前的研究表明，对于甲状旁腺肿瘤患者的治疗，手术仍然是最有效的方式，因为大部分患者的症状均是由肿瘤高分泌状态带来的高钙血症产生的。因此，甲状旁腺肿瘤的关键治疗方法是外科手术切除病灶。不过，在患者围术期管理以及术前术后的辅助治疗中，我们也会采用一些其他的干预方式，如药物内科治疗以及透析。药物辅助治疗的主要目的是维持患者体内钙磷代谢和骨代谢的相对平衡。针对高钙血症的内科药物治疗，主要通过以下两种方式来实现：第一是扩容促进尿钙排泄（生理盐水扩容，袢利尿剂利尿），第二是使用抑制骨吸收的药物，包括降钙素、二磷酸盐、RANKL 抑制剂，以及抑制 PTH 分泌的药物，如钙敏感受体调节剂。对于顽固性高钙血症的患者，在术前可以通过血液透析或腹膜透析来快速降低血钙，暂时缓解病情，降低围术期的风险，使手术可以顺利安全进行。

11. 甲状旁腺肿瘤是否需要二次手术？

是否需要二次手术，主要取决于肿瘤的性质。术中医生会将切下来的肿瘤组织送快速冰冻病检以确定肿瘤性质，指导本次手术的操作范围。当术中术者判断、术中快速冰冻病理结果提示为良性肿瘤时，可以仅仅做良性病变的腺体摘除。但需要注意的一点是，快速冰冻活检具有一定的假阴性概率，即有可能未能准确识别恶性肿瘤，而在术后石蜡病理切片 (现有医疗水平的诊断金标准) 时才诊断为恶性肿瘤。当术后病理才确诊为甲状旁腺癌时，则应按甲状旁腺癌及时补充手术，这便是二次手术的一种情况。 国内经验显示，术后病理确诊为甲状旁腺癌的患者， 1 月内补做手术 (同侧甲状腺腺叶切除伴或不伴同侧中央区淋巴结清扫) 的患者，其预后明显好于未补做手术的患者。还有一种情况可能需要二次手术，即当经过影像学或细胞学确诊为恶性肿瘤复发时，部分患者经过综合评估后，可能需要二次手术治疗。

12. 甲状旁腺癌手术治疗的意义何在?

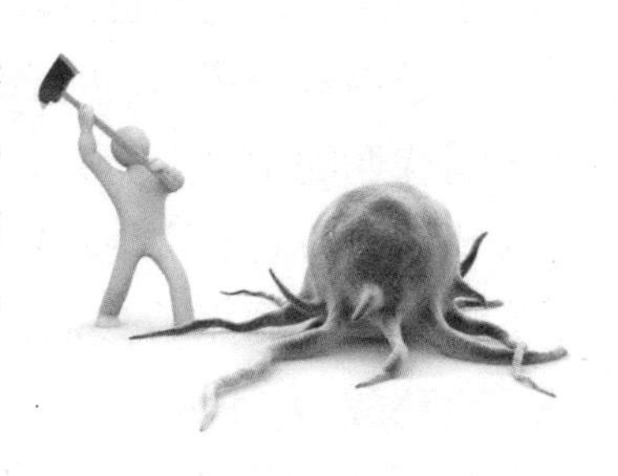

目前，甲状旁腺癌的治疗效果仍然不容乐观，有数据显示，其 5 年和 10 年生存率分别为 82.3% 和 66%。初次手术是否彻底完整切除肿瘤，对于复发的患者是否行再次手术是影响治疗结果的主要因素。因此手术治疗是甲状旁腺治疗的重中之重。一经发现，应该尽早对肿瘤行整块根治切除，这对甲状旁腺癌患者的预后是至关重要的。

13. 甲状旁腺癌的手术怎么做?

甲状旁腺癌的标准术式是甲状旁腺肿瘤连带同侧甲状腺腺叶

及峡部整块切除的根治术。如果肿瘤已经侵出包膜，与周边组织粘连密切，则应扩大手术范围，将受侵犯的结构一并切除。如术中发现同侧喉返神经受到侵犯，对于受累的神经节段也应一并切除，视情况对离断的神经断端进行吻合重建，并且需要清扫同侧中央组淋巴结。手术操作的关键是避免肿瘤包膜破损，以免种植转移，同时仔细辨认组织结构，精细操作，严密止血，尽可能减轻对临近组织器官的损伤。

14. 术中甲状旁腺激素（PTH）监测能否判断手术效果?

对于甲状旁腺的良性疾病，PTH 监测较为有意义，它可以快速判断手术是否完整切除了高分泌状态的腺瘤。若病灶切除伴随着 PTH 水平恢复正常，那么我们有理由认为手术可能根治性切除了肿瘤。反之，若切除肿瘤后 PTH 仍然居高不下乃至升高，则考虑本次手术未能完全切除病灶，需要寻找颈部或身体其他异位的甲状旁腺腺瘤病灶。在甲状旁腺癌中，PTH 监测的意义较小。

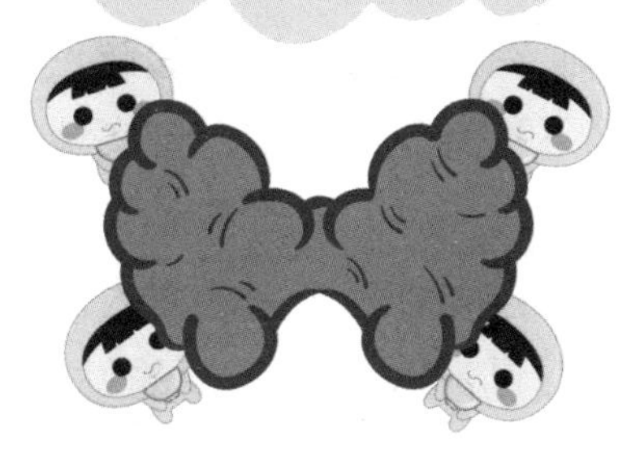

15. 得了甲状旁腺癌，手术治疗的效果如何?

即使进行了规范的根治性手术，甲状旁腺癌的复发率仍较高，治疗效果不是特别理想。有相关数据表明，首次术后 5 年复发率为 33% ~ 82%，复发的高峰时间为术后 2 ~ 3 年。国内有相关调查显示，患者术后的复发时间平均为 24 个月。因此术后的定期复查随访是至关重要的。即使首次手术后患者血钙及 PTH 水平均恢复正常，依然需要定期对相关血液指标进行监测，一旦发现有异常，应该尽早就诊，综合评估是否肿瘤复发，这对预后是非常重要的。

16. 甲状旁腺癌术后复发怎么办？

甲状旁腺癌容易复发，患者往往需要多次手术、终生随访。一旦出现首次手术后的第一次复发，再次通过手术根治的概率非常小，因此，首次手术的成功与否至关重要。对于复发患者，再次手术需要仔细权衡手术的获益与风险。有相关文献报道，再次手术中需切除喉返神经的概率大于首次手术；不过手术仍然可以带来一定的获益，大部分患者切除复发病灶后，高血钙症状可以得到缓解。但一旦首次复发出现，再次复发几乎不可避免，而相对彻底地切除复发和转移病灶，可以使得血钙在较长时间内维持稳定状态，因此，手术治疗仍然是药物控制不佳的复发患者的有效治疗方案。通过手术以提高患者的生活质量，这就是所谓的姑息性手术。颈部 B 超、MIBI、增强 CT、MRI 和 PET - CT 等检查互相结合补充来精确寻找复发病灶，有经验的手术医生仔细做术前评估、术中操作，患者积极的治疗心态等，都是再次手术成功，让复发患者获得更好的生活质量的关键。

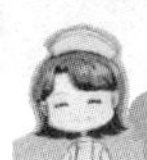

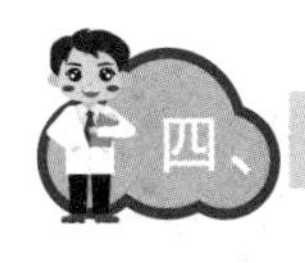

四、甲状旁腺肿瘤患者饮食

甲状旁腺疾病在发生发展过程中临床症状不断演变，从高钙低磷，到正常血钙血磷，到术后低钙高磷，临床中的饮食应根据具体血钙血磷值以及临床症状及时调整。

1. 甲状旁腺肿瘤患者在接受手术治疗前，饮食上应注意些什么？

甲状旁腺肿瘤分为恶性和良性，其中恶性的甲状旁腺癌极其少见，良性则多为腺瘤。无论恶性或良性，都易引起甲状旁腺功能亢进，从而导致高血钙、低血磷、高尿钙、肾功能不全等，影响到骨骼、泌尿、消化、心血管等各个系统的功能，许多病人因此出现多尿、肾结石、骨痛、骨质疏松、便秘、腹痛等症状。在未接受手术治疗时，除了听取医生的建议使用药物治疗，患者在日常生活中还应尤其注意控制钙的摄入，增加磷的摄入，并选择一些有助于改善症状的食物和食用方法（下面分别讲解）。

（1）甲状旁腺肿瘤患者发生血钙升高，饮食上应注意些什么？

甲状旁腺肿瘤患者多有血钙升高的相关症状，为了降低血钙，除了药物治疗，患者还要多喝水，同时避免高钙饮食。含钙量高的食物，如牛奶、肉骨头、牛舌、虾、螃蟹、蚌、蛏、黄鱼、墨鱼、蛤蜊、海蜇、海带、紫菜、苔菜、海藻、发菜、芝麻、豆腐、黄豆、青豆、黑大豆、腐竹、素鸡、毛豆、油菜、苋菜、空心菜、芹菜、香菜、荠菜、香椿、木耳、醋、茶叶、橄榄等应减少食用。

（2）甲状旁腺肿瘤患者发生血磷降低，饮食上应注意些什么？

这时应注意高磷饮食。含磷高的食物，即每 100 g 食物中含磷量大于 150 mg 的有畜肉、鱼、豆类、坚果等；中等含磷的食物，即每 100 g 食物中含磷量在 51 ~ 150 mg 的有豆角、米、面、奶、禽、蛋等；而低磷的食物，即每 100 g 食物中含磷量小于 50 mg 的有水果、青菜、饮料。其实，蛋白质的摄入与来源通常与磷有关，每克蛋白质约含 15 mg 磷，可以通过估算出饮食的蛋白质量来估计磷的摄入量。值得注意的是，也有部分患者会出现高磷血症，这可能是因为疾病长期发展导致肾功能不全，或者摄入过多的磷了。此时应该采取低磷饮食，如果继续高磷饮食，将会使血磷的水平进一步升高，加重病情。因此，必须及时监测各项指标，根据病情变化科学合理地调整饮食方案。

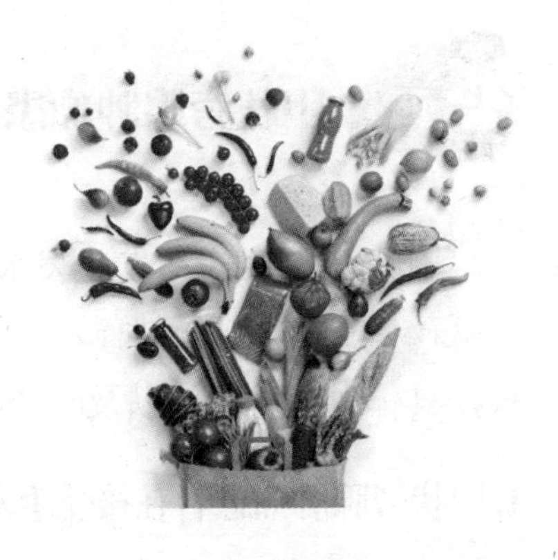

（3）甲状旁腺肿瘤患者总是胃口不好，应该怎么调整饮食?

患者会出现胃纳不振、便秘、腹胀、恶心、呕吐等症状，容易发生消化道溃疡。这时，除了到医院进行消化系统相关的检查，患者还要劳逸结合，注意休息。如果消化性溃疡处于活动期、大便隐血试验阳性，应卧床休息 1 ~ 2 周；饮食方面，减少钙和维生素 D 的摄入，停用维生素 D 和钙剂，宜进高磷、低钙、高维生素饮食，可选用营养丰富、清淡、易消化的食物，增加优质蛋白质的摄入量。急性期或恶心、呕吐时，应少食多餐，以便于促进胃黏膜修复和提高抵抗力。如果症状明显且仍不见好转，需要用药对症处理。

（4）甲状旁腺肿瘤患者容易发生肾结石，饮食上应注意什么?

因为长期血钙偏高，患者容易发生肾结石。患者要注意休

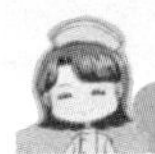

息，每天饮水 2 500 ~ 3 000 mL，而肾功能不全的患者则要适当限制饮水量。同时，还要限制蛋白质及碳水化合物摄入量，多喝橘子汁、柠檬汁、梅汁等含糖量少的酸性饮料酸化尿液，以免出现尿钙排出量增多形成尿路结石。避免食用草酸含量过高的食物，如坚果、菠菜和大黄（每 100 g 食物中草酸盐含量超过 75 mg）。同时减少盐的摄入，多吃新鲜蔬菜水果，也有利于预防结石。

（5）甲状旁腺肿瘤患者发生了肾功能不全，饮食上应注意什么？

少数病程长或病情重的患者会引发肾功能不全，此时更要注意合理的饮食干预。主要遵循以下几方面：①低蛋白质饮食。限制膳食中蛋白质摄入量，在限量范围内尽力提高优质蛋白质比例。含蛋白质的饮食多用蒸汤烹调，少用煎熬。②碳水化合物的摄取。尽量选择含蛋白质低的淀粉类食品，如土豆、白薯、山药、芋头、藕粉、荸荠、南瓜、粉丝等。③适量脂肪和热量以满足能量供给。④合理控制饮水量。无水肿及血压不高时，可多饮水，少量多次饮水使尿量达 2 500 mL，使机体当日代谢产生的废物及时排出；但有水肿时，则应减少饮水量，量出而入。⑤低磷饮食。尽可

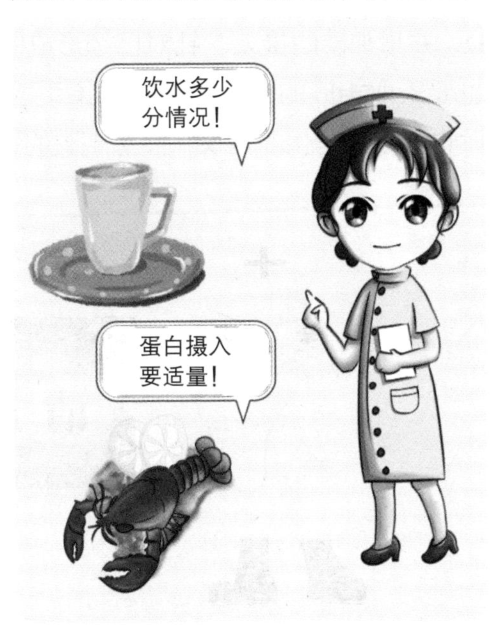

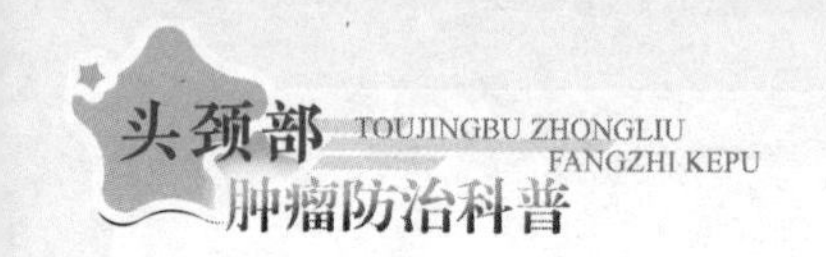

能不食用含磷丰富的食品（如蛋黄、动物内脏、脑、骨髓等），一般瘦肉、鱼可水煮后去汤再食用，或服用碳酸钙片，它可与肠道中的磷结合而排泄，使血磷降低。⑥钠、钾的摄取。有水肿及高血压者，要限制食盐入量，根据具体情况低盐或无盐，尿量减少（小于 1000 mL/d）、血钾升高时，要适当控制含钾高的食物。

2. 甲状旁腺肿瘤患者做了手术后，应在饮食上注意些什么？

符合手术指征的患者可以接受手术治疗，将病变的甲状旁腺切除。此类患者术后容易发生低钙血症，这常常是一过性的，能够逐渐恢复。对于术前骨骼受累严重的患者，术后可能会发生骨饥饿综合征，出现低钙血症、低磷血症。这类患者除了接受药物或静脉治疗，也要在饮食上注意多补充钙及维生素D，并增加磷的摄入。针对已经形成的肾结石、肾功能损害等，也要采取相应的饮食干预。如果手术涉及切除甲状腺，那么术后也要根据医生的建议，注意相关的饮食方面的变化。

敲黑板！划重点！
医生小哥哥有话说：
请遵医嘱！
为了您的安全操碎了心，了解一下！

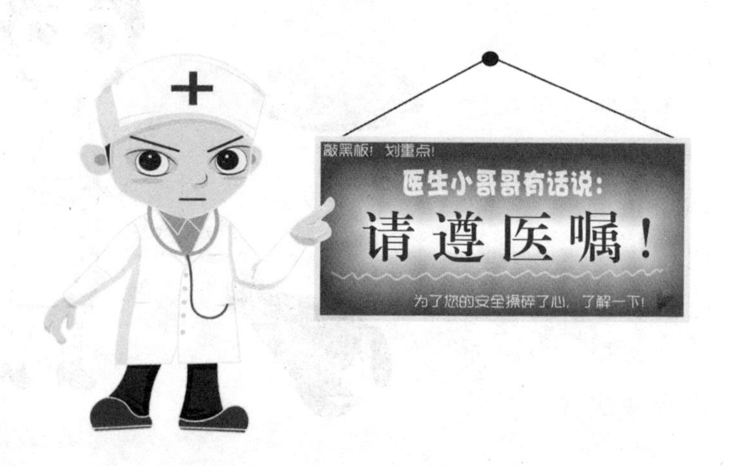

鼻咽癌防治

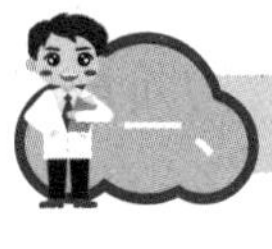

一、鼻咽癌的发现

1. 什么是鼻咽癌？

鼻咽癌是原发于鼻咽部的恶性肿瘤，有数据显示中国是世界上鼻咽癌的最高发地区，我国鼻咽癌患者的人数约占全世界鼻咽癌患者总数的 80%，而在黄种人的头颈部恶性肿瘤中，鼻咽癌的发病率排名第一位，在我国南方地区常见，以南方沿海地区尤其是广东省的发病率最高。所以鼻咽癌与基因变异和人种有着密不可分的关系。

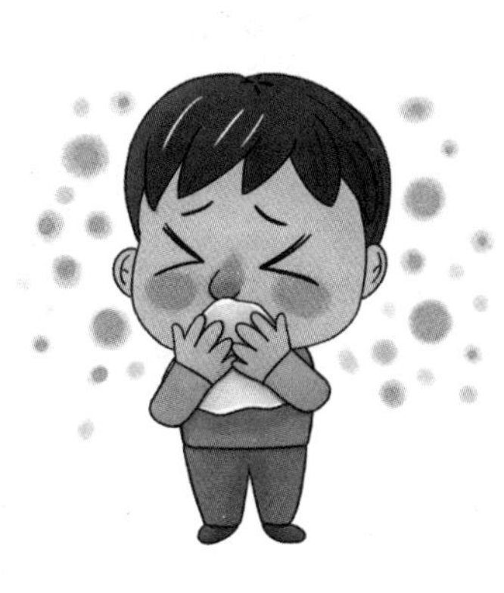

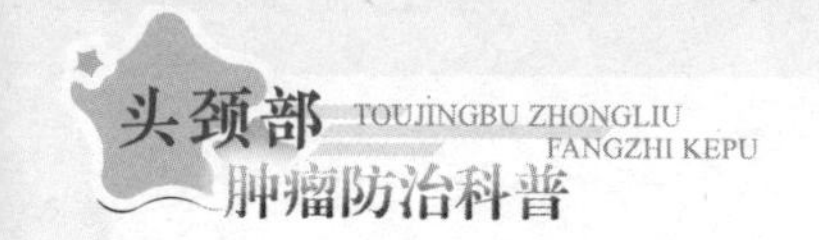

2. 鼻咽部到底在哪里？

医生说的鼻咽部，就是我们老百姓喊的鼻子和喉咙相接的部位，也就是有些人说的“天堂”的顶后头。这个位置如不借助特殊医疗设备则既看不见又摸不着，非常隐蔽，所以说这个位置长肿瘤，就肯定不容易发现了！

3.鼻咽癌早期临床表现

鼻咽癌长得这么深、这么隐蔽，我们如何知道自己长没长这位“肿瘤君”？其实任何肿瘤长在人身上，在不同的阶段都有一定的临床表现，让我们一起来看看这位“肿瘤君”有什么临床表现。

总的来说，鼻咽癌有六大可能的危险信号：

（1）涕血。在清晨洗漱过程中，用力回吸鼻腔或鼻咽分泌

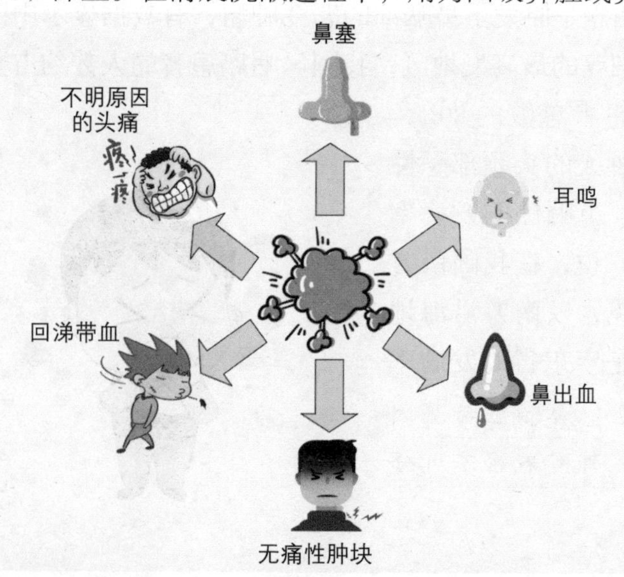

物时出现带血现象（又称回吸性涕血），可做鼻内镜检查，排除鼻咽癌的可能。

（2）鼻塞。临床上大多呈单侧性鼻塞且日益加重。

（3）耳鸣、耳闷及听力下降。当鼻咽出现肿瘤浸润、压迫咽鼓管（位于鼻咽和耳朵之间的一条小的管腔）时，就会出现耳堵塞感、耳鸣，甚至听力下降。一侧耳朵闷胀严重，如果出现经过医生检查确诊为中耳积液，但给予合适的治疗后无效或者多次反复复发的情况，需要进一步检查以排除鼻咽癌。

（4）持续头痛。主要表现为持续性偏于一侧的头痛，主要因为鼻咽部的肿瘤就位于颅底，容易侵犯附近的颅神经和血管而引起。

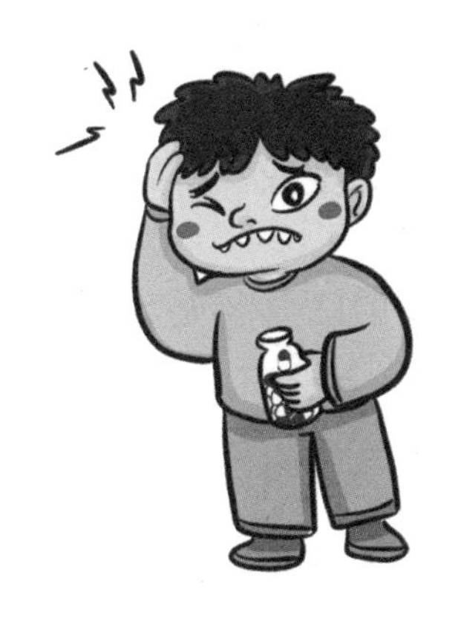

（5）眼部症状。由于与眼活动及视力相关的神经就位于鼻咽部附近，当肿瘤范围较大时，可以压迫或破坏这些神经，出现相应症状，如视物重影（复视）、视力下降、眼球活动受限、突眼、视野缺损、角膜溃疡等。

（6）颈部无痛性肿块（颈部肿大淋巴结）。颈部肿块，特别是靠近下颌角和耳朵下方的深部的肿块，如果有快速增大、表面不光滑、不能移动的情况，并且按一般炎症治疗无效后，需要排除鼻咽癌的发生。

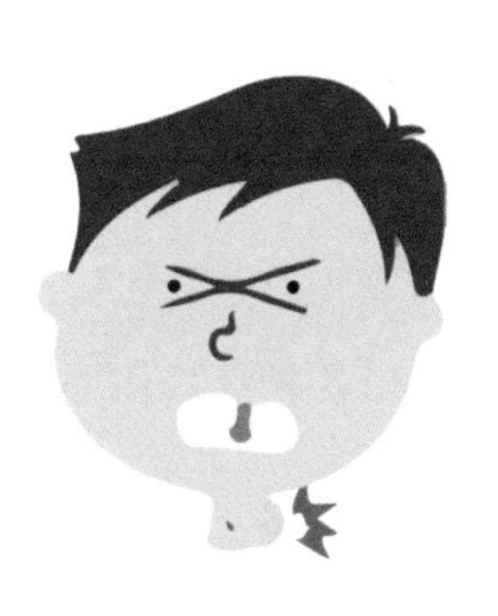

4. 鼻涕里有血就是鼻咽癌吗?

涕血是鼻咽癌的早期症状，主要表现为从口中回吸出带血的鼻涕，又称为回吸性痰中带血，这是鼻咽癌典型的临床表现。涕血常发生在早晨起床后。涕血量不多时，经常被患者疏忽。

但涕血并不一定就是鼻咽癌，有涕血症状及早去耳鼻咽喉头颈外科就诊行鼻内镜检查就好，把专业的事交给专业的人去做吧，无须恐慌。

5. 鼻炎会变成鼻咽癌吗?

目前医学界还没有鼻炎会导致鼻咽癌的证据，所以这种担心完全没有必要。鼻炎只是鼻腔的炎症，积极治疗就可以了。

6. 成年人耳朵出现堵塞感有什么特别提示?

一侧耳朵闷胀严重，如果出现经过医生检查确诊为中耳积液，但给予合适的治疗后无效或者多次反复复发的情况，特别是成年人，建议做鼻内镜和鼻咽部活检检查以排除鼻咽癌。

7. 什么因素会导致鼻咽癌?

鼻咽癌的发生和其他肿瘤一样，是机体和各种环境因素共同作用的结果。目前已知的鼻咽癌的危险因素中除了 EB 病毒外，还包括遗传因素（种族及家族的聚集性和明显地域性）、

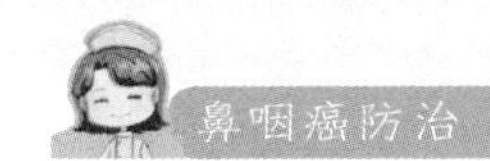

环境因素（腌制品中的亚硝酸物质等），以及机体因素（抵抗力下降、内分泌失调等）。

8. 怎样才知道有没有EB病毒，结果显示呈阳性就是鼻咽癌吗?

EB病毒在人群中广泛存在，95%以上的成人都可以携带。之所以会将EB病毒与鼻咽癌联系在一起，是因为临床上研究发现，绝大多数鼻咽癌的癌细胞都感染了EB病毒；也就是说，EB病毒是患鼻咽癌的一个重要的危险因素。通过查血可以检查出EB病毒抗体。

那临床上查出存在EB病毒抗体阳性是不是就是和鼻咽癌画上等号了呢？答案是否定的。一个没有鼻咽癌家族史且生活方式健康的正常个体，体检中若查出EB病毒抗体阳性，仅是表示该体检者以前曾经受过EB病毒感染，但基于临床上EB病毒和鼻咽癌的高度的相关性，我们还是应重视这一检查结果。因体检查出EB病毒抗体阳性来进一步做电子鼻咽镜检查的患者，最终确诊为鼻咽癌的实际上占比并不高，可能只有20%左右。因此，完全没必要对EB病毒抗体阳性这一结果太过于恐惧，要对它有一个科学的认识。

9. 怀疑患上鼻咽癌时怎么办?

当怀疑是鼻咽癌时，不要慌!

尽快到附近的正规医院的耳鼻咽喉科检查！鼻咽癌实际上是治疗效果非常好的癌症之一，尤其是早期患者，治愈率高达90%。只要没有出现远处器官如肝、肺、骨的转移，都有治愈的机会。定期检查有助于早期发现哦！

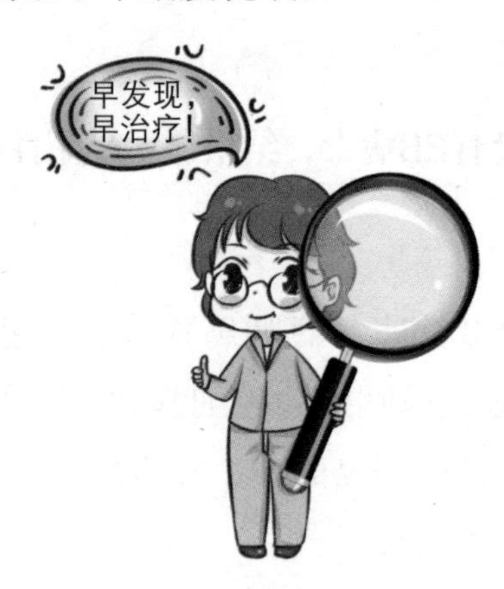

10. 到底该做哪些检查以明确肿瘤性质？

如果临床上出现疑似鼻咽癌的临床表现，我们首先可以通过电子鼻咽镜检查明确病变，且可以通过电子鼻咽镜下活检进行病理确诊；增强 CT 及 MRI 检查可以帮助进行临床分期，全身 PET-CT 检查有助于发现一些早期的远处转移灶。上述这些检查的应用可以对鼻咽癌的诊断及临床分期做出准确的判断，为接下来的治疗奠定基础。

11. 做电子鼻咽镜检查难受吗？有无痛的吗？

电子鼻咽镜检查因为检查时间较短，检查位置不像胃镜、肠镜那么深，一般表面麻醉就可以了。加上电子鼻咽镜的镜体非常细（管径大多在 5 mm 以下，相当于“筷子头”大小），在鼻腔黏膜充分收缩、丁卡因表面麻醉并且镜体充分润滑后，镜体在鼻腔中进出会非常顺畅，一般不会有明显的痛感，患者无需有任何恐惧心理。

12. 发现了鼻咽癌，该如何选择治疗方式?

鼻咽癌大多属低分化鳞癌，对放射治疗敏感（我们可以理解为放射线对鼻咽癌的癌细胞有着非常大的杀伤力），因此，治疗原则是当鼻咽癌明确诊断后建议首先到肿瘤科进行以放疗为主的综合治疗。

13. 鼻咽癌只有放化疗的治疗方式吗？能手术吗?

鼻咽癌的治疗当然不是只能放化疗，部分患者也需要手术治疗。但是手术治疗有严格的选择，主要用于鼻咽癌放射治疗后复发（包括鼻咽部肿瘤复发及颈部淋巴结复发）的情况。

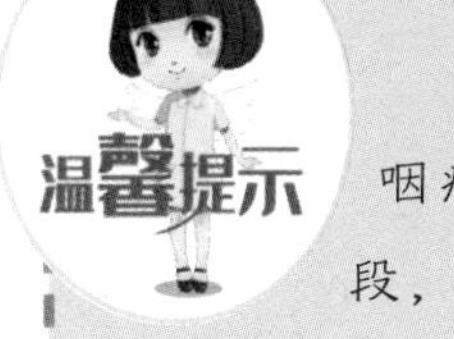

鼻咽癌虽然听起来很可怕，但其实早期鼻咽癌的预后很好，放射治疗是最重要的治疗手段，多采用以放疗为主的综合治疗。早期患者5年生存率可达90%。

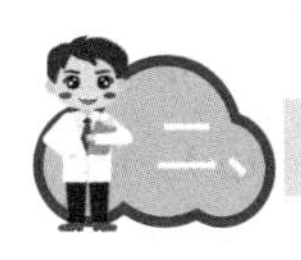

二、鼻咽癌的治疗

1. 放射治疗

放射治疗简称放疗，放疗在民间也叫作“烤电”“照射线”，是通过机器产生高能射线穿透人体照射人体内的肿瘤组

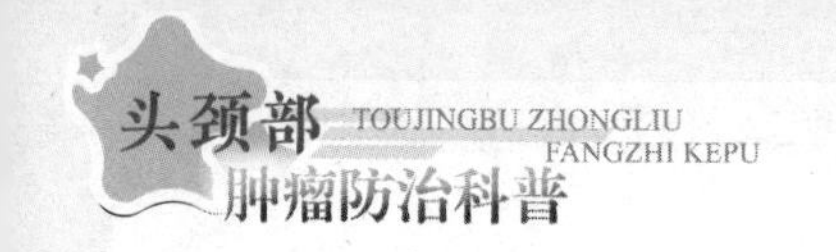

织，从而通过一系列后续反应杀死肿瘤细胞的一种治疗方式。放疗前医院首先要安排患者做固定体位的模型，然后带模型做CT扫描。完成后放疗室会告知患者什么时候来做放疗。医师根据CT所见情况，在每一层CT片上勾画放疗的范围，然后放疗物理师在计算机上做放疗计划。计划完成后还要用假体进行计划的验证，保证每个患者的治疗安全有效。完成计划验证的患者医院会通知进行再次复位，目的是保证放疗的精确度。复位完成后就可以开始放疗了。

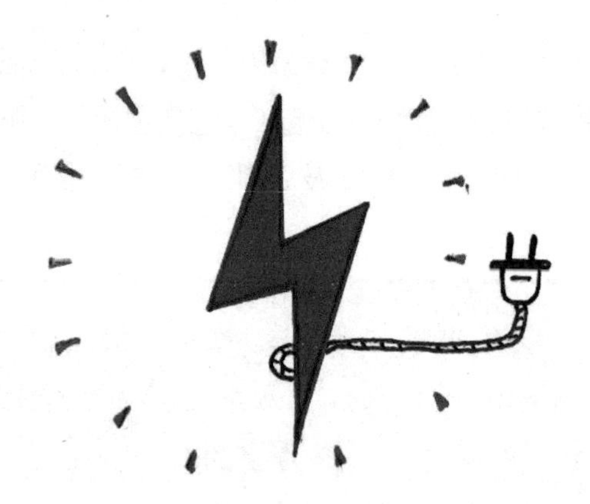

2. 放疗的过程

放疗包括治疗前的准备过程和正式放疗过程。放疗前的准备过程是在鼻咽癌患者的配合下，通过放疗医生、放疗物理师、放疗技术人员的合作，完成对鼻咽癌患者放疗计划的制定，这个过程需要 4 ~ 5 天的时间。在放疗准备工作完成以后就可以正式开始放疗了。放疗是在专用的直线加速器上完成。一般来说，鼻咽癌放疗的总次数需要 33 次，一次的放疗时间只需要 10 ~ 20 分钟，每天 1 次，每周一至周五放疗，总共需要

6 ~ 7 周时间。

3. 放疗前病人需要注意什么？

鼻咽癌患者在放疗前需要进行口腔处理，包括洁牙、拔除烂牙等，一般口腔处理后 2 ~ 3 天就可以开始放疗，但是拔牙后最好休息 1 ~ 2 周，等创面恢复后才开始放疗。

4. 放疗过程中要注意些什么？

放疗开始后，需要保持口腔卫生，餐后应及时漱口或刷牙，推荐使用含氟的牙膏及软毛牙刷清洁牙齿。为了减轻放疗导致的颈部皮肤损伤，尽量穿没有衣领的纯棉衣服，保持颈部皮肤清洁，避免接触有刺激性的化学及物理因素，如消毒液、肥皂水、沐浴露、阳光暴晒等。放疗开始后需要每天进行张口训练及鼻腔冲洗，以及肩颈运动。如果放疗期间有不舒服，应及时告诉主管医生。

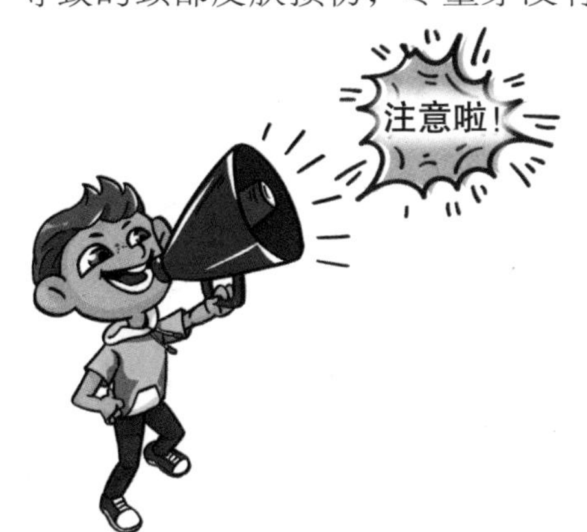

5. 放疗后要注意些什么？

保护颈部的皮肤，保持口腔清洁；放疗后 3 年内尽量不要拔牙，在出现牙齿或齿龈相关疾病时，应尽量采取保守治疗，在所有保守治疗均失败，迫不得已时，才考虑拔牙，拔牙时一定要告诉牙科医生自己有放疗治疗的病史。放疗后应该坚持张口锻炼，并按照医生的要求定期到医院复查。

6. 放疗开始后为何要做张口训练？

鼻咽癌放疗的常见副反应之一是张口困难，发生率为5.0% ~ 58.5%，其主要原因为：颞颌关节在经过高剂量射线照射以后发生该关节的无菌性炎症，导致关节内渗出、纤维化和粘连，致使张口活动受到限制，产生张口困难。放疗所致的张口困难一旦发生，难以逆转。因此，鼻咽癌患者放疗期间的张口功能训练尤为重要。张口训练需要在医护人员的指导下进行，张口训练是一个长期的过程，要求在放疗开始就进行，一直需要持续到放疗结束后 1 ~ 2 年。

7. 放疗期间为什么要每天冲洗鼻腔？怎么做？

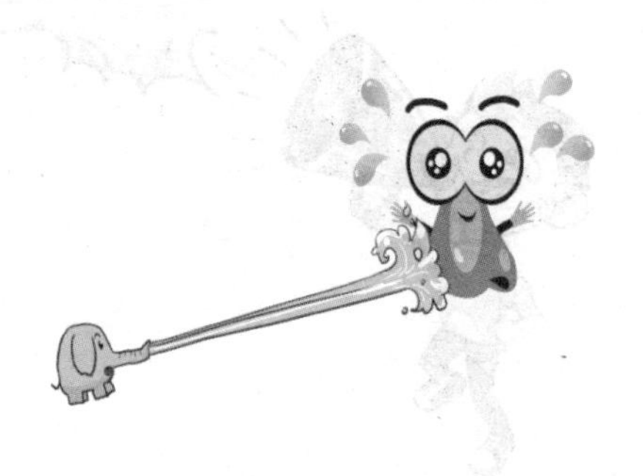

由于鼻咽部的特殊解剖位置，在治疗肿瘤的同时，周围的正常部位会受到不同程度的照射，引起相关的放射不良反应。患者多不同程度地出现鼻、口、咽干燥，咽痛，鼻塞，鼻腔分泌物增多，甚至鼻道堵满黏稠分泌物或脓血性分泌物。有效的鼻腔冲洗不仅可起到物理性扩张鼻腔、松解粘连的作用，还可使患者黏膜反应减轻，提高患者的舒适度和生活质量。鼻腔冲洗是使用专用的鼻腔冲洗器，在医护人员的指导下，将洗鼻液送入一侧鼻孔，从另一侧鼻孔或从口部排出，冲洗时间为放疗前 30 分钟及每晚睡前，一般持续 15 ~ 30

分钟，冲洗液为蒸馏水，冲洗温度为 37 ～ 41℃，冲洗液体量为 250 mL。

8. 放疗有射线，开始治疗后可以抱小孩吗？

放疗开始后，患者是可以抱小孩的。放疗患者有时会担心自己接受过放射线，会导致和自己近距离接触的小孩也受到辐射，这种想法是错误的。患者离开放疗机房后，辐射也就终止了，患者本身是不会产生放射线的，因此不会对自己周围的人产生影响。

9. 放疗期间饮食需要注意些什么？

鼻咽癌患者可以选择高蛋白、高纤维素、高维生素、低脂肪的均衡饮食。建议戒烟、少饮酒，少食或者不食用咸鱼、烟熏制品、腊味、啤酒、隔夜茶、煮沸时长超过 3 小时的火锅等含有亚硝胺的食物。鼻咽癌患者接受放疗后，往往会出现口舌干燥、味蕾嗅觉功能退化、唾液分泌不足等现象，可以少食多餐，采用流质、半流质饮食。此外，放疗前后半小时内不可进食，以免造成条件反射性厌食。

10. 放疗有哪些副作用？

放疗过程中多少都会有些不良反应，特别是放疗和化疗同时进行的患者。开始 1 ～ 2 周可能感觉还不明显，2 周后反应会逐渐发生，但反应大多发生在放疗照射范围内。常见的不良反应有：口腔疼痛、口干、颈部皮肤烧灼感，一些病人还会出现耳道溢液、耳鸣、恶性呕吐等表现。如今，随着精准放疗技术，如调强放疗、图像引导放疗在临床上的应用，大多数副反应的发生率和严重程度已经有所下降。

11. 放疗影响性生活吗？

鼻咽癌放疗对性生活是没有影响的，也不会影响患者配偶的健康。但在放疗期间，由于患者情绪低落，精力与体力下降，自然降低了对性生活的兴趣和要求；同时，在放疗期间可能出现治疗相关副反应，故不宜勉强过性生活。在放疗结束后，病情趋于稳定，精力、体力得以逐渐恢复，情绪也趋向正常时，可以开始性生活。

12. 放疗后多久可以生育？

维持生育的主要器官男性是睾丸，女性是卵巢。由于鼻咽癌的放射治疗部位是头颈部，与生育的器官位置距离较远，因此放疗对生育的影响是比较小的。但是，由于整个人体处于放疗机房中，生殖器官可能受到散射线的照射，因此鼻咽癌放疗仍然有导致后代畸形的可能。另外，鼻咽癌放疗常常联合化疗，以提高肿瘤治疗的疗效，大多数化疗药物被发现具有致突变性和致畸性，若放化疗后 3 个月内发生妊娠，可能会诱导基因突变，引起子代畸形。故建议患者在完成治疗 6 个月后受孕，受孕前应做好遗传咨询，并严格进行畸形筛查。

13. 放疗会掉头发吗？

鼻咽癌放射治疗是有可能掉头发的，因为放射线会损伤人的毛囊并导致脱发，尤其是与化疗联合治疗时，脱发的严重程

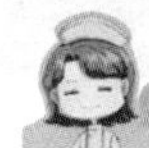

度会增加。但是放化疗后，头发可以再生，一般来说，放化疗结束后半年，头发会恢复到治疗前的水平。

放疗常见的不良反应有口腔疼痛、口干、颈部皮肤烧灼感，一些患者还会出现耳道溢液、耳鸣、恶性呕吐等表现。为了提高疗效并降低不良反应的发生率，患者应在医师的指导下进行放疗前准备，在放疗开始后配合张口训练和鼻腔冲洗，同时应小心保护自己的颈部皮肤。

三、出院康复随访

1. 是不是出院了就代表好了呢？

虽然出院是件值得庆祝的事情，但还是不能掉以轻心，需要定期复诊，一般前 3 年每 2 ~ 3 个月复查一次，如果 3 年内无复发，以后可以 6 个月复查一次，5 年未复发的可每年复查一次；想要小孩的患者可能还要等一等，最近 2 ~ 3 年避孕，坚持复诊，等病情稳定 3 年，复诊期间无放化疗后再考虑怀孕的问题。

2. 出院后可不可以参加户外体育活动？

活动肯定是可以参加的，但是，活动要循序渐进、量力而行，避免大量或剧烈运动。应根据个人体质恢复情况，参加适宜的活动，如散步、慢骑自行车等，宜以身体耐受的有氧运动为主。

3. 出院后可以上班或上学吗?

出院回家后建议注意多休息，不宜过度劳累，保持良好的睡眠习惯，勿熬夜，早睡早起。根据身体状况，可以适当参加轻松的工作和学习。

4. 出院了，是不是啥都可以吃呢?

只要每日吃的是高蛋白、高维生素、低脂肪、易消化的食物就可以了，注意食物色、香、味的搭配，请一定不要吃辛辣、刺激性、冷硬、霉变食物，不食油炸、烧烤、腌制食物等。

有些患者因为化疗药物的副作用引起食欲下降，加之口腔溃疡、口干、味觉下降等原因食欲变得很差，这类患者可以采取“暂时遗忘”的应对方式，想象吃下去的食物可以有助免疫细胞杀死肿瘤，然后身体逐渐康复的情景，采用少量多餐，逐渐增多的方式摄入。

5. 放化疗会不会“把嘴巴照烂”?

这个不叫“把嘴巴照烂”，官方名字叫“口腔黏膜炎”，主要是放疗与化疗损伤了口腔黏膜正常的细胞引起，并因患者口干、身体免疫力低下而加重，可主要通过漱口、溃疡面局部用药、加强营养等得到改善。临床上现有的漱口水有很多种类，如淡盐水、康复新漱口液、朵贝氏含漱液、碳酸氢钠漱口液等，其实不管是哪种漱口水，多次漱口和保持口腔清洁才是最重要的。还可以用沙参、生地、麦冬、金银花、菊花、胖大海等泡茶饮来改善口干症状从而减轻口腔黏膜炎。有些人因为口腔、咽喉痛而不想张口说话和吃东西，在这里我要重点提醒一下：嘴巴长期密闭状态容易诱发厌氧菌感染而加重炎症。家庭照顾者要督促患者增加漱口次数并观察情况有无好转。

6. 放疗过后鼻子通气有点“恼火”，是不是真的呢?

的确可能发生这种情况。这主要与鼻腔及鼻窦放疗后出现黏膜反应导致充血、水肿有关。其实这个问题也好解决，就是滴鼻和冲鼻。有些人以为鼻腔没有分泌物就不用冲洗鼻子，其实冲鼻是每天都需要坚持的护理内容，保持鼻咽部清洁能减轻鼻塞、鼻腔干燥症状，并能预防放射性鼻窦炎和放射性中耳炎的发生，还能增加放疗的敏感度。家庭照顾者要坚决起到协助与督促的作用。此外，好多同类患者都觉得按摩鼻翼两侧对减轻鼻塞症状很有效果，建议患者可以多做。

7. 嘴巴长溃疡，可不可以不做张口训练呢?

肯定不可以！如果患者在口腔溃疡期始终不做张口训练，溃疡期完了患者张嘴巴就会有酸胀感，慢慢地，张口困难将逐渐形成，而张口困难一旦形成再来纠正，那就相当困难了。所以，张口训练应贯穿整个放疗期及放疗结束后相当长的一段时间。口腔溃疡时，张口训练的幅度可以小一些，以咬牙训练和按摩颞颌关节为主。张口训练需持之以恒，那些不能长期坚持的，就需要家人不断强调训练的必要性并做好监督工作。

8. 鼻子不舒服，可不可以用手指或棉签去挠挠呢?

切记！请千万不要捏鼻、挖鼻和用力擤鼻！

鼻咽部的血管丰富，肿瘤生长到一定的时候引起溃疡，以及放射线引起的局部黏膜组织损伤都容易引起出血。如果鼻腔小量出血，在鼻额部放置冰袋或冷毛巾即可缓解；如果鼻腔大量出血，一定要尽快到医院去。如果鼻腔干燥，可以用清鱼肝油或复方薄荷油缓解。

9. 治疗结束出院后，应到哪儿去复查?

治疗结束后，千万不能掉以轻心，需严格按照医生的要求按时复查！患者的随访建议在耳鼻喉科、肿瘤科进行，每次随访应行电子鼻咽镜和其他影像学的检查。

温馨提示

鼻咽癌放疗常见后遗症有口干、龋齿、张口困难、听力下降、颈部纤维硬化及中枢神经系统损伤，加强口腔护理和张口训练尤为重要。

鼻腔鼻窦肿瘤防治

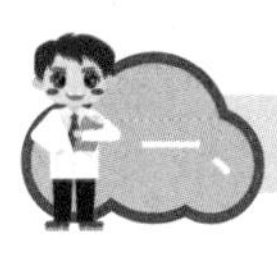

一、鼻腔鼻窦肿瘤的诊断

1. 鼻窦的位置在哪里呢?

鼻窦是围绕在面中部鼻腔周围的含气空腔，因所在骨骼的位置不同，分为上颌窦、蝶窦、筛窦和额窦，它们都有小的孔隙与鼻腔相通。

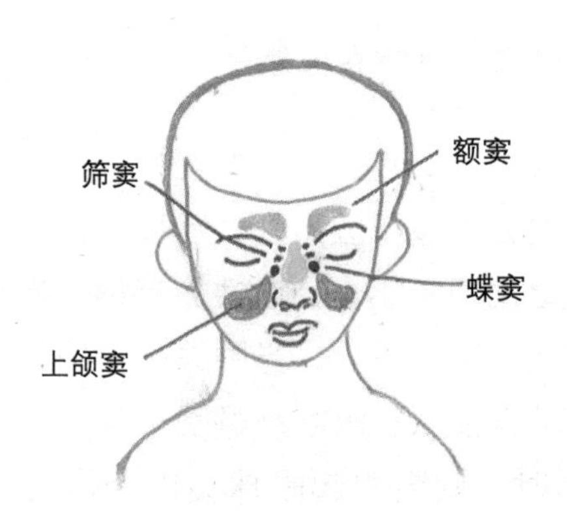

2. 鼻腔鼻窦的作用是什么?

鼻腔是我们呼吸出气的通道的起始部位，它有将吸入的空气进行保温加湿的作用，还有嗅觉的功能。鼻腔里表面还有很多可以摆动的纤毛，可以阻挡空气里的灰尘。纤毛的摆动促进黏液的移动，受到刺激时还可以引发人打喷嚏的动作。鼻窦作为鼻腔四周的含气空腔，它有保护周围重要器官、产生共鸣、减轻颅骨重量、绝缘隔热、局部免疫、缓冲压力、与鼻腔进行气流交换、产生气传性内分泌因子调节肺部生理功能等作用。所以说不能小瞧鼻腔鼻窦的作用。

3. 鼻腔鼻窦为什么会长肿瘤呢?

身体任何部位长肿瘤都与机体的内外环境有关，鼻腔鼻窦也不例外。内环境的异常变化，包括基因突变、胚胎组织的残余移位等，外环境的异常则包括持续的外界刺激、炎症等。有报道称从事一些特殊工种的工人发生鼻腔鼻窦肿瘤的机会会增加。

4. 患鼻腔鼻窦肿瘤会有哪些表现呢?

具体表现与肿瘤的所在位置和侵袭部位有关。当肿瘤在鼻腔逐渐生长时，它会引起鼻腔阻塞、呼吸不畅；当肿瘤表面出现糜烂破溃时就会出现鼻出血、血性分泌物等症状；牙槽（长牙齿的间隙）在上颌窦的下方，当肿瘤生长侵及牙槽时就会引起牙痛、牙齿松动等症状；眼眶被额窦、筛窦和上颌窦包绕，当肿瘤侵及眼眶时，则会引起眼球突出、移位，甚至视力改

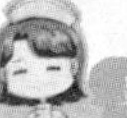

变；鼻窦所在部位的骨质表面覆有面部的皮肤，当肿瘤侵及骨质及皮下组织时，则会引起面部变形、皮肤溃烂等症状；当肿瘤侵及腮部的咬肌会引起张口困难等症状；我们的大脑与鼻腔和鼻窦毗邻，当肿瘤侵及颅底和颅内时则会引起头痛、颅内压升高等症状。以上症状可以单独出现，也可以叠加出现；当然，在肿瘤早期也可以没有任何症状。

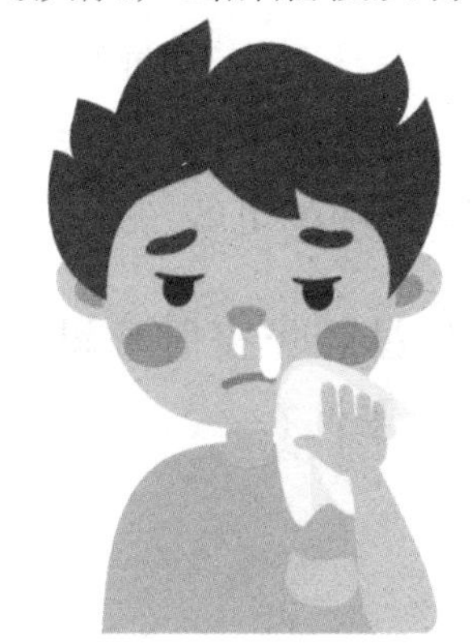

5. 得了鼻腔鼻窦肿瘤该看哪个科啊?

一般来说，得了鼻腔鼻窦肿瘤应该到耳鼻咽喉头颈外科就诊，但是有时候因为患者主要的症状、肿瘤主体的位置和患者及家属要求不同，可能会到口腔颌面外科、眼科、神经外科、整形科以及肿瘤科就诊治疗。

6. 是不是有鼻塞、鼻出血等症状就要看医生排除肿瘤啊?

每个人一生中都会有鼻子阻塞、鼻出血等经历，所以并不是每次出现上面的症状都要怀疑得了肿瘤，但是如果症状持续比较久（两周以上），症状比较严重，就必须请医生诊断清楚了。

7. 鼻腔鼻窦肿瘤怎样才能做到早期诊断呢?

鼻腔鼻窦肿瘤早期可能没有任何症状，因此做到早期诊断并不太容易。一方面，定期的体检可能有助于较早的诊断；另一方面，如果发现其他原因不能解释的鼻阻塞、少量鼻出血、轻微牙痛、头面部疼痛等症状时就应该积极地进行包括鼻内镜、影像学（CT 或 MRI）等在内的检查，以排除罹患鼻腔鼻窦肿瘤的可能。

8. 鼻腔鼻窦肿瘤患者入院前怎样才能确定肿瘤是良性还是恶性？

一般来说，鼻腔鼻窦肿瘤在门诊通过活组织检查（病理检查）就可以确定肿瘤的良恶性，但是由于部分肿瘤不能进行活体组织检查（出血等风险大），或者因肿瘤部位隐匿取不到活组织，就需要入院后在院内或者手术时才能进一步确定肿瘤的性质。

9. 鼻腔鼻窦可能得哪些肿瘤或肿瘤样疾病？

鼻腔鼻窦肿瘤很多，常见良性肿瘤包括内翻性乳头状瘤、血管瘤、神经纤维瘤、骨瘤、骨纤维结构不良、骨化纤维瘤等；常见潜在恶性肿瘤包括纤维瘤病、炎性肌纤维母细胞瘤、血管外皮细胞瘤等；常见恶性肿瘤包括鳞状细胞癌、嗅神经母细胞瘤、黑色素瘤、腺样囊性癌、横纹肌肉瘤、软骨肉瘤、淋巴瘤、神经内分泌癌等。

10. 鼻腔鼻窦肿瘤患者都需要手术吗？

这需要视情况而定。绝大多数鼻腔鼻窦肿瘤患者都需要手术治疗，但是对于像淋巴瘤等一类对放化疗比较敏感的肿瘤，一般首先都是到肿瘤科放化疗；而一些处于肿瘤晚期，手术不

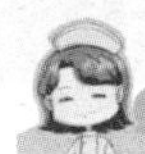

能彻底切除，或者已经发生远处转移的患者，或者不能耐受手术的患者也都需要首先到肿瘤科治疗，后期再视情况决定下一步的治疗。

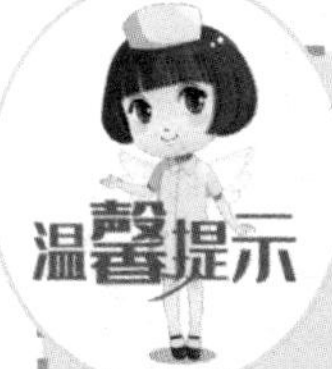

鼻腔及鼻窦位于面中部，具有呼吸、嗅觉等比较重要的生理功能，它们在发生肿瘤后可能引发鼻出血、牙齿疼痛、面部变形等症状，患者需要到耳鼻咽喉头颈外科等科室进行详细的诊断和治疗。

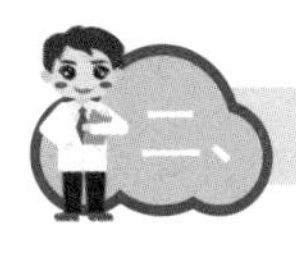

二、鼻腔鼻窦肿瘤的治疗

1. 住院了，手术前要做哪些检查呢？

手术前一般要进行肿瘤范围的评估、远处器官是否有转移的检查评估（恶性肿瘤患者）以及患者全身状况的评估等。主要是看肿瘤是否侵犯了重要器官和结构，是否发生了远处转移，患者是否能够耐受手术等。除了常规检查以外，一般还需要做鼻腔鼻窦的影像学检查、内镜检查、颈部及腹部超声或者CT，有些需要做骨扫描甚至全身PET-CT等，心脏不好的可能还要完善心脏超声等检查，肺功能差的或者怀疑胸部转移的还需要做肺功能和胸部CT检查。总之，完善的术前检查是保证患者手术期间安全的有力保障。

2. 鼻腔鼻窦肿瘤治疗效果好不好呢?

良性的鼻腔鼻窦肿瘤，只要没有破坏周围重要结构且手术切除彻底的话，效果还是很好的。对于早期的恶性肿瘤，通过手术彻底切除再加上必要的放化疗，效果也不错；但对于晚期的恶性肿瘤，手术不能彻底切除，对放化疗又不敏感的情况下，效果就很一般了。所以还是那句话：早发现，早治疗，效果才好!

3. 得了鼻腔鼻窦恶性肿瘤，可以保守治疗吗?

众所周知，恶性肿瘤越早发现并尽快治疗效果才好，如果因为相信某些偏方等治疗方法而耽误了正规的治疗，往往会贻误病情，所以发现罹患鼻腔鼻窦恶性肿瘤后尽快积极治疗才是正确的选择。

4. 得了鼻腔鼻窦肿瘤要做手术，该选择微创手术还是开放手术啊?

对于良性的鼻腔鼻窦肿瘤，如果在情况允许（包括病变部位及范围、技术条件和患者情况等），风险不高的情况下，则尽可能选择微创的方法，比如鼻内镜手术。对于恶性鼻腔鼻窦肿

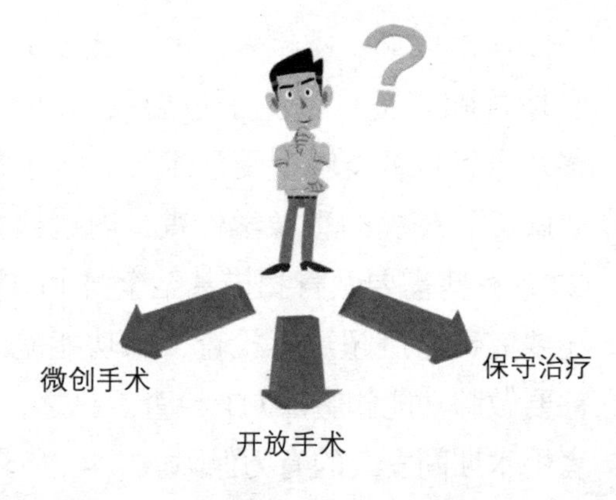

瘤，在病情早期的情况下，如果可以做到能彻底切除肿瘤，则可以选择微创手术；对于病情处于晚期的情况下，切除肿瘤后往往需要进一步手术修复，所以一般选择开放性手术。当然，每个患者的病情都不相同，具体的手术方案需要与医生充分交流后才能确定。

5. 手术前需要从医生那里了解哪些情况?

需要了解诊断是否已经确定、肿瘤是良性还是恶性、是早期还是晚期、有没有发生远处转移、适不适合手术、适合哪种手术、手术方案是什么、手术风险有哪些、可能有哪些并发症、患者及家属需要注意哪些问题等。

6. 手术风险大吗?

早期肿瘤范围不太广泛时，手术风险一般，但当鼻腔鼻窦肿瘤与毗邻的眼眶、大的动脉以及脑部等结构贴近或上述结构受侵犯时，要完整切除肿瘤会有较大的风险，所以术前一定要与医生进行良好沟通，并有合理的心理预期。

7. 手术后患者及家属要注意哪些情况?

第一要注意患者有无术后并发症，比如出血、视力变化、鼻流清水等；第二就是要注意患者有无心慌胸闷、神情举止异常、呼吸困难等症状；第三就是关注患者的心理变化，多开导多鼓励；第四就是注意患者术后饮食，鼓励其在保证安全的情况下尽早下床活动；第五如果是恶性肿瘤患者则需为后续治疗做好准备。

8. 做完手术还需要进一步治疗吗？

良性鼻腔鼻窦肿瘤患者术后要在门诊随访用药及清理手术部位的结痂等，恶性肿瘤患者除了上述治疗外，一般还需要到肿瘤科进行放化疗等，有并发症的患者也需要进行相关并发症的处理与治疗。

9. 手术后鼻子通气、嗅觉等会不会有影响？

鼻腔鼻窦肿瘤患者术后可能会出现鼻子通气及嗅觉的改变。一般来说，阻塞鼻腔的肿瘤被切除以后，鼻腔会变得通气，但有时候因为肿瘤周围鼻腔和鼻窦很多结构被切除又可能导致通气过度，出现结痂、鼻腔干燥甚至头痛等症状，随着组织增生代偿又会有所好转；嗅觉多数情况下因为鼻腔水肿、结痂或者填塞物阻塞会有下降，随着这些因素去除，嗅觉会有好转，但对于切除了嗅觉区域的黏膜组织的患者，嗅觉有可能永久下降或者丧失。

温馨提示

鼻腔鼻窦肿瘤患者入院后对于手术方式的选择因肿瘤性质和范围不同可选择微创或者开放手术，术前患者及家属需与医生详细沟通了解情况；术后家属应配合医护人员观察患者术后情况，多开导、鼓励患者，为后续进一步治疗做好准备。

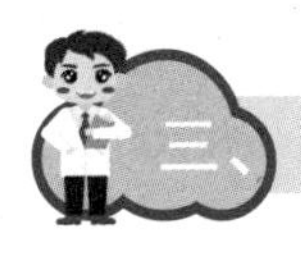

三、鼻腔鼻窦肿瘤的康复随访

1. 做那么大的手术，需要补一补吗?

一般来说，对于手术后存在贫血、低蛋白等表现的患者，需要进食高蛋白、丰富维生素特别是含铁元素较多的食物进行营养补充，而如果患者不存在上述表现，则保持营养均衡即可，不需要特别进行营养补充。

2. 治疗完成后还需要继续看医生吗?

肿瘤患者完成手术及放化疗等治疗后都需要继续到门诊看医生随访。一方面需要处理手术创面的结痂等，另一方面需要密切观察有无肿瘤复发及转移的征兆，以便尽早处理和治疗。

3. 随访期间需要注意哪些问题?

患者需要注意有无鼻出血、伤口及创面愈合不良、牙齿疼痛、张口受限、面部及口腔硬腭隆起、头痛以及颈部包块等表现，若有，就要怀疑有肿瘤复发的可能。

4. 随访一般需要多久? 需要做哪些检查?

肿瘤患者都需要长期甚至终生随访。随访期间除了进行常规的体格检查以外，还需要做影像学的评估，以判断有无局部复发或者远处转移；另外还需要做内镜检查，以便早期发现某

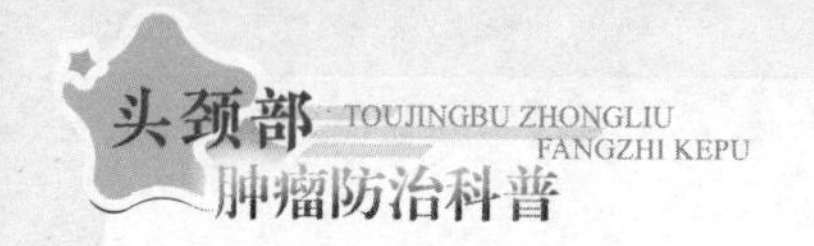

些影像学不能发现的病变等情况。

5.一般需要多久随访一次?

对于鼻腔鼻窦良性肿瘤患者，除了前期内镜清理时期与鼻窦炎患者的随访频率类似外（开始 1 ~ 2 周随访一次，后放宽到 2 ~ 4 周随访一次，再后逐渐延长），之后每 6 个月左右需要随访一次并行影像学评估，一般需要持续随访 3 年甚至更长时间；鼻腔鼻窦恶性肿瘤患者，除了内镜随访外，在术后 1 年内一般每 3 ~ 4 个月就需要做影像学评估，1 年后则最好每 6 个月左右评估一次，进行长期的随访。

温馨提示

鼻腔鼻窦肿瘤患者当术后出现持续性鼻出血、伤口愈合不良、牙龈及硬腭隆起、面部变形等症状时，应警惕肿瘤有复发，需尽早到门诊诊治。

口腔癌防治

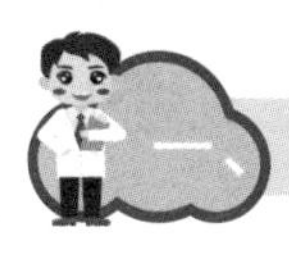

一、口腔肿物的发现

1. 口腔科是牙科吗？嘴里不舒服应该去看口腔吗？

口腔科不单单是牙科，嘴里发现肿物，一般可到口腔颌面外科就诊。口腔颌面外科是以手术为主要治疗方法的科室，既与口腔医学密切相关，又与临床医学紧密相连。主要收治口腔内（牙、骨、唇、颊、舌、腭、咽等）、口周面部软组织、颌骨、与口腔相关的腺体，以及颈部上的一些疾病。

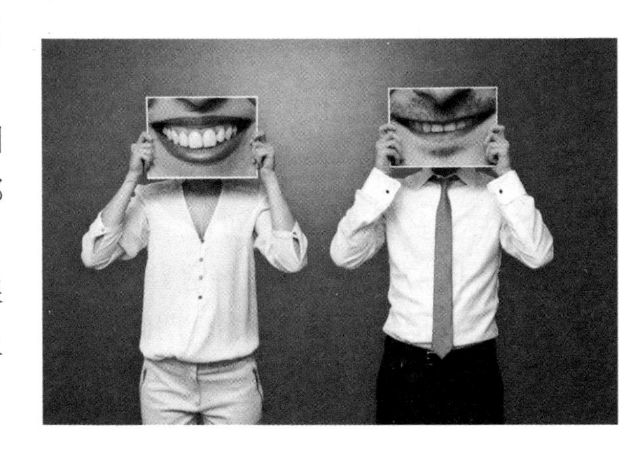

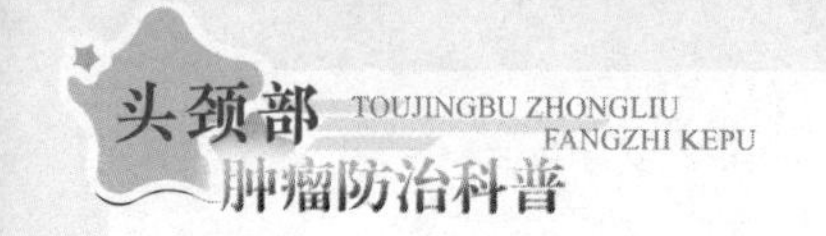

肿物好发在口腔以下区域：

（1）唇部。

（2）口腔，包括前 2/3 的舌头、牙龈、颊黏膜、口底、硬腭、磨牙后三角区（智齿后面的小区域）。

（3）唾液腺，包括腮腺、颌下腺、舌下腺和小唾液腺等。

一般口腔内发生的异常可分为炎性、畸形和肿瘤。口腔肿瘤是发生在口腔局部的新生物，通常是在多种刺激因素的联合作用下形成。肿瘤可以是良性的（非癌性）或恶性的（癌性）。良性与恶性的表现通常不一样，且预后（病人的最后结局）有所不同，所以一旦发现口腔肿块或难以解释的症状时，应及时就医。

良性肿瘤一般缓慢地膨胀式生长，因此往往病程较长，与正常组织界限清楚，多数活动性较好，不发生转移，很少破溃、出血与坏死，对机体影响不大；但如果它发生在重要部位，如气道，也可威胁患者生命，有人将这种位置称为恶性位置；良性肿瘤也可能发生恶变，需要定期复查，如持续发生增长，在身体允许的情况下，可考虑行切除活检，以排除恶变可能。

口腔癌属于恶性肿瘤，诊断的金标准是病理。恶性肿瘤通常呈浸润式快速生长，病程往往较短，与正常组织分界不清，活动性差，常发生淋巴结或脏器转移，常伴有溃疡、出血与坏死。恶性肿物对机体影响较大，口腔癌常造成患者食欲不振，表现为消瘦、贫血等，晚期可形成恶病质，危及生命。其中原位癌(就是非常早期的癌症)经适当的治疗可完全治愈。对于恶性肿瘤，目前提倡早期发现、早期确诊、早期治疗。防患于未然，是自我保护最首要的一步。

2. 口腔自检

口腔是进食、语音、呼吸的通道。若对口腔问题认识不足，极可能导致病程延误。但如果患者时间不便，未能及时到医院检查，则可以试试先自我检查。

（1）自检前准备。请确保在明亮的灯旁或光线充足的房间中进行检查，让你的口腔保持良好的视野，尝试使用小型手持镜自查口腔内部。注意，在进行自我检查之前，请用肥皂清洁双手并彻底擦干，以尽可能避免将任何污垢或细菌引入口腔。

（2）开始自检

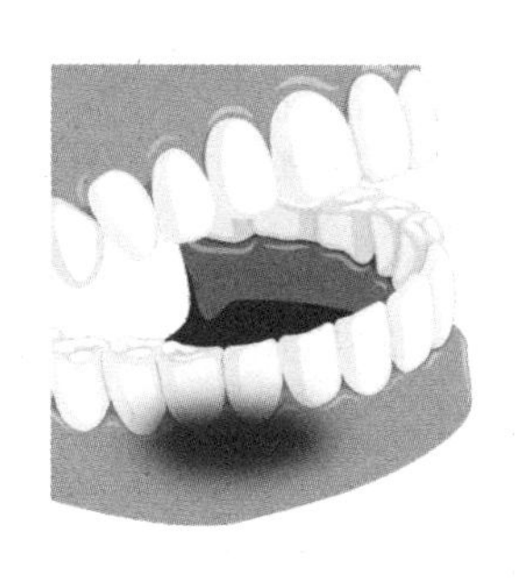

①寻找嘴唇、舌头、脸颊和嘴巴上的溃疡和疮。口腔溃疡很常见，并不是口腔肿瘤本身的肯定标志。但是，当口腔溃疡与其他症状合并并且其发展遵循一定的规律时，它们就可能表示癌症。寻找 2 ~ 3 周未愈合的口腔溃疡；寻找反复出现在口腔相同部位的口腔溃疡；寻找边界不规则的、一点点接触即可出血的口腔溃疡。

②检查口腔内是否有颜色变化或色斑。寻找持续超过两个星期的舌头、嘴唇和脸颊内部的颜色变化。这些颜色变化可能是红色、白色、灰色或深色。你可能还会注意到口腔内有天鹅绒般的白色或红色斑。

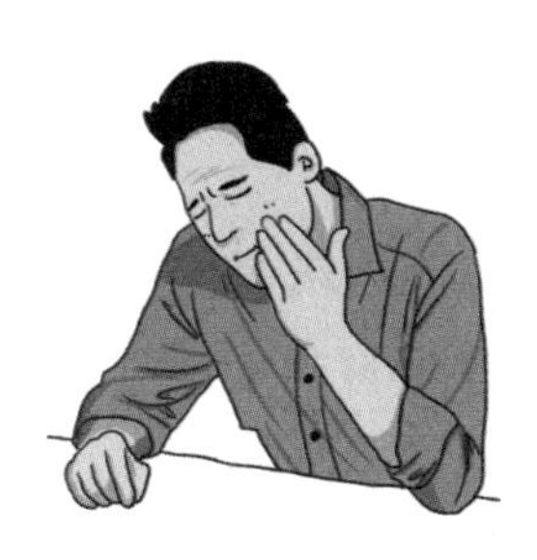

③识别口腔中任何部位的麻木或疼痛感。你可能会在口腔、面部和颈部的

任何区域感受到麻木，这是神经受到影响的症状。你还可能在嘴的特定区域感觉到不间断地疼痛或压痛。

④在你的嘴巴和嘴唇周围寻找粗糙的、结痂的疙瘩。这些结痂的疙瘩摸起来可能会很粗糙，边缘不规则，没有刺激就会流血。

⑤仔细检查你的牙齿，检查其排列方式是否有任何变化。也要寻找松动的牙齿，因为这也可能是征兆。如果使用了假牙，可以通过尝试戴假牙来判断牙齿排列方式是否有改变——义齿在口内的安装困难，这是牙齿移动的兆头。

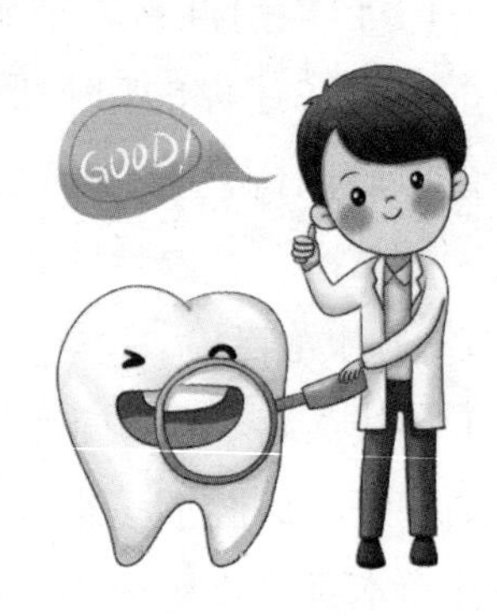

如果你发现存在以上疑似症状而自己又不能明确时，还请及时就医，避免耽误。

3. 医生的帮助

（1）医生的初步检查

当出现了口腔问题而来寻求医生的帮助时，医生首先就会通过询问病史及触诊等来做初步的检查。定期的口腔检查是很有必要的，这将有助于医生对你口腔状况有一个更全面的了解。

口腔初检期间，你的医生将检查你的口腔内部是否有颜色变化，是否有红色或白色斑块以及溃疡。医生将用戴上手套的手，按压你的所有口腔组织，来识别和诊断任何异常，包括脸颊、嘴唇、舌头、口腔的底部和顶部以及舌头的侧面，以发现结块、肿胀或纹理改变，以及你面部和颈部区域的变化。如果你的医生确定了一些风险迹象和症状，那么他将进行更多其他检查。

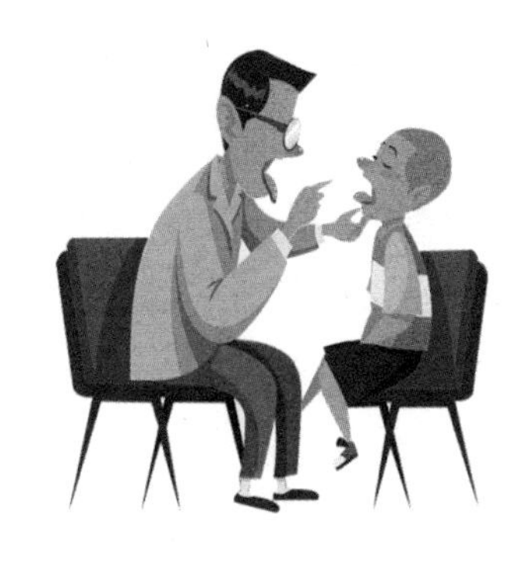

医生完成口腔初步检查后，会根据情况建议你做进一步的检查以便确定肿物范围及对周边的影响等，为选择合适的治疗和较好的预后创造条件。

（2）常见的检查手段与方式

单纯的医生视诊及触诊并不能完全掌握病灶情况，还需根据口腔颌面部局部病变所在的位置，采取不同的检查方式或组合，以便更好地掌握病变的影响范围。

①对于不同的口腔问题，你可能需要不同类型的影像检查。如果你的医生正在寻找口腔颌面部的软组织病灶，则可能需要B超进行筛查；如果病变较深，你的医生可能需要你进行MRI检查；如果你的医生正在检查口腔颌面部的骨和牙齿，则可能需要螺旋CT或牙科CT；其他特殊的检查请遵从医生的建议。

②组织染色以识别癌细胞。组织染色有助于确定癌细胞形成的区域。你的医生可能会要求你用蓝色染料（甲苯胺蓝）冲洗口腔，或者将染料涂在患处。如果在使用染料时组织被染成蓝色，则表明可能存在肿瘤细胞。

③光检测可通过识别肿瘤组织的确切位置来帮助诊断癌症。首先，你将用1%的乙酸溶液漱口，这样可以清除碎屑并使细胞

脱水，从而使口腔内的细胞或组织变得容易被看到。蓝白色的光用于检查口腔内部，这种光使健康的组织呈现蓝色或深色，受影响的组织看起来则是白色的。

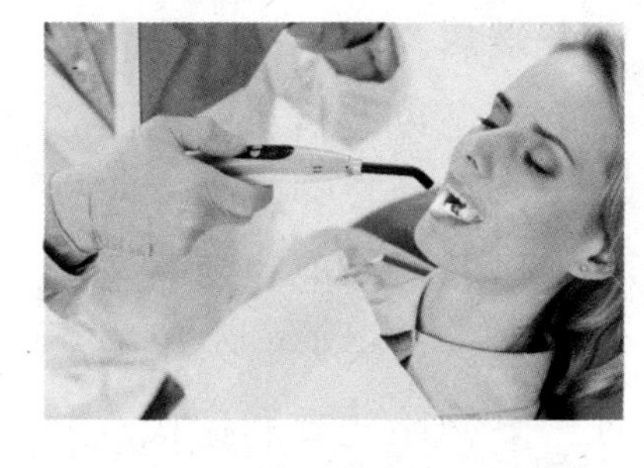

④做活体组织检查以对你的组织进行分析。如果你的医生在口腔检查期间发现任何异常变化，则将进行活体组织检查以检测肿瘤细胞。活体组织检查期间，医生将从患处取出一小块组织并检查是否存在癌细胞。你的医生将为你实施局部麻醉剂，以使要进行活体组织检查的区域麻木。从该区域取得的组织将被送往病理科检查肿瘤细胞是否存在。

⑤细针穿刺辅助诊断肿块。如果你的医生想要确认你面部或脖子上肿块的性质，那么他可能会把一根细针扎进肿块中并抽出肿块中包含的细胞和液体，以获取造成隆起的样本。样本将被送到实验室检查肿瘤细胞是否存在。

4. 导致口腔长肿瘤的常见因素

口腔由于处于颌面部特殊的解剖位置，涉及语言和进食等重要功能，在日常生活中易受到损伤。肿瘤细胞是由于细胞控制基因的损伤和失控的细胞增生引起的。以下是已知会破坏细胞控制基因并增加患癌症风险的常见因素。

（1）突变原因。基因的突变可以抑制人体安全保护和修复 DNA 的能力。这些突变基因的副本可以遗传给子孙后代，从而导致其患癌风险增加。

（2）环境原因。长时间暴露在强烈的阳光中，或长期处于被烟尘、木屑、石棉和砷等污染的空气中也会增大患口腔癌的概率。

（3）生活方式和饮食原因。排在导致口腔癌的危险因素首位的是吸烟，无论是吸烟、咀嚼烟草还是鼻烟。如果你还大量饮酒，则风险会更高。口腔癌的另一主要危险因素是咀嚼槟榔，嚼槟榔会通过物理、化学因素损伤口腔黏膜，极大增加患口腔癌的风险。同时，肥胖、接触化学物质和毒素、特定病毒感染、口腔卫生不良、维生素缺乏等，都与更大的癌症风险相关。

（4）治疗原因。化疗、放疗、靶向治疗（旨在针对特定类型癌细胞的药物治疗）或用于抑制癌症在全身扩散的免疫调节药物的医学治疗也可能会对口腔的健康细胞造成损害，从而引起肿瘤发生。

（5）口腔源性原因。没有定期的口腔检查，残根、龋齿、黏膜病等口腔基础疾病没有及时处置，也可发展为口腔肿瘤。

5. 超声检查会有辐射吗？能否明确肿物性质？

超声检查是根据超声在体内传播时，对于不同组织的密度和特性会产生不同的回声图像这一原理来工作的。它的产生没有电离辐射，是一种无创检查。它能较为准确地提示有无肿块存在及其大小。此外，医生可根据超声图像的周界清晰度和肿块内光点分布的均匀与否、血供及流速等信息来判断肿块性质。

6. CT的辐射大吗？必须做吗？

做 CT 检查有一定的辐射。辐射剂量随着做检查累计次数的增加而增加，但是由于 CT 检查用于肿瘤的诊断和分期、治疗反应评估、随访复查等，有时又难以用其他检查替代，因此医生会根据病情情况，适当延长两次 CT 检查的间隔时间，并密切关注患者的变化。

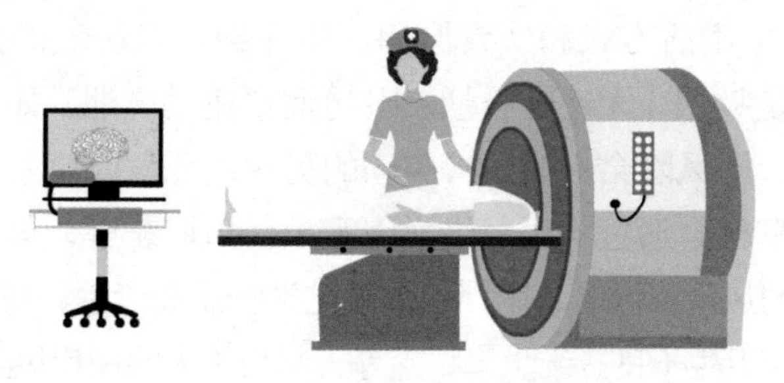

7. PET检查

（1）什么是 PET 检查

PET 检查即是正电子发射断层扫描，常用于检查各种健康问题，是目前为止较为先进的医学影像设备。

PET 扫描为医生提供了有关体内细胞工作方式的信息。患者的静脉中将被注射少量的放射性葡萄糖，这种少量的放射性物质称为示踪剂。示踪剂将在患者体内引发一种相互作用，该相互作用使 PET 扫描仪可以对身体各个组织使用氧气或糖（葡萄糖）的情况进行成像，来创建局部和全身的详细信息图像。进行测试前，患者需先向医生提供有关健康状况的重要信息，并按照医生的指示进行准备，以减少检查过程中的不适感。

（2）PET 检查前的注意事项

①告诉医生是否对示踪剂有过敏史及当时有什么反应（反应可能包括眼睛发痒、荨麻疹、打喷嚏、鼻塞、不安、皮疹、恶心、呕吐、疼痛、震颤或头晕）。即使当时只是轻微的反应，也一定要告诉医生，这有助于他们评估进一步的检查方案。

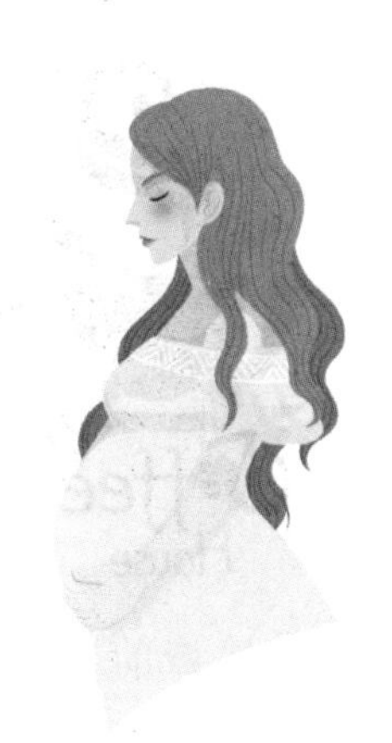

②若患者是孕妇或处于哺乳期，一定要让医生知道。在检查过程中，患者将受到少量辐射。如果患者正在给孩子喂养母乳，放射性物质可能会进入母乳中，患者需要在检查后的24小时内泵出母乳，然后倒掉，直到示踪剂排出体外为止。这并不意味着此类患者无法进行PET扫描，只是患者和医生将需要权衡该检查的潜在益处和风险。

③分享有关最近患过的所有疾病的所有信息。重要的是要让医生知道患者最近是否生病或经历过其他重大健康问题。

④说明患者所有的药物和营养品。告诉医生患者定期服用的所有非处方药和处方药、营养补充剂和中草药等。

⑤仔细阅读医生的提示，为检查做准备。如果你有任何疑问或疑虑，请在检查前询问。

⑥除非另有说明，否则应继续服用正在使用的药物。如果不确定是否要继续服药，请咨询医生。

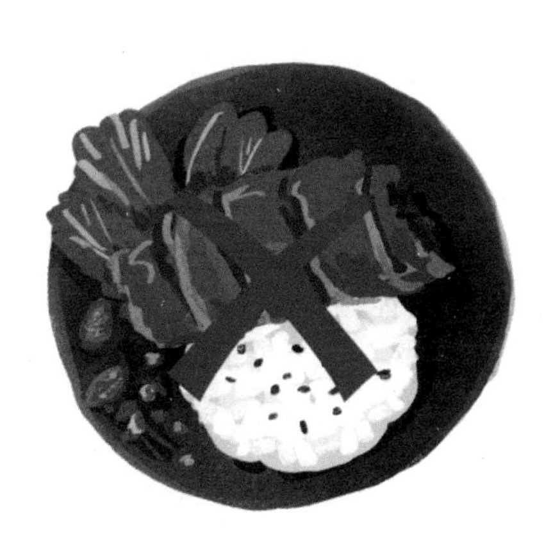

⑦除非另有说明，否则应在扫描前禁食6个小时。在此期间只能喝水，请勿进食任何食物或食用含有高热量的饮料，还应避免食用口香糖和薄荷糖。除了禁食外，医生还可能建议在检查前的24小时内遵循特殊的

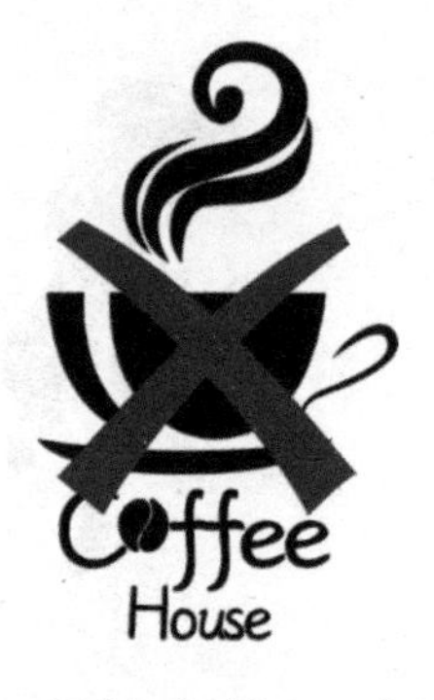

饮食要求。

⑧确保在检查前多喝水以保持身体水分！检查后也建议喝尽可能多的水，以帮助身体排出示踪剂。如无特殊交代，在检查前的24小时内，将需要避免含咖啡因的饮料和食物，以防影响检查结果。

⑨检查前48小时避免剧烈运动，因为这些活动可能会影响检查结果。如果不确定某项活动是否剧烈，请与医生交流。

⑩ PET扫描将持续1小时左右，在此期间，患者将处于半封闭空间中。如果患者有空间幽闭症，请及时告知医生。

⑪ 请练习深呼吸，以帮助放松。在检查期间的某些时间，患者会被要求屏住呼吸，但是患者可以在其他时间继续深呼吸。

8. 活体组织检查是什么？会不会激惹肿瘤导致肿瘤播散、转移？

医生通过物理检查及影像检查，高度怀疑是恶性肿瘤时可能会进行活体组织检查，以进一步验证常规检查中发现的异常情况。如果你的医生告诉你需要进行活体组织检查时，你可能会感到恐惧。但请保持冷静，并遵医嘱。

口腔是能和外界沟通的自然腔，考虑口内肿物多数表浅，可直接行活检手术，明确诊断。术中一般会用一点局麻药物，疼痛的感觉不会很明显，就像打针一样。

有人担心做了活体组织检查以后，肿瘤会播散和转移。这个不必担心，目前普遍认同确认治疗方案前开展病理学检查，明确性质之后对治疗方案有很重要的指导意义；没有证据表明正规的活体组织检查会对患者的预后产生严重影响。

9. 口腔癌会遗传或传染吗？

口腔癌是一种发生在牙龈、嘴唇、舌头、腭顶或颊部的恶性肿瘤。癌细胞是由于细胞控制基因的损伤和细胞的失控生长引起的。

口腔癌本身不会遗传或传染， 但导致癌症的某些因素是会遗传或传染的。大量临床案例证明，一部分肿瘤是具有遗传基础的疾病，但并不出现简单的遗传，只是将一些或有缺失，或有突变，或与肿瘤发生有间接关系的不良基因遗传给下一代，而这些不良基因并不是说就一定会导致癌症，只是增加了罹患癌症的概率。因此，人是否患癌不仅取决于其是否是因为遗传因素导致的易感体质，还取决于受到多少致癌因素的综合作用。

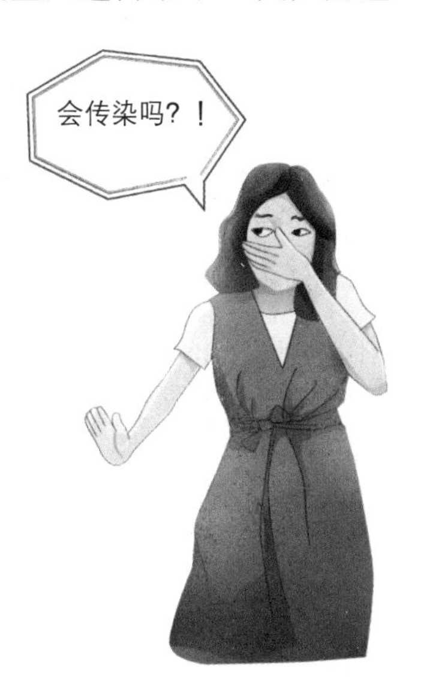

口腔癌最常见的类型是鳞状细胞癌，因为口腔内潮湿黏膜表面遍布鳞状细胞，这通常由黏膜病变，如白斑、扁平苔藓、红斑等引起。口腔癌多发于男性，但近年患癌的女性有增加趋势。

既吸烟又酗酒的人患口腔癌的概率约是既不吸烟也不喝酒的人的100倍。你的口腔医生可能是第一个发现你口腔中有不良变化的人。越早发现越好，尽早发现就可能成功治疗。

10. 诊断为口腔癌必须立刻手术吗?

经过各项相关检查，明确了恶性的诊断之后，有些患者就很焦虑，门诊经常碰到这种情况。口腔癌根据恶性肿瘤细胞的分化程度分为高分化、中分化、低分化，肿瘤细胞分化程度越低，恶性程度越高。恶性程度高的肿瘤，解决问题往往需要综合治疗。

11. 口腔癌会转移吗? 脖子上能摸到淋巴结，是转移了吗?

口腔癌会转移。癌转移是恶性肿瘤细胞从“肿瘤母体”中脱离出来，沿着各种途径侵入体内其他组织的过程。口腔癌细胞可通过淋巴系统和血流转移到其他部位。原始或原发肿瘤中的癌细胞可以传播到其他部位，例如肺、骨骼、肝、脑和其他区域。这些转移性肿瘤是“继发性癌症”，因为它们起源于原发性肿瘤。

口腔癌常见颈部淋巴转移。标准的口腔癌治疗，医生会根据患者病灶的分期及全身情况，建议患者行或不行不同颈部分区的淋巴清扫术，以达到改善预后的作用。

12. 口腔癌是不是手术后就治愈了?

某些局限性肿瘤，发现较早时，手术切除后基本上可认为是治愈。但部分肿瘤，由于本身恶性程度较高，侵袭性强，或发现时肿瘤较大，发展时间较长，区域淋巴系统或血管系统有转移，即使做了根治性手术，术后仍可能复发、转移，因此术后还应该加用放、化疗等，以减少复发转移，延长生存期。

口腔癌由于特殊的解剖位置，为维持其基本功能，可切除范围有限，提倡采用以手术为主的综合序列治疗。

手术是综合序列治疗中的主要方法，但是，为了提高口腔癌患者的生存率和生活质量，要重视口腔癌的综合序列治疗。

一般地说，恶性肿瘤疗后存活 5 年以上，之后复发或转移的概率会较少。对恶性肿瘤的疗效观察，一般不用治愈率，而用 5 年或 10 年生存率。

13. 入院前该做些什么准备?

患者听到需要长期住院的消息会产生很多情绪——对即将来临的手术的担心和对康复的期望。除了情绪的波动和经济上的顾虑外，提前计划并在出门前收拾好相关物品可以最大限度地减少压力并为住院做好充分准备。

（1）选择合适你的包和衣物。

（2）携带你就医需要的所有正式文件，如当前所有药物的清单（包括剂量和频率）、身份证、医疗保险卡、住院证等。

（3）请记住带上你经常服用的药物并告知医生。

（4）你在医院的很多时间都将花费在消磨时间和等待医生或检查结果上，故可制定相应的计划，以免在等待时变得太无聊。

（5）你也应该带上自己的个人用品，如牙齿护理产品、护发产品、筷子或润唇膏等。

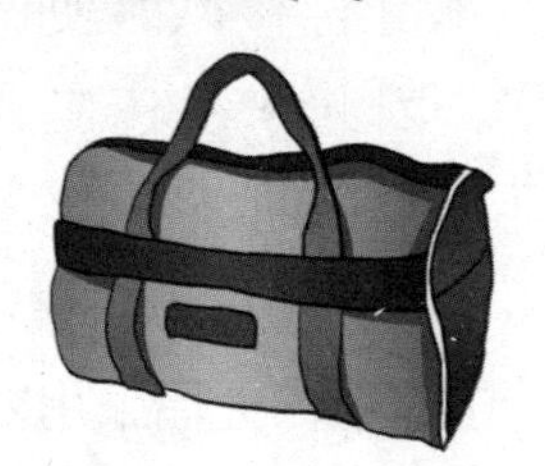

（6）可进行适度的工作，所以可以带上一些工作文件或学习书本等。

（7）带些健康的零食及水果。

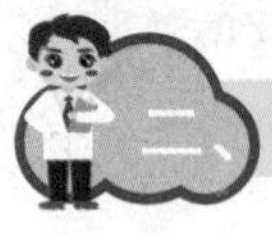

口腔癌主要与烟草和酒精、嚼槟榔等慢性刺激有关；慢性炎症、病毒感染（人乳头状瘤病毒）和遗传倾向也是口腔肿瘤的发病因素。吸食烟草是口腔癌最常见的风险因素，增加了 3 倍发生口腔癌的风险；同时持续饮酒可协同增加 10 ～ 15 倍口腔癌发生的风险。

二、住院治疗

1. 口腔癌手术一般需要在医院住多长时间？

住院可能意味着你拟采取手术方法治疗，你住院的时间通常包括三部分：

（1）术前检查、评估及治疗方案选择。目的是确定手术切除范围，评估身体耐受手术情况及在了解了不同方案的损伤与收益情况后，明确你的选择。

（2）围术期准备、手术、术后观察。目的是保证手术安全成功地进行及手术后你的安全。

（3）康复出院。在你适应术后改变并能脱离专业医疗人员自主护理后回家自行康复。一般情况下，口腔癌患者住院需要7～10天，修复重建的患者住院需要2～3周。

2. 入院了，要做些什么配合治疗？

（1）每个人的身体对癌症的反应都不同，你可能会应对许多身体的改变。寻找改善身体状况的方法可以帮助你治疗疾病。

（2）参与制定治疗计划。给自己时间思考每种可能的治疗方案，让你的伴侣或近亲参与你的决策过程，或向你身边的人寻求一些建议，并最终与你的医生谈谈你的想法。

（3）与你的医生讨论你的疾病，制定计划以应对预期的身体症状。如必要时可以使用处方止痛药。针对食欲不振则请选用容易消化的食物。

（4）养成健康的习惯。在治疗期间，你的身体需要大量的营养来对抗疾病。均衡饮食可以帮助你抵抗疲劳。试试吃全谷物、大量的水果和蔬菜，以及优质蛋白质。记住要保持水的充分摄入，抗肿瘤药物可能会导致口干和黏膜损伤，尽可能多地喝水很重要。得到充足的休息——成年人每天需要7～9个小时的睡眠，而患病时可能需要更多。

（5）你可能无法完成很多日常活动，放松并接受别人的帮助。

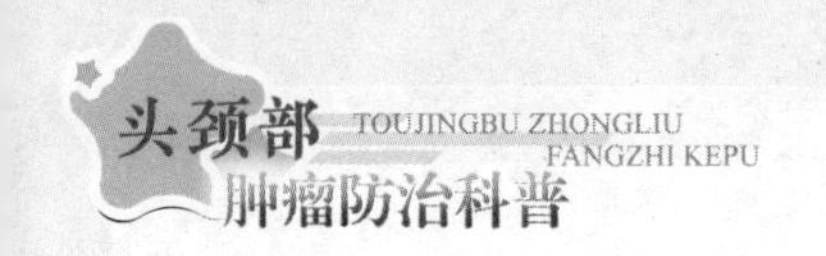

3. 如何调整自己的情绪?

面对癌症可能会令人筋疲力尽、痛苦且畏惧。你有必要找到一个支撑，并可以通过多种方式应对。

(1) 得知自己患有癌是一种非常感性的经历，情绪的激动、沮丧、暴躁等都是正常的。给自己一些时间对诊断做出反应。在开始对治疗进行任何重要选择之前，花一些时间来处理自己的情绪。

(2) 用尽可能多的信息来武装自己，让自己开始了解自己的病症和可能的治疗方法，这可能会有助于减少你的恐慌情绪。

(3) 你的病症是个人的，但与周围的人交谈可能会带来一些安慰。如果你有配偶或伴侣，你将需要与他们进行认真地交谈，告诉他们你的诊断，并告诉他们你的感觉。但你的配偶或最好的朋友可能需要一段时间才能适应这个消息。告诉你的家人、朋友你对他们的需求。

(4) 认识到你的日常工作和生活可能会有变化，积极地采取对应的调整，让自己更轻松一点。

(5) 创建适合自己的应对策略。 癌症对每个人的影响不同，花一些时间来思考你需要什么来帮助你最有效地应对。诚实地让其他人知道你的感受和需要。

4. 术前该如何保持口腔卫生?

在口腔癌治疗期间，要积极预防其他口腔或喉咙感染的风险。在治疗期间，请确保每天至少刷牙 2 次。如果你的医生提供了处方漱口水，请漱口。这降低了治疗期间细菌或真菌感染的可能性。

洁牙也是一种很好的牙齿保健手段，亦是治疗牙周病的首要措施，不但可以彻底清除牙齿上的菌斑和结石，令牙周组织保持健康，防治牙周病，而且，洁牙时容易发现细小的不易觉察的牙病，从而达到早发现、早治疗的目的。

烟草都与口腔癌的发生、发展有关。尽早停用这些物品，因为它们会降低任何治疗方法的效率，并降低你在手术或治疗后愈合的能力。

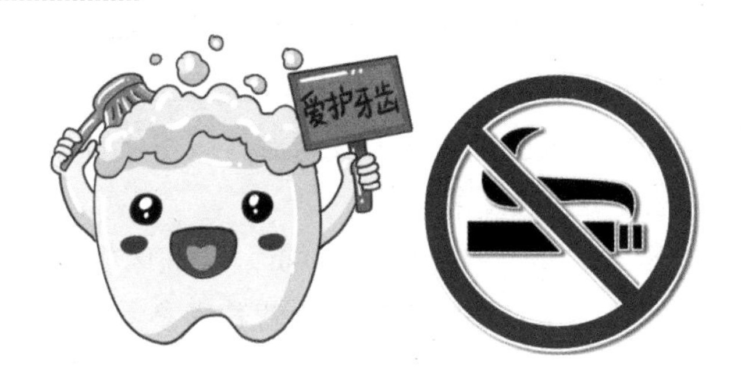

5. 术前加强营养会不会加速肿瘤生长？怎么吃和锻炼更科学？

肿瘤患者营养不良和恶病质发生率极高。营养不良可能引起患者治疗耐受性下降，治疗机会减少，并发症增加，发病率和死亡率增加，住院时间延长，生存期缩短。这些不仅会严重影响治疗效果、降低患者生活质量，还会造成经济损失和医疗浪费。

营养治疗作为临床治疗及康复的基础手段之一，国内外大量循证医学证据表明，合理、有效地提供营养支持，并不会增加肿瘤复发率或转移率、降低生存率，反而可明显提高肿瘤患者术后营养和免疫状况，减少术后并发症和感染的发生，提高患者救治率、降低病死率，对大部分营养不良的肿瘤患者具有积极意义。

建议肿瘤患者提高蛋白质的摄入，推荐其蛋白质摄入量为 1 ~ 1.5 g/ (kg·d)。蛋白质的最好来源是鱼、家禽、瘦红肉、鸡蛋、低脂乳制品、坚果、坚果酱、干豆、豌豆、扁豆和大豆食品，尽量少食用加工肉。

脂肪在营养中发挥着重要作用。建议在适当范围内可以增加脂肪的摄入量。这不但可以降低血糖负荷，还可以增加饮食的能量密度。推荐脂肪摄入量一般不超过总能量的 30%。

碳水化合物是人体能量的重要来源。碳水化合物较好的来源包括全谷物、淀粉类蔬菜等。

人体需要少量的维生素和矿物质，以确保机体的正常运作。摄入量建议参考《中国居民膳食营养素参考摄入量》中的推荐摄入量。

身体上的所有细胞都需要水来维持其功能，建议每天可摄入 3 ~ 5 瓶 500 mL/ 瓶矿泉水的水量。

建议戒烟、戒酒。

推荐肿瘤患者在可接受的范围内增加一些运动，用以提高肌肉量，促进机体功能和代谢。建议从小运动量开始，每天锻炼 5 ~ 10

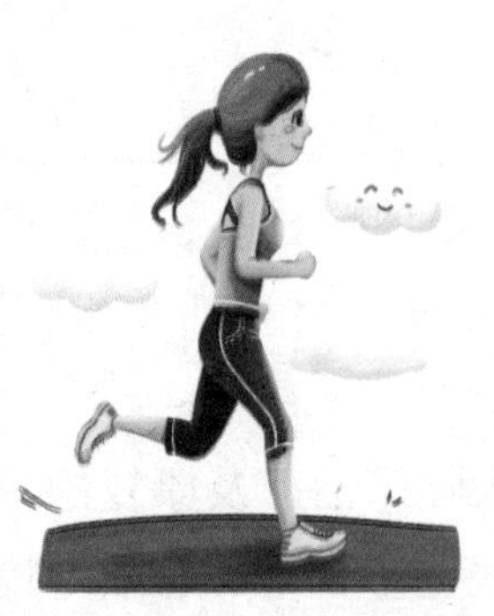

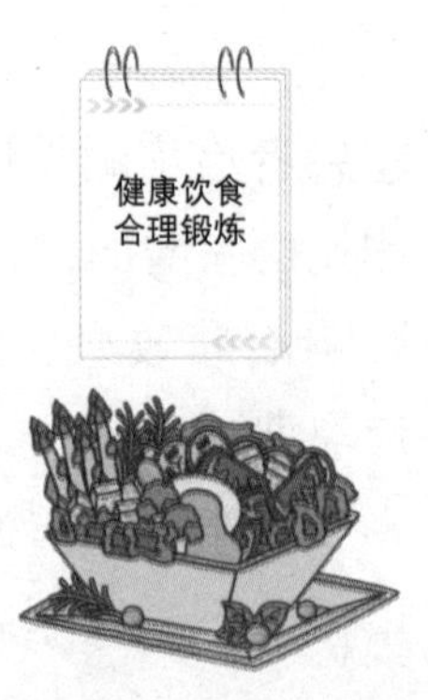

分钟即可，然后根据身体状况逐步达到每周锻炼（如散步）150分钟为宜。一般来讲，运动的最佳状态为全身微微汗出而又不感到疲惫。

6. 口腔里肿物很疼，能吃药吗？

（1）让你的医生知道你当前正在遭受的任何痛苦。他们可以开药或推荐止痛药。你可以轻松购买非处方药来控制日常疼痛。常用的 OTC 药物包括对乙酰氨基酚以及非甾体抗炎药（NSAIDs），如布洛芬，这有助于阻止大脑中的疼痛受体接收疼痛信号。通常建议将 NSAIDs 用于骨骼或肌肉疼痛，因为它们可以减少炎症和肿胀，从而减轻患处的压力。如果你患有胃肠道疾病、消化性溃疡，或正在服用血液稀释剂，请不要服用 NSAIDs。

（2）获取中度阿片类镇痛药以缓解中度疼痛。 如果对乙酰氨基酚和 NSAIDs 不能有效地控制你的疼痛，你可以要求医生开具更强止痛药的处方。阿片类止痛药，如可待因，可以帮助控制中度疼痛。请注意，阿片类止痛药通常会导致便秘。一般在肠道问题出现之前应进行处理来预防肠道问题。

（3）对于剧烈疼痛，可能需要像吗啡这样更强的药物。医生一般将首先为你提供中度剂量，然后根据你的疼痛状态以及你对药物的反应，逐渐调至更强的剂量。请注意，使用吗啡时需要进行监测，因为它可能产生副作用。

（4）服用抗抑郁药以减轻神经性疼痛（神经组织损伤引起的疼痛）。抗抑郁药在抑制神经性疼痛引起的烧灼感或刺痛感方面具有积极的作用。这些药物还可用于治疗可能与癌症伴随而来的抑郁症。抗抑郁药的实例包括氟西汀（Fluoxetine）和舍曲林（Sertraline）。副作用可能包括口干或嗜睡。

（5）使用局部麻醉剂治疗特定的疼痛部位。局部麻醉剂在某些局部疼痛的情况下很有用，例如口腔溃疡。局部麻醉剂通常以凝胶配方的形式出现。这些凝胶在溃疡上形成了一层保护层，可将其与疼痛感隔离开来。

（6）治疗病变本身。进行诸如手术、放射或化学疗法之类的治疗以缩小肿瘤大小本身会减轻你的疼痛。即使治疗本身是针对症状而不是实际治愈癌症，但它仍可能是治疗疼痛最有效的策略之一。

7. 术前谈话好吓人啊，可以不谈而直接就用最好的手术方案吗？

没有一种治疗方案是十全十美的，你的医生、护士和其他医学专家和你沟通的目的是找到你认同的最合适的治疗方案。

虽然口腔癌入院后一般都行手术治疗，但是手术的方式是有变化的。你的医生、护士和其他医学专家一般将按照你疾病发展的阶段讨论你的病情，因此了解他们所讲内容的含义很重要。一般你需要再次确认治疗方案、可选的手术方案、拟定的手术范围，了解可能的风险、可能达到的效果等。你和你的家属需要明白手术的意义，认同手术可能的风险是为了较好的收益，可接受

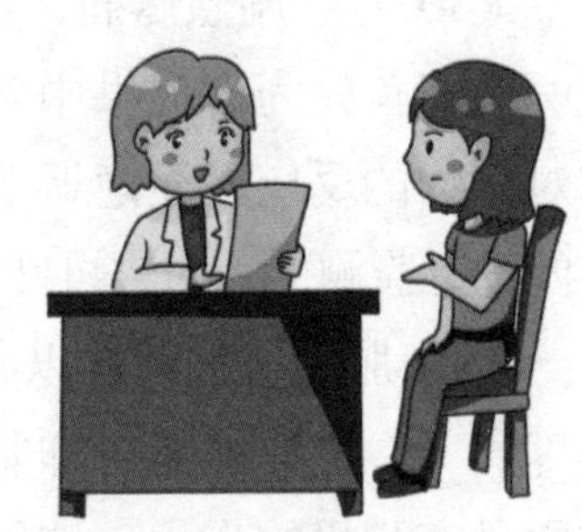

手术含有不可预测性，并明确说明手术中不能接受的改变。

大多数治疗都是有益的，但是它们都有不同的副作用。在采取任何治疗方案之前，请与你的医生讨论所有可能的影响。

8. 术前怎么准备？术后多久才能恢复日常活动？

术前你的医生会与你及你的家属进行术前谈话。尽可能多地了解该手术的副作用、益处和风险。如果癌症是可切除的（可以通过手术完全切除），那么通常将手术用作治疗的第一步。手术前，你应该在 8 小时内避免进食或 4 小时前避免喝水。你的医生还可能会要求你从最靠近癌症的部位刮掉头发，这样有助于进行干净地切口。癌症和治疗可能会削弱你的免疫系统，故避免人群聚集，并保持良好的手部卫生，以免生病。

术后，你需要花费一些时间康复。视你的病情严重程度及手术范围而定，你起初可能会行动不便。与你的医生商谈，看看你在手术后何时需要特殊饮食或改良饮食，以及你需要多长时间才能恢复正常的日常活动。

9. 听说手术都有并发症，那如何预防或缓解？

手术可分为：诊断目的活检手术；去除潜在恶变可能的预防性手术；去除恶变组织的根治性手术；修复手术中组织缺损的整复手术。手术的并发症包括以下几方面：

（1）全身，如心脑血管、肺、肝、肾等全身麻醉后风险。麻醉医生会仔细评估，一般会建议你先行调整身体，降低风险再行手术治疗。

（2）药物，如过敏、代谢等风险。医护人员会积极预防，密切监测，同时需要你配合提供病史资料。

（3）手术，如失血、呼吸、神经等重要结构损伤等风险。术中熟练的医生会小心解剖并避让重要结构，虽然重要结构很有可能被肿瘤细胞侵袭，但术前医生一般会和你仔细沟通，明确在这种情况下你可能的选择。

（4）术后，如语音、进食、呼吸、感染、复发、伤口不愈、外形改变等风险。围术期医生查房及建议都是为了降低类似的风险，医疗护理和换药都是有效的措施，但仍需你的配合和自我护理。

这些风险是整个围术期过程中可能影响患者预后的因素，还有一些不可预测的因素。所以为了你能达到较好的治疗效果，需要你和家人与医护一道协作降低风险。

现如今，随着技术水平的提高以及生活质量理念的推广，并发症发生率逐渐下降。另外因为手术需要全身麻醉行气管插管，术后可能会有一星期左右咽喉不适，建议你多休息。

10. 有什么办法能让伤口不那么丑吗？

手术切口首先要考虑术区的神经、血管、腮腺导管的重要组织结构的位置和行径，尽量与之平行，以免意外损伤和不必要的牺牲。原则上，切口应选择在病变区之上或其附近，以获得较好、较直接的显露。但由于功能和美观的要求，切口一般选择在比较隐蔽的部位，以及天然皱褶处，尽量与皮纹方向一致，以期获得最小、最轻的瘢痕。活体组织检查手术的切口应力求与再次手术的切口一致。切口的长短原则上以能充分显露为宜。设计时视具体情况而定，避免过长或过短。此外，切口设计时，还会考虑切口的形状和延长切口的可能性，以留有余地并获得最佳效果。

术后瘢痕是一个无法回避的问题，但采用手术经隐蔽的部位或沿皮肤纹路做切口，术毕美容缝合的方式，只要不是瘢痕体质的患者，两三年后瘢痕就会变得不明显了。

11. 手术后该怎么吃?

（1）口腔癌患者一般术后几天通过胃管进食，通常此时高蛋白、高营养、少渣、易碎的半液态食物，如牛奶、鸡蛋羹、牛肉羹、蛋花面等较为适宜。

（2）之后患者口腔功能逐渐恢复，可尝试容易咀嚼和吞咽的软性食物，如食物切成小块，并将食物煮得软嫩些，使用比平常小的勺子，如婴儿勺。你还可以在搅拌机中将煮熟的食物制成糊状，使其更顺滑，更容易食用。

（3）询问是否有可以直接用于口腔糜烂面或减轻疼痛的药物。

（4）吃凉或室温下的食品，而温热的食物会刺激口腔和咽喉。

（5）考虑术后口腔黏膜娇嫩，避免刺激性、酸性食物和果汁，如番茄和柑橘、辛辣或过咸食物；避免粗糙的食物，如生蔬菜、苹果、饼干等。

（6）喝温水可以舒缓术后喉咙痛等不适。

（7）如果吞咽困难，将头部向后倾斜或向前移动可能会有所帮助。

12. 手术后怎么做康复训练能有助于快速恢复?

（1）术后减少患者不活动的时间。术后第 1 天鼓励患者从床上坐起来，早期提供目标导向性物理治疗，帮助其尽早运动。

（2）术后气道管理策略包括早期拔管。对于已做气管切开的患者，套囊放气和拔管要尽早进行。

（3）针对肿瘤患者的镇痛方案也考虑在内。

（4）术后 12 小时内开始通过鼻胃管（NG）或经皮内镜胃造口（PEG）管进行肠内营养，医疗团队评估从术后第 2 天就开始进行，一旦安全就可开始进流质。

（5）术后避免输入超量晶体液。

（6）个性化的恶心和呕吐控制措施。

（7）出院阶段旨在确保患者出院时能够安全自理。要求与术前活动能力相比，患者可以充分活动。目标是在安全的情况下让患者经口摄入食物。

13. 术后如何更好地保证口腔卫生？

术后患者可能出现口干、黏膜炎、溃疡、疼痛等不适。为维持术后口腔健康环境，患者术后应掌握正确的清洁口腔方法，如温柔刷牙，选择牙线、软毛牙刷、合适的牙膏，选择刺激小的漱口水，常在饭后及睡前用水冲洗口腔，以去除食物和细菌并促进愈合。

14. 术中病理、术后病理、免疫组化，为什么做这么多啊？

术中病理 即冰冻切片，是一种在低温条件下使组织快速冷却到一定硬度，然后进行切片的方法。其制作过程较石蜡切片快捷、简便，过程仅需 30 分钟左右，因此，多应用于手术中的快速病理诊断。冰冻切片经常用于以下情况：①在手术进行中，突然发现患者的病变与原诊断不符、手术方案可能与原定手术方案有差异，或者有其他怀疑时，需要病理确定。②需要了解淋巴结内是否有转移的肿瘤细胞，或者转移的程度，以利于确定是否需要彻底扫除淋巴结或者选用其他的治疗措施。③对于已确定为恶性肿瘤的患者，需要了解其手术范围是否足够，上下切缘是否有残存的肿瘤组织。

术后病理 即快速石蜡切片，制作时将部分有病变的组织或脏器经过各种化学品和埋藏法的处理，使之固定硬化，在切片机上切成薄片，粘附在玻片上，染以各种颜色，供在显微镜下检查，以观察病理变化，做出病理诊断，为临床诊断和治疗提供帮助。此过程需要 1 ~ 3 天，是疾病诊断的主要依据，确诊率在 99% 左右。

免疫组化 全称为免疫组织化学检查，用来判断肿瘤的来源和分化程度，协助肿瘤的病理诊断和鉴别诊断。当快速石蜡切片不能准确判断疾病的病理类型，并且其病理分类对疾病治疗方式有重要意义时，通常需要做免疫组化，其过程需要 3 ~ 7 天。

病理可以帮助医生对病灶进行具体分型及判断其分化程度，医生会根据临床分期、病理分型及分化程度来确定治疗方案。所谓分化程度，简单地说就是瘤组织的成熟程度，恶性肿瘤或多或少都有向正常细胞分化的特点，瘤细胞分化越接近正常细胞，则越成熟，通常称为高分化，有人称它为Ⅰ级。如果瘤细胞分化太差，极不成熟，但仍保留某些来源组织的痕迹，则称为低分化，或称为Ⅲ级。介于两者之间的称为中分化，或称为Ⅱ级。但是，有时候肿瘤细胞分化太差，根本找不到来源组织的征象，则称为未分化。一般说来，高分化肿瘤，恶性程度低，预后较好；低分化肿瘤，恶性度高，预后较差；未分化肿瘤，恶性程度极高，预后最差。

15. 听说放化疗导致的口腔溃疡很难愈合，怎么办？

口腔黏膜炎是放化疗后常见的不良反应，主要症状是口腔和咽部出现红肿、红斑、糜烂、溃疡，出现疼痛、吞咽困难、口干、味觉障碍等，严重患者会感染、出血，部分患者甚至无法经口进食，需要静脉或肠道营养，从而造成水或电解质紊乱、机体免疫功能低下，形成低蛋白血症、营养缺乏，严重时还可引起全身感染，甚至败血症。口腔溃疡引起的感染是导致放化疗终断乃至失败的常见原因之一。

为了有效改善此类情况，首先，应保证充足的睡眠时间，避免过度疲劳，保持心情舒畅，乐观开朗。注意生活规律性和营养均衡性，养成定时排便习惯，防止便秘。放疗前先治疗龋齿、牙周病，拔除松动牙齿，以防引起放射性骨髓炎。每天晨起、放疗前、睡前均刷牙，选用含氟牙膏、软毛牙刷，忌用牙签剔牙，经常漱口。少量多次饮温开水，保持口腔湿润，血小板计数小于 2×10^9/L 时轻轻用软棉签擦拭牙齿，防止出血。也可以每天以手电筒和压舌板，面对镜子做口腔自我检查。检查口唇及舌部有无损伤，以及舌的颜色、舌质、舌体和口腔黏膜的变化。

饮食方面，放疗前后 30 分钟内不宜进食，化疗时进食清淡、易消化食物，要多食新鲜蔬菜及富含维生素的水果等，注意饮食卫生和多样化。发生口腔溃疡时以补充高营养流质或半流质食物为主，如菜粥、豆浆、面条、莲子羹、雪耳羹、牛奶、鲫鱼汤等；饭菜待温热后再进食，肉类需炖烂或剁细，避免过热、过酸、油炸及刺激性食物，戒烟酒；适量口服维生素 C、维生素 E、维生素 B 等；多喝水，放化疗患者，尤其应用对肾脏损害严重的化疗药物者，每天应饮水 2 000 ～ 2 500 mL 并补充适量维生素，维生素可促使放化疗药的代谢产物随尿液从肾脏排出。

此外，还可遵医嘱用药物对症治疗。

温馨提示

口腔癌是常见的口腔恶性肿瘤，目前治疗仍以手术为主，提倡综合序列治疗。综合序列治疗的概念是：根据不同病理类型、不同原发部位的口腔颌面部肿瘤，参照患者的全身情况，制定出不同的、特定的治疗序列。口腔癌治疗常用的方法包括：手术、放疗、化疗、生物治疗、中医药治疗。随着修复重建技术的进步，患者的预后及功能也进一步改善。

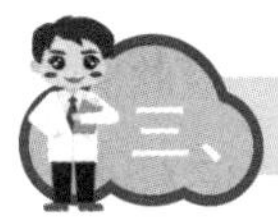

三、出院康复随访

1. 如何为出院做准备？

当计划的出院日期临近时，那么恭喜你恢复健康！一旦你离开，你需要清楚以后在无专业人员的情况下如何照顾自己，包括药物治疗、伤口护理和如何逐步恢复你的正常例行生活。

（1）首先了解你是口腔癌何种分级？你查出了基础疾病吗？你接受的是哪种手术治疗？了解你的自身状况可以帮助你简化从医院到家庭的过渡。

（2）与你的医生交谈。请密切注意医生说的每条建议，询问注意事项。

（3）如果你的医生开了药，请确保你知道它的用途、何时服用、剂量及服用方法。

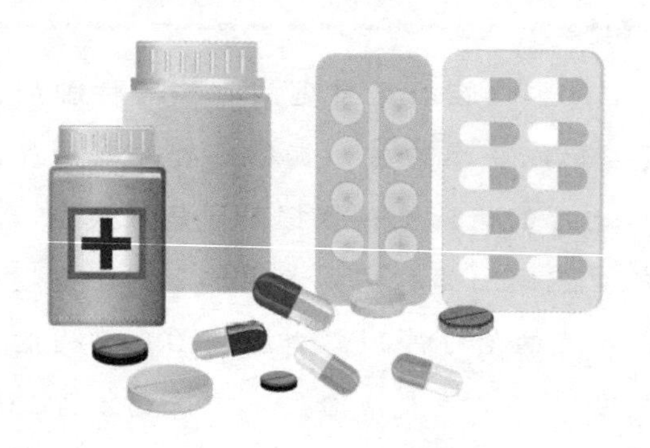

（4）如果让你在家中使用医疗设备，请知道如何使用它们。特别是如果你的腿受伤或接受了手术，请知道如何拄着拐杖走路或使用轮椅。

（5）准备改变生活方式。由于你即将离开医院，因此你可能仍然很虚弱。继续休息几天或几周而不是立即回到运动或工作状态，将帮助你更好地康复。根据你的情况，接受你可能需要停止进行过去喜欢的活动这一事实。

（6）确保你或你的家人知道如何护理和清洁伤口或瘢痕。大多数时候，用来遮盖切口和伤口的无菌敷料在你离开医院时就拿掉了。

（7）退还你从病房借来的任何东西、住院期间使用的其他任何东西。最后再查看你的房间以确保你没有落下东西。

（8）向你的医生和护士说再见，然后离开医院。

2. 出院后总感到疲乏正常吗？该如何应对？

（1）总感觉疲乏

疲惫、倦怠和缺乏活力是术后患者的最常见症状。这可能是由于你的疾病、化疗、放疗、手术、贫血、睡眠不足、疼痛、压力、食欲不振以及许多其他因素所致。这种疲劳与日常生活中的疲劳有所不同，可突然出现。有患者将其描述为筋疲力尽或用消瘦之类的词语来形容他们的疲劳感。休息并不总能减轻疲劳不适感，且每人持续的时间不一样。这种感觉可以持续数天、数周或数月。但是随着机体逐步适应治疗后反应，严重的疲劳感会逐渐消失。

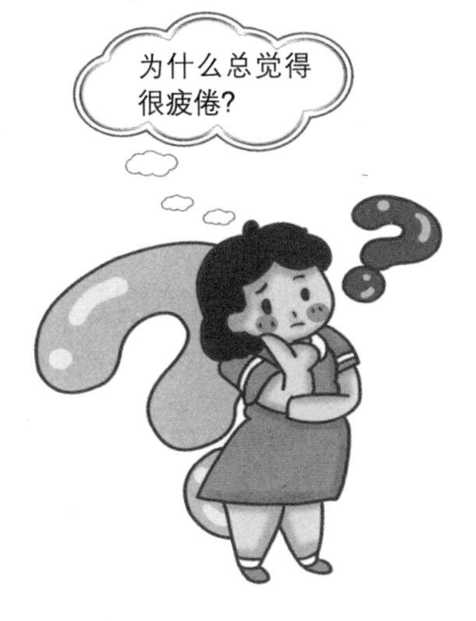

（2）该如何应对？

你术后出现的这种疲乏，是由多种因素造成的，单纯睡觉多不能缓解，可考虑：

①计划一天的安排，以便有充足的时间休息。

②小睡或休息片刻，而不是长时间休息。

③为最重要的事情节省体能。

④尝试更轻松或更短的活动。

⑤散步或做些简单的运动，可能会有助于缓解疲劳。

⑥尽量多吃，多喝水。如果有帮助，少食多餐。

⑦与他人交谈你的感受可以减轻疲劳。

⑧限制咖啡因和酒精的摄入量。

⑨请家人帮你做一些平时要做的事情。

⑩记录一下你每天的感受，发现你自身的变化。

3. 出院后总感觉隐隐疼痛不适，老吃止痛药好吗？还有其他方法吗？

出院后机体还需要慢慢适应术后的改变，有时是非生理因素造成的，可考虑以下方法：

（1）呼吸宜人的香气以放松并减少炎症带来的不适。尝试使用香薰疗法，香薰疗法可放松肌肉，改善焦虑，维持睡眠规律并减少恶心。洗个热水澡也可以舒缓情绪，有助于减轻肌肉酸痛。

（2）你可以通过回想让自己感到高兴的事或人。这可以改善你的情绪，帮助你控制癌症症状并减轻疼痛、压力和疲劳的严重程度。

（3）做运动以提高身体素质。散步、做瑜伽或参加其他体育活动可以帮助改善你的整体健康状况。运动还会释放内啡肽，内啡肽是大脑中的天然止痛物质，因此也可以帮助你对抗癌性疼痛。对你而言安全的锻炼计划，具体取决于癌症的阶段和严重程度。运动还可以帮助你减轻压力和改善沮丧情绪，并调节你的总体情绪，因此好处是多方面的。

4. 出院了，如何更健康地饮食？

（1）知道忌口

①限制食用红肉，吃红肉会增加胃肠负担。相反，应从瘦肉和以植物为原料的食物中获取蛋白质，例如鸡肉、鱼、豆类等。如果你真的很喜欢吃红肉，那就每周至多食用 1 次。

②避免食用加工肉，如培根、火腿、香肠、卤肉、肉干和罐头肉等。加工肉富含动物性脂肪，这意味着它们会增加患癌的风险。加工肉比红肉增加的风险更大，最好不要食用这些食物。

③限制喝酒。过量的酒精会增加罹患癌症的风险。同样，常喝酒也会增加患癌症的风险。如果你喜欢喝酒，则可以通过每天喝 1 杯（50 mL）或更少的酒（女性），或每天喝 2 杯(100 mL）或更少的酒（如果是男性）来降低酒精摄入量。

④减少血糖负荷。减少增加血糖的食物可能有助于降低患癌症的风险。血糖指数高的食物，例如白面包、米饭或土豆，最有可能使你的血糖升高。可多选择低血糖指数的食物，如绿叶蔬菜、大多数水果、生胡萝卜、豆类、带麸皮的谷物等。

（2）健康饮食

围绕新鲜农产品、豆类、坚果和全谷类食物制作餐点。蔬菜和水果是你身体最好的食物。它们富含营养物质和纤维，而且它们的热量和脂肪含量通常较低。水果和蔬菜中的抗氧化剂可以帮助修复受损的细胞。植物性

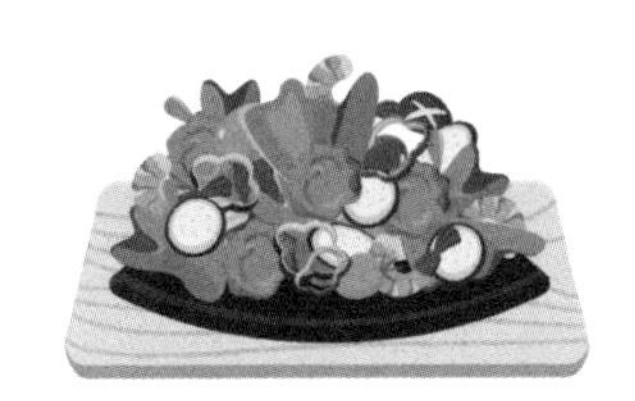

饮食最适合预防癌症，但如果你愿意，可以适量添加肉类，如鸡肉、鱼等。请记住，饮食健康虽不能保证你不会患癌症，但肯定会帮助你有效地预防癌症。

5. 出院后该做些什么来帮助康复?

（1）努力吃得好。你的身体，尤其是你的免疫系统，需要大量的维生素、矿物质、氨基酸和健康脂肪来抵抗癌症和其他疾病。此外，抗击癌症需要大量能量，因此每天获取足够的热量很重要。

（2）进行长期定量运动。因为增强免疫力和保持健康体重的一种方法是定期、定量进行锻炼。快走、骑自行车、游泳等都是不错的选择。锻炼可以改善血液流动，增强骨骼和肌肉，改善肺功能，刺激食欲，改善睡眠并提高情绪，这些都是存活的重要因素。根据你所患癌症的类型和病变发展阶段，有些运动可能不合适你的身体状况，请务必咨询医生。

（3）对抗压力。关于慢性压力是否能真正诱发癌症或使癌症直接复发的研究不一，但毫无疑问，长期压力会削弱人体免疫系统并降低机体抵抗癌细胞进展的能力。因此，要学会通过缓解压力的方法来应对生活中的压力，面对压力大的情况，不要让它们变得持久而对你的健康造成负面影响。

（4）保持健康的体重。请使用体重指数（BMI）图表确定适合你身高、年龄和体型的体重。你可以通过均衡饮食和每天锻炼来保持体重。

（5）寻找爱的支持。许多经癌症治疗后长期生存者的共同之处是，他们拥有可以获得情感、精神和身心支持的家人和朋友。不要因癌症诊断而感到尴尬或羞于告诉家人和朋友，他们会自行消化信息并提供帮助。与家人和朋友保持联系并继续进行社交活动，这些都将与治疗后的生存息息相关。

（6）保持积极的态度。尽管目前尚无科学证据表明，积极的态度（单独）会给你带来癌症治疗方面的优势或提高你的生存机会，但许多奇迹都归因于积极的态度。因为积极的态度可以改善你在癌症治疗期间及之后的生活质量，这使你的生命更加有价值。积极的态度更有可能保持身体活性，你可以将癌症视为要克服的障碍或挑战，而不是因恐惧而自我放弃。

6. 术后几天伤口可以沾水啊?

目前口腔颌面部手术方式主要是开放手术，缝合方式也不尽相同。皮肤上有外露缝线的，一般术后 5 ～ 7 天可拆除缝线，拆线后 3 天切口可以沾水；如为口内可吸收缝线，一般术后 2 ～ 3 周缝线自然脱落，需要注意保持口腔卫生；如为皮肤黏合剂黏合切口，拔除引流管后 3 天切口即可沾水。切口过早沾水由于伤口未痊愈容易增加切口感染的风险，过晚沾水由于患者不能及时清洁会觉得极不舒服，影响患者的生活质量及围术期满意度。因此，术后适宜的切口沾水时机不可忽视。

7. 医生要求定期复查，为什么？具体什么时间复查呢?

（1）每月一次自我检查。定期对口腔进行自我检查，可以帮助你及早发现变化。如果发现或感觉有任何变化，请去看医生进行随访。请记住，某些变化很可能是错误的警报或良性的，所以请不要担心。

（2）定期进行复查。能够长期生存下来最重要的方面可能是在上述治疗方法“治愈”了癌症或使其缓解后进行了定期检查。持续随访复诊的重点是检查你的癌症是否已经复发或扩散到身体的其他部位。经常进行检查（术后前3年，1～2次/3个月；术后4～5年，1～2次/6个月；术后5年以上，1～2次/12个月）还可以帮助你发现其他可疑，并监测你的先前治疗中出现的任何副作用。

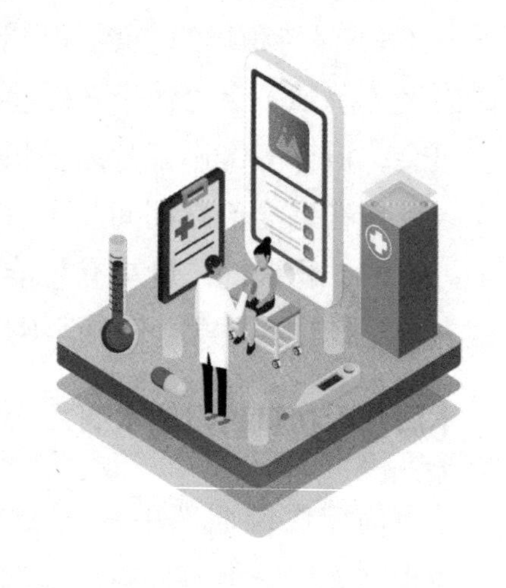

（3）后续处置。后继处置通常包括你的医生查看你的病史并进行体格检查、血液检查和影像学检查（B超、X线、MRI、CT或PET等）。

8. 如何减少术后复发？

了解常用的预防口腔癌措施，如避免吸烟或使用烟草制品；避免摄入过量的酒精；使用防晒品保护双唇免受阳光照射；定期与你的牙医进行一次预约……

9. 放疗后非常口干，怎么缓解呢？

放疗后口腔内的唾液腺受到放射线的损害，常常会出现口干症状。如果你出现口干不适，可尝试以下方法：

（1）用人工唾液来滋润口腔。

（2）含服冰片、冰棍或咀嚼无糖口香糖。

（3）口干则吞咽固体食物的能力可能会受到影响，用肉汁、菜汤搅拌主食进餐，可使“粗糙”固体食物更易吞咽。

（4）多吃松软的食物，干食品可浸入温和液体后再食用。

（5）嘴唇干，请使用润唇膏或凡士林；避免使用含有桉树、薄荷脑、樟脑、苯酚或酒精的香脂，因为从长远来看，它们可能会引起干燥、刺激黏膜。

（6）随身携带一瓶水，常喝，以保持口腔湿润。运动饮料甚至牛奶也可以起作用，但应避免含有糖或咖啡因的任何物质。

（7）尝试吃酸奶和奶油，因为它们会在黏膜上形成一层保护层，可以抵抗干燥。

温馨提示

随访包括定期体检，一般为第1年每1～3个月随访1次；第2年，每2～4个月随访1次；第3～5年，每4～6个月随访1次；满5年后，每6～12个月随访1次。

喉部肿瘤防治

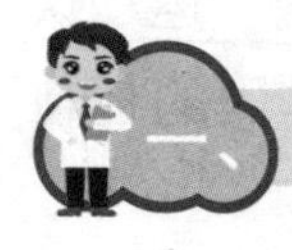

一、喉部肿瘤的发现

1. 什么是喉，它有什么作用？

喉是人的呼吸及发声器官，上与口咽相通，下与气管相通，是呼吸道在气管起点的重要关口。人吸入的气体从口腔、鼻通过口咽经过喉部以后通过气管到达肺部完成气体交换，供应人维持生命必需的氧气。喉部比较狭窄，有防止食物及其他异物进入呼吸道的作用，意义重大。

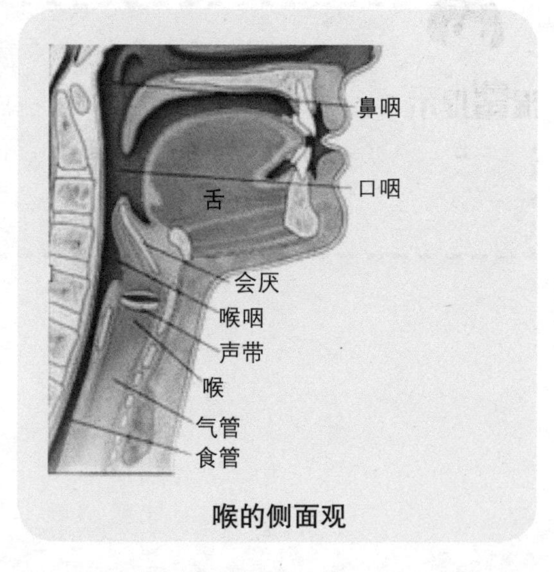

喉的侧面观

2. 什么是喉白斑?

喉白斑也就是喉黏膜上，不易擦去的，非细菌、病毒等特殊感染引起的白色病灶，呈斑块或斑片状改变，多发生于声带黏膜，所以又常称为声带白斑。其与吸烟、嗜酒、喉慢性炎症及维生素A、维生素B缺乏等因素有关。由于其有一定癌变倾向，因此通常被认为是癌前病变。

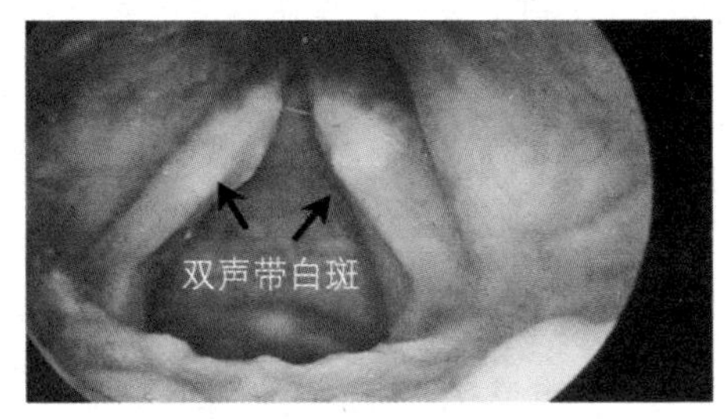

喉部白斑

3. 发现喉部肿物就等于患上喉癌吗?

答案是否定的，喉部肿物分为良性肿物和恶性肿物，常见的良性肿物有喉乳头状瘤、喉结核、喉梅毒、喉白斑、喉角化不全、喉不典型增生等。喉癌又以鳞状细胞癌最常见。喉肿物病理活性组织检查（取一块组织化验）是确诊喉肿物良恶性的金标准。

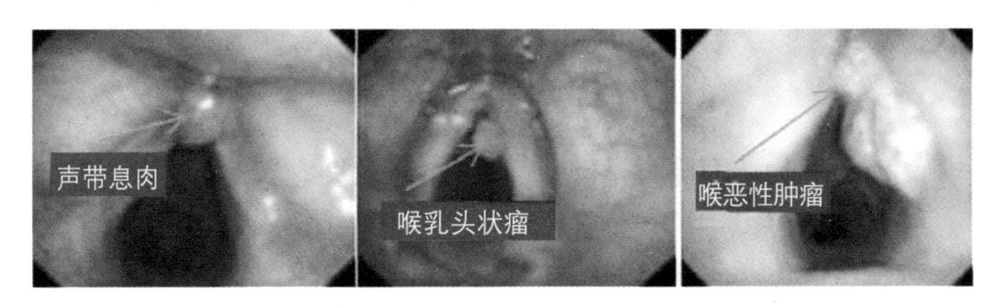

喉部常见的良性肿瘤及恶性肿瘤

4. 什么因素会导致喉癌？

喉癌是来源于喉黏膜上皮组织的恶性肿瘤，多见于中老年男性。本病发病原因至今仍不十分明确。通常认为其发生与吸烟、酗酒、病毒感染、环境与职业、放射性、微量元素缺乏、性激素代谢紊乱等因素有关，常为多种因素协同作用的结果。

5. 为什么喉癌偏爱男性？

主要是男性多有长期吸烟的习惯，吸烟 10 年以上，每天 30 支，发生喉癌的相对风险增加近 30 倍。此外，还可能与雄性激素代谢紊乱有一定的关系。

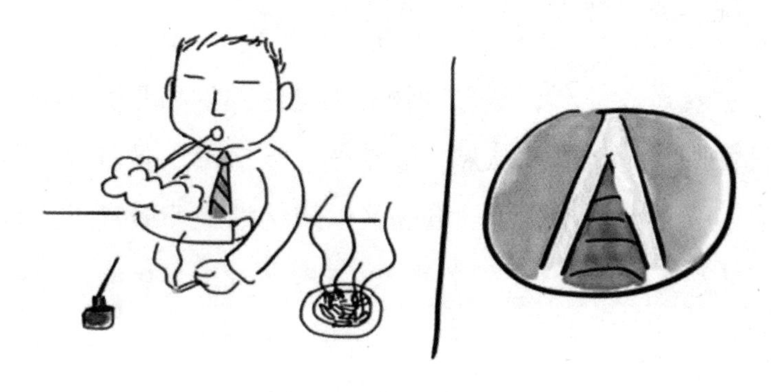

吸烟为喉癌高危因素

6. 喉部长了肿瘤有哪些表现？我们如何发现它？

根据喉癌发生的不同部位，早期可能出现声音嘶哑、异物感、咳嗽等症状，随着肿瘤的增大可能出现喉部疼痛、咯血、出气紧等。因此对于中老年男性出现上述症状时，应引起高度重视，尽快到医院就诊行喉镜检查排除喉癌可能。

7. 喉部肿物为什么需要做喉镜检查？NBI是啥？有啥意义？

喉镜检查一般就是在医生使用间接喉镜检查的时候看喉部不能看清楚，或者是有盲点看不完全的时候，需要做喉镜进一步检查，喉镜能更直观地发现喉部肿物。NBI（narrow band imaging）是一种窄带成像光学技术，可帮助我们判定病变的良恶性，还能在一定程度上帮助我们判断肿瘤的病理分化程度，达到光学活体组织检查的目的，也就是说它可以帮助医生更容易地辨认组织结构鉴别肿瘤。窄带成像技术在对病损轮廓、黏膜表面及黏膜下微血管形态显示方面均明显优于普通白光内镜图像。

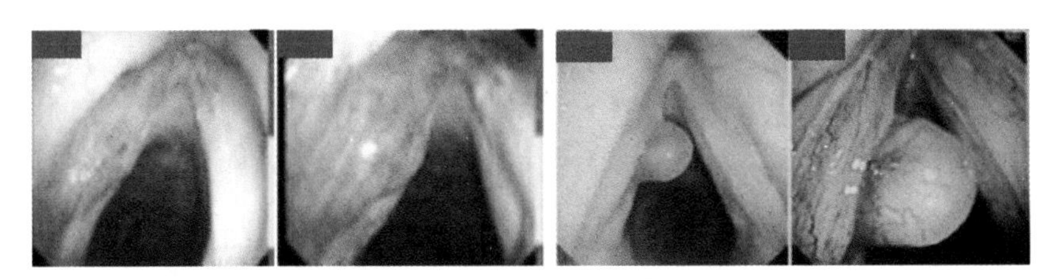

普通白光内镜与NBI图像对比

8. 不是CT、喉镜都考虑癌症了吗，为什么还要取活体组织检查？可不可不做？

就如同抓到罪犯如何定罪一样，不能以贼眉鼠眼来判定，而是需要有犯罪证据。活体组织检查就是通过取材取样，拿到显微镜下放大以明确有无癌组织、癌细胞，即以最直观的特征图像明确是否有癌变。取活体组织检查是确诊癌症的终极手段，但不是说要做活检就一定是有癌症，只要高度怀疑癌症就建议做。

9. 喉部肿瘤活检痛不痛?

取活体组织的疼痛一般是正常人能承受的，但是如果有患者特别怕疼痛，医生可以用点药物在患者睡觉的状态下取活体组织就不痛啦。喉镜下喉部肿物活检是临床上常用的检查手段之一，能为临床医生诊断提供最可靠的依据。对恶性肿瘤的诊断来说，它具有直接、可靠、安全、准确的特点。

10. 活检会不会不准确？要取几次活检?

通常一次活检就可明确诊断，但也不是每次活检都能够抓到癌细胞。有时活体组织检查取组织较少时，刚好取到了肉眼看上去像癌症，可是显微镜下看又是正常组织的情况，这种情况就需要医生根据活检结果结合喉镜表现综合判断是否需要再次活检。

11. 诊断为喉部肿瘤必须立刻手术吗?

如果肿瘤是良性的且比较小的情况下，可以先采取观察或者用药的方式，根据实际情况（建议 3~6 个月）复查。但是一般都建议尽早治疗，以免影响呼吸。如果在日常生活中出现吞咽进食、呼吸、说话等一系列功能受到了影响，则首要选择手术治疗。如果是恶性喉肿瘤，需要尽快完善相关影像学检查，明确肿瘤的范围，进行术前分期，评估患者的全身情况，决定是否立刻手术，或者先选择放化疗。

12. 颈部淋巴结肿大一定是肿瘤转移？

颈部淋巴结肿大不一定就是肿瘤转移，其原因很多，有炎症、结核、恶性肿瘤等。确定肿大淋巴结是不是恶性肿瘤转移导致的需根据临床表现、彩超、CT、MRI、淋巴结活检等进行综合评估。

13. 住院前该做哪些检查以明确肿瘤性质？

住院前需要做电子喉镜检查，如果在喉镜下肿瘤形态倾向于恶性肿瘤，则需要在喉镜下取活检，以明确肿瘤性质。明确喉癌诊断后，往往需要影像学检查（如CT及MRI检查）帮助明确肿瘤的范围，为制定合适的治疗方案提供依据。

14. 支撑喉镜CO_2激光手术是什么？它可以处理喉部肿瘤吗？

应用CO_2激光手术能处理在支撑喉镜下肿瘤暴露好的良性病变以及肿瘤暴露好的早中期恶性病变，具有手术时间短、创伤小、恢复快、避免气管切开等优点。

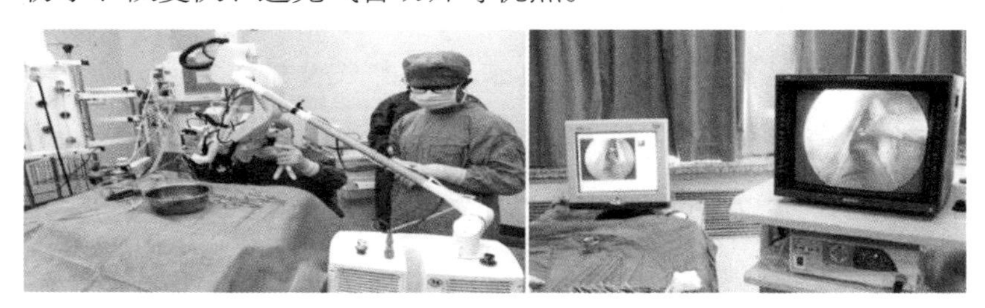

支撑喉镜CO_2激光手术

15. 喉癌可以不做手术吗？手术难度大吗？手术风险大吗？

手术治疗是喉癌的主要治疗手段，早期喉癌的治疗可单纯手术或者单纯放疗，晚期往往需要手术联合放化疗。喉癌手术难度较大，需要在确保肿瘤完整切除的情况下，尽可能恢复喉的功能（发声、呼吸功能），以及避免术后误咽的出现。

温馨提示

近年来，喉癌发病率呈逐步上升趋势，占全身恶性肿瘤的1.2%～1.6%。目前，手术是其治疗方式的首选，辅助以放化疗为主。早期喉癌可能有声嘶、异物感、咳嗽等症状，但这些症状常常被大家忽视，或者容易被误诊为咽喉炎或感冒上火，以致有时发展到疾病的晚期出现呼吸困难甚至窒息才到医院就诊。所以，尽早发现早期喉癌极为重要。尤其是长期吸烟、饮酒，并且年龄在40岁以上的男性，如果有原因不明的声音嘶哑或咽喉部出现异物感，经过一般对症治疗后症状没有好转，就应到正规医院请专科医生诊治，以免耽误病情。早期及时的治疗可使绝大多数喉部肿瘤达到临床治愈的目标。

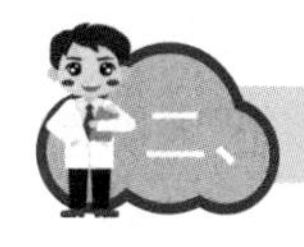

二、住院治疗

1. 我得了喉部肿瘤为什么医生要让我做心电图、胸片检查？

喉部肿瘤手术治疗一般需要麻醉，手术前心电图检查主要是排除心脏有没有问题，拍胸片的目的是为了排除肺部疾病。

2. 为什么一定要做增强CT，打造影剂很难受，做普通CT不行吗？

喉部肿瘤位置特殊，普通CT看不清一些重要部位。应用静脉内注射造影剂的CT增强扫描可显示平扫不能显示的等密度结构及病变，如肌肉、筋膜、软骨、淋巴组织及血管等。另外，CT平扫多为中等密度，增强扫描可使正常组织和病变组织之间的X线吸收值差距增大，从而提高病灶的显示率和检出率。打造影剂就是打普通的针，一般人都是可以接受的，但是碘过敏史是CT增强扫描的绝对禁忌。

3. 喉癌手术住院通常需要多久时间？

如果是支撑喉镜下CO_2激光肿瘤切除手术，住院时间通常为1~3天；如果是经颈外进路肿瘤切除手术，住院时间通常在9~15天。

4. 手术好吓人，有没有什么后遗症？

支撑喉镜下CO_2激光手术后，有门牙松动、声音嘶哑、肿瘤复发转移等后遗症。对于经颈外进路肿瘤切除手术的恶性肿瘤患者，有术后声音嘶哑、进食呛咳、不能拔除气管导管需要终生戴管、肿瘤复发转移、肩颈功能障碍等后遗症。

5. 听别人说，手术后一段时间不能说话，是真的吗

支撑喉镜下 CO_2 激光喉部良恶性肿瘤切除术后，2 周左右应尽可能少说话让声带休息（简称声休），但并不是绝对不能说话。经颈外进路肿瘤切除手术的患者，需要行气管切开，在拔除气管导管之后，可恢复说话，但声音仍多嘶哑。

6. 手术后说话声音嘶哑能恢复吗？我还想唱歌咋办？

支撑喉镜下 CO_2 激光手术，术后需要声休 2 周，术后复查切口恢复后，可以适当唱歌，但也要注意发声方式。经颈外进路肿瘤切除手术后想唱歌有困难。当然，激光治疗有他的适应证，通常是早期病变。

7. 喉部切除了，手术后如何呼吸？

喉切除有部分切除和全部切除，在手术后早期均需要带气管导管（在脖子前面喉咙处打个洞，插根管子），这个气管导管就代替了我们正常情况下的嘴巴和鼻子出气。手术后期切口愈合后喉部分切除的患者通过医生综合判断后，可以拔除气管导管像正常人那样经嘴巴和鼻子出气；如果是喉全部切除，就得通过气管改道后佩戴气管导管呼

吸出气。

8. 手术刀疤好难看？有没有其他办法？

支撑喉镜下 CO_2 激光手术可避免颈部刀疤，不影响美观。颈部切口存在术后刀疤，术后可以用瘢痕贴之类的药物减轻瘢痕。

9. 喉需要切完吗？切除后就不能说话了？

对于早、中期喉癌，一般不需要全喉切除，可保留一部分喉腔。手术后虽然会声音嘶哑，但总体上不影响发音，不影响语言交流。手术后需要噤声（不能说话）一定时间，以便于手术伤口愈合，预防手术区域肉芽形成。对于癌肿范围较大的喉癌，往往需要全喉切除，全喉切除后，如果不进行发音重建，就无法发音。但随着医学发展，现有很多解决方案可以进行发音重建，从而使患者重获语言功能。主要的发音重建方法有安置发音按钮、电子喉发音、食管发音等。虽然发音质量不高，但可以满足交流的基本需求。

10. 喉肿瘤手术麻醉会导致记忆力下降吗？

在手术过程中，麻醉剂可能会影响机体对大脑的供氧量，从而导致患者出现短暂的记忆力减退，但大脑仍会正常运作，所以术后记忆下降的问题很少见，即使有也不会很严重，影响不大。

11. 医生如何决定是部分喉切除还是全喉切除？

医生一般会根据肿瘤的大小、侵犯喉的范围及侵犯喉的部位来确定喉是部分切除还是全切除。

12. 需不需要做放化疗呢？

对于早期喉癌可以单纯手术治疗或者单纯放化疗；对于中晚期喉癌，因为单一的治疗手段往往达不到根治性的目的，故多需要综合治疗，但是这取决于肿瘤不同分期、分型及病理类型。手术切除的都是肉眼能看到的大块的肿瘤以及肿瘤周边正常的组织，手术切得再干净都可能有脱落的肿瘤细胞在组织内种植，这部分种植的细胞就是引起术后肿瘤复发的主要原因。放疗或者是同步放化疗就是起到一个清除残留肿瘤细胞的目的，从而达到提高患者5年生存率的目的。

13. 做了手术后要一辈子在颈前戴个管子吗？

不一定。根据肿瘤范围和手术方式的不同，一部分患者确实需要终身戴管，一部分患者则可以拔出气管导管，实行经口呼吸。

14. 做了喉部手术后可以吃东西吗？

喉癌术后的饮食与手术方式有关，手术切除范围不同，对术后饮食的要求也不同，具体情况如下：

①激光切除术：通过激光将肿瘤切除，术后第2天即可进少量软食。

②经颈外进路肿瘤切除手术：手术切除范围一般较广，术后需留置胃管，通过胃管注入食物，以流食为主。一般术后约2周后拔除胃管，可自主进食，早期以软食为主，如糊状食物，但不可饮水，因喉部结构发生改变，影响喉部功能，饮水易发生呛咳，不利于恢复；患者可由糊状食物逐渐过渡至固体食物，如馒头；术后恢复良好，可饮水，宜少量、缓慢吞咽，切勿大口饮水、迅速吞咽，以免水进入气管，引起呛咳。

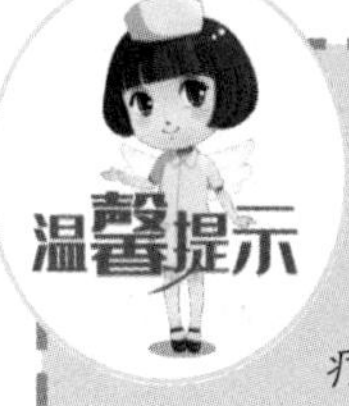

传统开放手术是喉癌的主要治疗手段，但对于早期病变可视实际情况而选择非手术放化疗或激光手术。

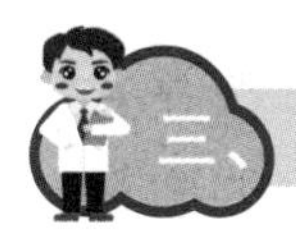

三、出院康复随访

1. 喉部肿瘤术后多久可以说话？

切口愈合后，可以开始进行发音练习，先从元音开始，多次反复训练。

2. 喉部肿瘤术后什么时候可以拔掉胃管？手术后多久可以经口吃饭？

行支撑喉镜下CO_2激光手术的，患者术后麻醉完全苏醒后便可开始进食。对于经颈外进路肿瘤切除术的患者，可以术后第2天开始鼓励其进行吞咽活动；拔胃管前应进行口腔进食训练，进食时遵循先干后稀的原则，待进食无呛咳时可以拔除胃管经口进食。

3. 喉部肿瘤手术后为什么痰特别多，又咳不出?

喉癌手术后出现多痰是由于气管切开所致，同时患者术后相对比较虚弱以及气管导管的存在导致咳痰困难，需要加强雾化吸痰辅助排痰，避免气道堵塞和导致肺部感染。

4. 手术后需要自己备吸痰器吗，痰堵管出不了气怎么办?

一般在住院后期护士会教会患者或者家属吸痰，掌握了正确的吸痰方式可以自备吸痰器，以便能及时吸尽气管内血性分泌物。同时应及时清洗套管，如每日清洗套管并煮沸消毒5~10分钟。记得更换气管切开套管托盘下边的敷料，另外还应加强空气的湿化（可以自备加湿器），分泌物黏稠时可用化痰药物或者是雾化吸入，保持呼吸道通畅。如果是痰堵了气管套管的内管，只需要取出内导管清洗干净即可，如果是没有内外套管的，住院期间应立即喊医务人员处理。

5. 手术后会带胃管回家吗? 该怎么护理呢?

手术后，如果喉部切口致吞咽功能未恢复，其他情况可以的话，医生会准许患者带胃管回家。自我护理方法如下：

（1）保持营养管的有效性

①妥善固定，避免过度牵拉，确保二次固定有效，敷贴无卷边、潮湿、松脱；②保持通畅、无堵塞，学会用温开水脉冲式方法冲管；③每次冲管彻底，至少 20 mL；④营养液蛋白不变质凝固。

（2）建立管喂日记（每日登记进食量、并发症等）

正确选择和配制营养液。一般营养液体种类有：①全营养素营养液，有粉剂和乳剂。配方营养液可提供全面均衡的营养成分，使用方便，配置简单。患者容易吸收，存储时间较长，便于保管。②自制匀浆膳食，将一日三餐（米饭、肉、菜等）放入料理机或者破壁机，将食物与汤（液体）混在一起完全打碎成糊状，一般纱布能滤过，空针能抽吸，以防管道堵塞。③根据患者的身体情况选择是否需要蛋白粉。一般来说患者能达到能量 25~30 kcal/（kg・d）*、水 30 mL/（kg・d）、蛋白 1.2~2 g/（kg・d）为宜。

（3）营养液给予

营养液给予的方法有：①管道缓慢持续滴入，有条件者可采用液体泵有规律地缓慢滴入；②保持恒定的速度，如 40~60 滴 / 分滴入，温度 38~40 ℃；③空针管喂，采用 3+3 模式（3 次正餐 +3 次加餐）。

（4）注意管喂 5 度

即注意营养液的温度、速度、浓度、清洁度、角度（管喂

* 1 kcal=4.18 kJ。

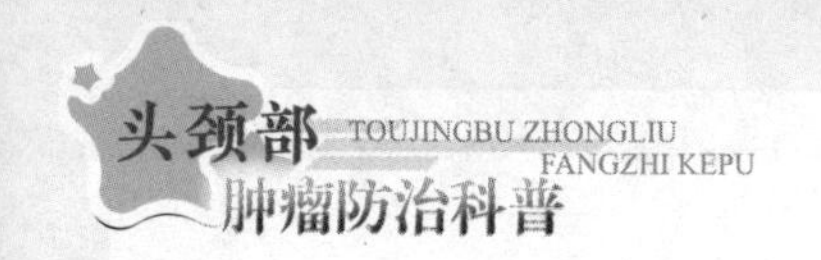

后不立即平躺睡觉），以防腹泻、腹痛、误吸等并发症。

6. 怎么才能预防喉部肿瘤？

与其他恶性肿瘤类似，喉恶性肿瘤也可能是由于日常不良的生活以及饮食习惯（如吸烟、饮酒）所导致，具体表现为咽喉疼痛、咽部有异物感、声音嘶哑等。故良好的生活及饮食习惯非常重要，做到早发现、早治疗。

7. 自从生了这个病，一直都吃不下、睡不着，感觉自己没有用怎么办？

喉癌术前术后患者普遍存在发声难、疼痛和吞咽功能障碍等因治疗引起的相关问题，而这些问题会不同程度地影响患者的社交和生活日常等，从而影响患者的生活质量。患者需要放松心情，努力面对上述存在的问题，严格遵照医生的治疗意见，及时进行康复训练。

8. 手术后吃东西持续呛咳怎么办？

患者术后暂时还不能完全重建吞咽反射，存在误咽、呛咳现象，对生存状态有很大程度的影响，故应积极进行吞咽训练。

9. 气管导管一般多久可以拔除？

结束放化疗后，若喉部没有水肿及狭窄就能顺利堵管，气管导管便可拔除。通常医生会先堵管观察一下。

10. 手术后我还能大声讲话、吃辣椒、抽烟、喝酒吗？

不管是行支撑喉镜下 CO_2 激光微创手术还是行传统的开放性手术，术后都应避免大声讲话。手术早期需要让声带休息，待喉内部切口愈合好后再进行发声训练，从元音字母开始，循序渐进。根据自己的饮食习惯，术后吃辣椒的辣度以自己能耐受为宜，少量食用辣椒是可以的。术后禁止吸烟，可偶尔少量地饮用啤酒、红酒，但是不能经常、大量饮酒。

11. 如何知道喉部肿瘤是否复发了？

术后需要定期复查，如果发现脖子上出现肿块、声音较之前更为费力、呼吸困难等，需要请专业医生根据检查结果并结合症状来判断肿瘤有无复发。

12. 喉部肿瘤术后一般多久复查？

喉部良性肿瘤一般术后 1 月复查，目的是观察手术区域伤口的愈合情况。喉部恶性肿瘤分别于术后 1 月、3 月、6 月、1 年定期复查，关注肿瘤是否复发。若无肿瘤复发，术后第 2 年起每半年复查一次；若复查结果均为阴性，术后第 4 年起可每年复查一次。

下咽部肿瘤防治

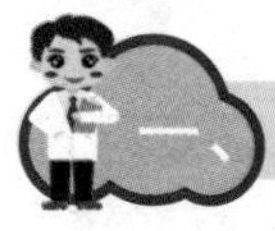

一、下咽部肿瘤的发现

1. 下咽部是哪个部位，它有什么作用？

下咽部，又称喉咽部，位于喉的后面及两侧，起于舌骨延线以下，止于环状软骨下缘平面，向下连接食管，是一个肌性管道。它主要有呼吸、吞咽、发音及防御保护功能。

2. 这么隐秘的位置若出了问题，我该到哪个科就诊？

专科专治，咽部出现问题，首先应该到耳鼻咽喉科或头颈外科就诊！由于医院的大小、级别、分科有所不同，科室命名会有所差异，你可能会看到“耳鼻喉科”“耳鼻咽喉科”“耳鼻咽喉头颈外科”“头颈外科”“五官科”……这些说的都是一个科室。

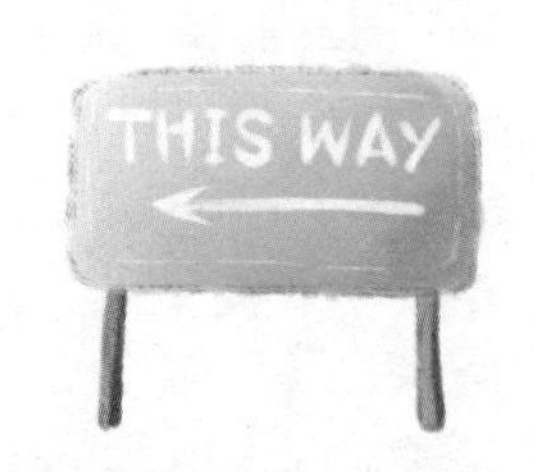

当然，我们更建议大家去正规综合性医院的耳鼻咽喉头颈外科或专科医院头颈外科就诊！

3. 哪些危险因素可能会导致下咽部长肿瘤？

（1）吸烟

长期大量吸烟可以导致呼吸道癌肿已成为共识。吸烟可导致染色体畸变。吸烟者患头颈部鳞状细胞癌（包括下咽癌）的风险大约是不吸烟者的 10 倍，有吸烟史的下咽癌患者的死亡风险也相应增加。

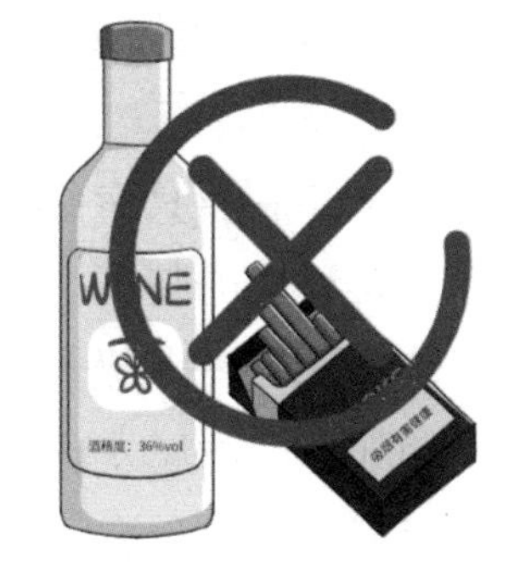

（2）饮酒

酒也是导致下咽癌的一个危险因素。饮酒会刺激黏膜，诱发黏膜上皮不良分化，并且可促进烟的致癌作用。既吸烟又饮酒的人，患头颈部肿瘤的风险通常比单纯吸烟或饮酒的人高 2 ～ 3 倍。

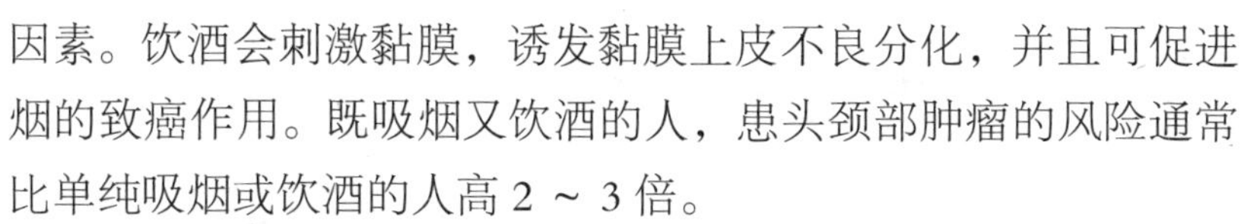

（3）Plummer-Vinson 综合征（普卢默 - 文森综合征）

即缺铁性吞咽困难。缺铁性贫血会导致咽、食管黏膜广泛萎缩，咽下困难，常见于低血红蛋白性贫血的妇女。国外有文献报道，Pummer-Vinson 综合征患者易发生环后癌。

（4）胃食管反流

有研究表明，在胃食管反流的患者中，下咽癌的发病率有升高趋势。

（5）人类乳头瘤病毒（HPV）感染

目前对于人类乳头瘤病毒是否为下咽癌的危险因素尚有争

议。部分学者认为人乳头瘤病毒可能与下咽癌的发生有关。

4. 下咽部都有可能长哪些肿瘤？

下咽部肿瘤分为两类：良性肿瘤、恶性肿瘤。

良性肿瘤包括血管瘤、纤维瘤、脂肪瘤等。这一类肿瘤通过行手术切除或激光、冷冻、硬化剂注射等治疗后可得到较好的治疗效果。

恶性肿瘤具有细胞分化和繁殖异常、生长失去控制、浸润性和转移性的特征。下咽部恶性肿瘤 95% 为鳞状细胞癌，且大多数分化较差，极易发生颈部淋巴结转移。肉瘤、腺癌少见。下咽部恶性肿瘤发病率较其他头颈部肿瘤发病率低，约为 2%，治疗上常以综合治疗为主。（注：除非特殊说明，在本节内容中，我们主要为大家讨论的是下咽部恶性肿瘤的防治问题！）

5. 下咽部长了肿瘤，会有哪些表现？

（1）喉咽部异物感

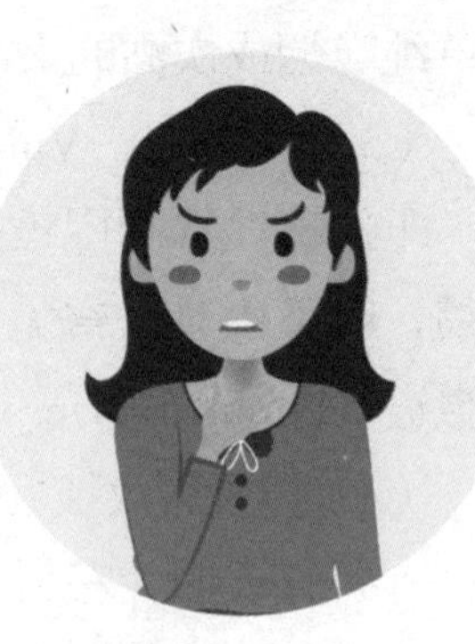

这是下咽癌患者最常见的初发症状。患者有异物感但却咳不出又咽不下去，常在进食后有食物残留感。容易被误以为是咽炎而忽视。

（2）吞咽疼痛

起初疼痛较轻，以后逐渐加重。肿瘤合并感染时疼痛加剧，且可向耳部放射。

（3）吞咽不畅或进行性吞咽困难

肿瘤增大到一定体积，阻塞喉咽腔或侵犯食管入口时常出

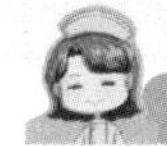

现吞咽不适感或进行性吞咽困难。

（4）声嘶、疼痛

肿瘤侵犯喉部，累及声带或神经，则出现声嘶；侵犯神经，还可出现同侧耳痛。

（5）咳嗽或呛咳

因声带麻痹、喉咽组织水肿、肿瘤阻塞咽腔，在吞咽时可将唾液或食物误吸入气管引起呛咳；肿瘤组织坏死或溃疡时常出现痰中带血。

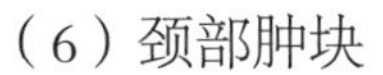

（6）颈部肿块

约 1/3 的患者可能会因发现颈部肿块而就诊，肿块通常位于中颈部或下颈部，多为单侧，少数为双侧。肿块质硬、无痛，且逐渐增大。

（7）恶病质表现

下咽癌晚期时，患者常有贫血、消瘦、衰竭等恶病质表现。肿瘤侵犯颈部大血管时可发生严重的出血。

6. 女性也会得下咽部肿瘤吗？

会！虽然该病多见于吸烟和饮酒过度的男性，但女性也会患下咽癌。据国外数据显示，患下咽癌的妇女比例每年都在增加。

7. 我得了几十年的慢性咽炎会转成下咽癌吗？

虽然慢性咽炎和下咽癌的一些症状有点相似，比如咽异物感，但是，目前并没有确切证据能够表明慢性咽炎与下咽癌之间有联系。

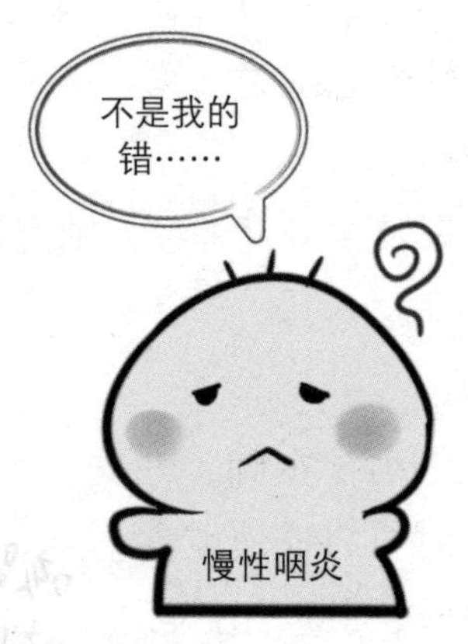

8. 对于下咽部肿瘤的早期筛查，常用的检查有哪些？

由于下咽部位隐蔽，常常需借助辅助手段才能完成检查。

（1）间接喉镜

用一个反光镜伸入口腔后份，依靠镜子了解下方深部下咽病变，这是最经济、简便的检查方式。但是由于是镜子反射影像，清晰度有限且对于较小的肿瘤病变很可能会漏诊。

（2）内镜检查

用一个带有摄像头的管子放入口腔伸入下咽部做检查。这个方法可比较清晰地了解局部病变情况，需在局部麻醉或全身麻醉下操作。包括直达喉镜、纤维（电子）喉镜、频闪喉镜、纤维（电子）胃镜或食管镜检查。纤维喉镜由于其视野广、无创、痛苦小、易操作等优点为目前临床应用最广泛的咽喉部检查手段。

（3）影像学检查

咽喉部 CT 或 MRI 对下咽部肿瘤的发现也有意义，但临床上在下咽癌早期筛查中使用得相对较少。

（4）吞钡检查

有些情况下患者还需要吞下一些造影剂，以帮助医生在 X 光机照射下了解局部病变有无对吞咽功能造成影响或局部有无狭窄等情况。

9. 做纤维（电子）喉镜好难受，可不可以不做？

由于下咽部位隐蔽，早期病变较小时，肉眼看不见，即便是借助间接喉镜也难以发现。纤维（电子）喉镜与间接喉镜相比，不仅能发现早期病变，还能更直观地记录下咽部的病变情况，是观察病变部位、肿瘤范围和肿瘤生长方式最直接的方法。对于可疑的病变部位，还可以用活检钳取可疑病变组织，做病理组织学检查，以进一步确定病变的良恶性。

10. 哪些人应该做喉镜检查？

（1）凡年龄在 40 岁以上，长期咽部异物感或吞咽疼痛，尤其是伴有颈部淋巴结肿大者。

（2）凡年龄在 40 岁以上，有吸烟或酗酒史，声嘶或其他喉部不适超过两周者。

（3）其他怀疑存在下咽部肿瘤可能的患者。

11. 取活检是什么意思，可不可以不取？

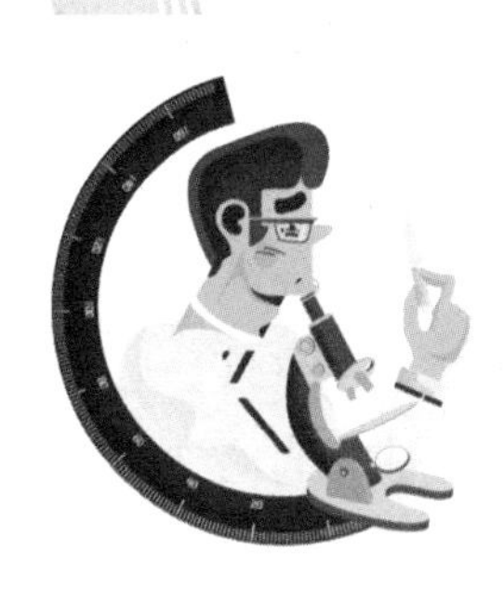

活检是“活体组织检查”的简称，也叫外科病理学检查，是指从患者体内通过切取、钳取或组织穿刺等取出病变组织，进行病理学检查的技术。高度怀疑下咽部恶性肿瘤时，常常需要在纤维喉镜或支撑喉镜下对肿物进行活检来明确肿物的良恶性，以明确诊

断。所以，活检是确诊下咽癌的必要检查项目。

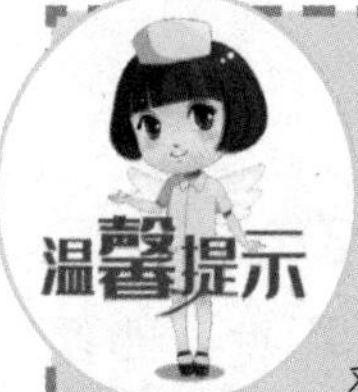

吸烟与饮酒两个因素一起导致肿瘤的危险性远大于单纯的吸烟或饮酒，倡议大家戒烟限酒；喉咽部异物感、吞咽疼痛、进行性吞咽困难等为下咽部肿瘤主要症状，还会出现声嘶、呛咳、痰中带血等，若不明原因出现上述症状，观察治疗一段时间无好转应及时就医。

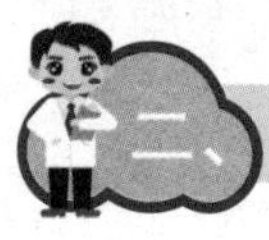

二、住院治疗

1. 得了下咽部肿瘤，该怎么治疗？

对于早期下咽部肿瘤，可采用手术局部切除，或手术切除＋颈淋巴结清扫，或根治性放疗等治疗方式治疗。但由于下咽部部位隐蔽，肿瘤发现时常为中晚期，此时单一的治疗方式可能难以获得较好的治疗效果，故常常需采用手术、放疗、化疗等综合治疗方式。

2. 得了下咽部肿瘤为什么手术前我要做胸部CT、心电图、腹部彩超、肝肾功能等检查？

在手术前，医生对患者重要脏器功能状况的评估有助于了解患者治疗风险的大小和发生并发症的可能性。胸部 CT、心电图、腹部彩超、肝肾功能等检查可以帮助医生评估患者心血管、呼吸、消化、泌尿等系统重要脏器的功能，确保手术安全。

3. 为什么做了喉镜还要做胃镜?

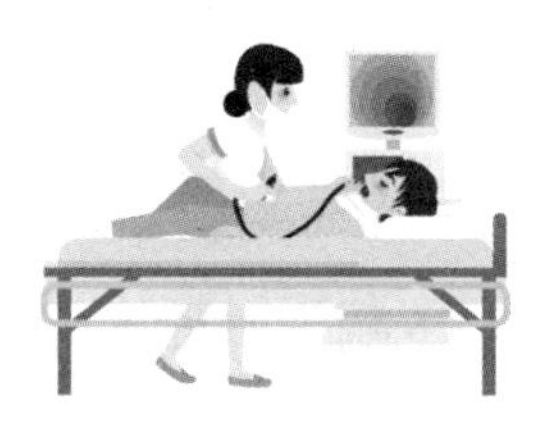

食管是下咽部肿瘤容易直接侵犯或同时发生第二种肿瘤的部位，术前充分了解食管有无肿瘤侵犯，对制定治疗方案或手术切除范围的确定起着至关重要的作用。

4. 做了咽喉部增强CT为什么还要做MRI?

增强 CT 和 MRI 的优势不同，增强 CT 能够清晰地显示肿瘤周围正常组织结构、肿瘤浸润程度及两者之间的关系，明确下咽癌患者甲状软骨（喉部骨头）受累情况，并能发现临床上难发现的早期颈淋巴结转移。MRI 对肿瘤组织侵犯范围显示更加明确，在判断血管和软组织结构受累情况时更有优势。

5. 下咽部肿瘤手术后多久可以吃东西?

下咽部肿瘤手术后一般会暂时性安置胃管，如无特殊情况，术后第二、第三天可经胃管进食。如果患者术后恢复良好，无相关并发症，2 周左右后可尝试经口进食。

6. 胃管安起好恼火，可不可以不安?

下咽部肿瘤手术后，过早经口进食会影响伤口的愈合，甚至可能造成咽瘘（切口愈合不好，从咽部到脖子外面的切口形成瘘管，吃东西从脖子处流出来）。所以，术后一般会暂时性地安置胃管，经胃管进食。并且，下咽部肿瘤术后，由于喉咽部吞咽功能受影响，常常引起呛咳，严重的呛咳可能会导致吸入性肺炎，甚至导致呼吸道梗阻，所以在手术伤口和吞咽功能恢复以前，需要安置胃管帮助进食。

虽然胃管安置会有短暂的不适，但经过一段时间后，绝大部分患者都能适应。

7. 下咽部肿瘤术后我还能说话吗?

下咽与喉部如同“邻居”一样，位置十分接近，因此，下咽部位肿瘤常会波及喉部。治疗时，尤其是经外科切除时有可能影响讲话功能。

早期的下咽部肿瘤，经过微创手术或者单纯的肿瘤切除后，说话是不受影响的。

对于喉部受侵犯的患者，手术除了切除肿瘤本身，可能还会切除部分受肿瘤侵犯的喉部，这一部分患者术后声音的质量会受到影响。还有一部分中晚期的患者，为了保证肿瘤能彻底切除，可能需要行全喉切除术，术后将丧失言语功能。全喉切除术后的患者可以通过训练食管发音、手术安置发音管，或使用电子喉代替发音。

8. 听说有种不开刀的微创手术（经口CO_2激光手术），可以选择吗?

自 20 世纪 80 年代报道应用经口激光微创手术治疗下咽癌至今，多项研究表明与传统开放性手术相比，对部分早期下咽癌患者行 CO_2 激光治疗能起到良好的符合肿瘤切除原则的下咽病变切除、局部控制和功能保全作用，其 5 年生存率与无瘤生存率亦无明显差别。所以，对于早期下咽部肿瘤，CO_2 激光手术也是一项优质的选择，不仅损伤小、痛苦少，术后恢复时间也较开放性手术快。

这个微创手术（经口 CO_2 激光手术）就是利用气体激光可精准切割、气化组织等特点，经口切除早期的下咽肿瘤。

9. 听说下咽部肿瘤还可以做放疗，那是不是就可以不开刀了？

下咽部肿瘤放疗分为根治性放疗和辅助放疗。

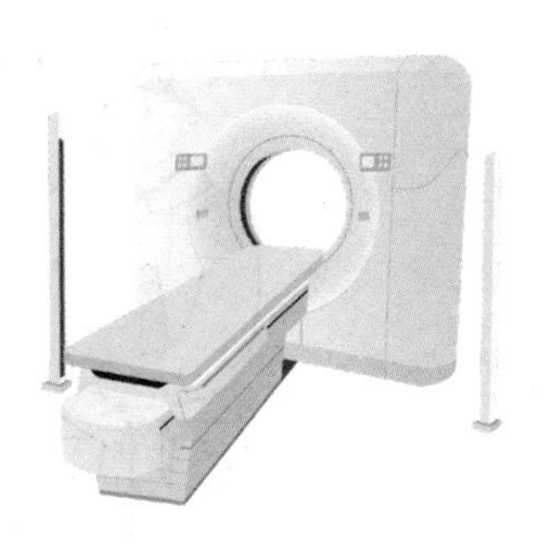

放射治疗CT模拟定位机

（1）根治性放疗

单纯根治性放疗适用于早期下咽部肿瘤患者，或病理为低分化、未分化癌（恶性程度较高、和相应的正常发源组织区别大）患者，或因内科疾病不适合手术以及拒绝手术治疗的患者。有数据显示，对于早期下咽部肿瘤，手术或放射治疗的5年生存率都能达到60%，无太大差别。

（2）辅助放疗

对于中晚期病变或早期有淋巴结转移的患者，任何单一治疗手段效果均不好，需采用综合治疗方式。放疗作为综合治疗方式的一部分，可术前或术后放疗，或同期放化疗，或放疗联合靶向治疗。

10. 做了手术为什么不让我吞口水？好久可以吞口水？

口水中的溶菌酶会刺激术后伤口黏膜，延缓伤口愈合时间，甚至导致伤口不愈合而出现咽瘘等严重并发症；吞咽动作也会使缝合的伤口受到牵拉，而不利于伤口的愈合。所以在手术后初期，应尽可能地将唾液吐掉。

一般在切口愈合好的情况下，术后 2 周左右可尝试吞口水、经口进食。

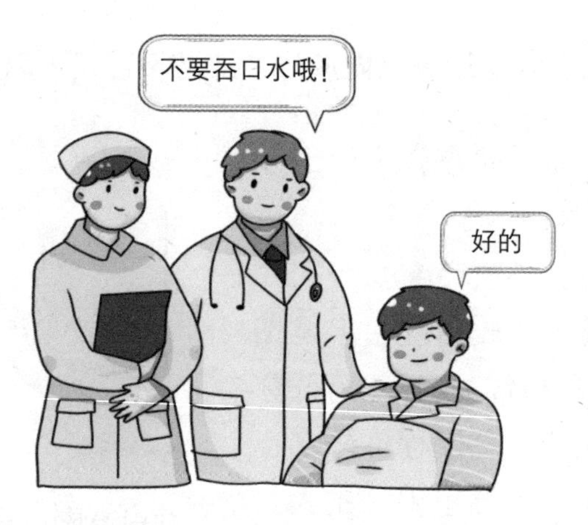

11. 下咽部肿瘤术后常见的并发症或后遗症有哪些？

（1）咽瘘

指的是因多种原因导致手术伤口不能愈合，使咽腔与颈部皮肤相通，这是下咽肿瘤术后最常见和棘手的并发症。咽瘘的发生与手术黏膜切除过多、伤口缝合张力太大、低蛋白血症、糖尿病、吸烟史、术后感染、术后进食过早等有关。一般情况下，经过清创换药，咽瘘多能在 4 周左右愈合，少数较大瘘口可能需要行再次手术修补。

（2）吞咽呛咳

多由手术后喉入口附近没有足够宽敞的咽腔使食物快速通过，或术后声门闭合不佳，喉口遮盖不严，吞咽肌群的不协调造成。通常经过一段时间的吞咽训练可改善。

（3）吞咽困难

这也是经常出现的并发症。手术后，咽食管吻合口狭窄是造成吞咽困难较常见的原因。轻者可通过食管镜扩张得到改善，重者需再行手术整复。

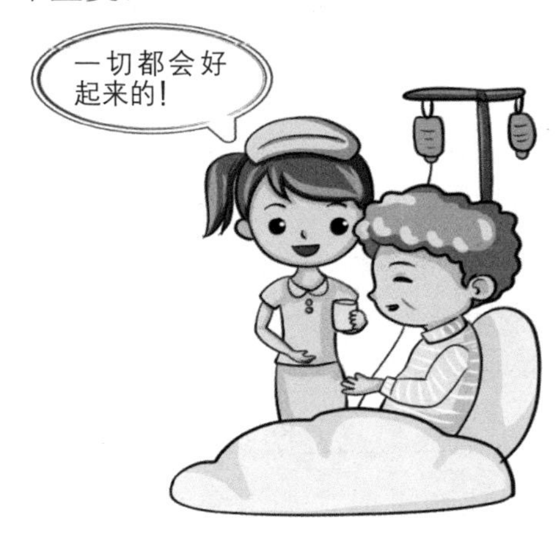

12. 气管套管要多久才能拔？

开放性下咽部肿瘤切除术术后一般会常规安置气管套管，方便气道护理，避免患者因术后出血误吸引起吸入性肺炎，或者术后喉咽部黏膜肿胀导致急性喉梗阻发生呼吸困难而威胁生命。大多数情况下，如术后恢复良好，无相关并发症，出院前可拔除气管套管。拔出前医生可能需要进行气管套管堵塞实验：在拔管前封堵气管套管但是不拔除整个管道，同时观察患者的吞咽与呼吸情况，无不适才会拔除整个气管套管，此过程一般会历时 2 ~ 4 天。全喉切除，因术后需要放疗或少数术后有严重呛咳的患者均需带管出院，以后再择期拔除气管套管。

13. 我颈部未查见问题（术前检查未发现淋巴结转移），为什么还要做颈部淋巴结清扫?

由于下咽部的淋巴系统丰富，下咽癌具有淋巴结转移率高、转移早的临床特点。术前检查未发现淋巴结转移，并不能代表一定没有转移，所以手术时常常需要对单侧或双侧的颈部淋巴结进行清扫。

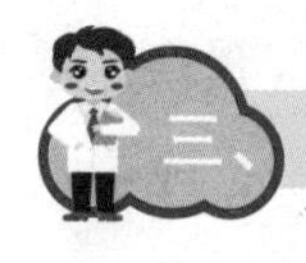

对于早期的下咽部肿瘤可采用手术局部切除、经口 CO_2 激光切除、根治性放疗等单一治疗手段，但对于中晚期肿瘤，则应采取以手术为主结合放、化疗的综合治疗；具体到每位患者，其治疗方案应结合患者的具体情况综合进行选择。

三、出院康复随访

1. 下咽部肿瘤术后我该如何随访、复查?

根据美国国家综合癌症网络（NCCN）指南建议：

第 1 年，每 1 ～ 3 个月检查 1 次；

第 2 年，每 2 ～ 6 个月检查 1 次；

第 3 ～ 5 年，每 4 ～ 8 个月检查 1 次；

超过 5 年，每 12 个月检查 1 次。

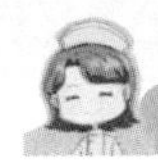

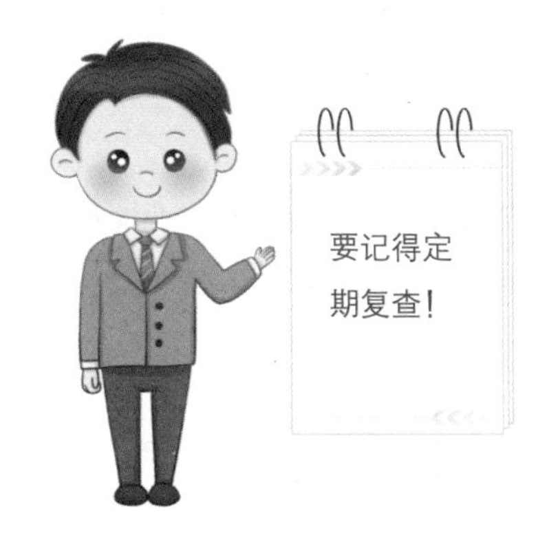

检查内容包括全面的头颈部检查、喉镜检查，术后6个月内需要对喉咽部、颈部行相关的影像学检查（CT或MRI），对于曾有长期吸烟史的患者，还应行胸部CT检查。若颈部接受过放疗的患者，每6～12个月复查促甲状腺激素（TSH）。当然，这是对于出院后无其他特殊不适患者的随访建议。若术后患者出现声嘶加重、气紧、咽痛、痰中带血、进食异常、颈部包块等症状时应及早复查。

2. 术后反复吞咽呛咳，该怎么办?

对于进食呛咳的患者，进行饮食锻炼是非常重要的。掌握合适的进食体位（一般需要曲颈，部分患者可以尝试自己吞咽时不呛咳的姿势）或进食时屏住呼吸都是不错的方法。建议进食质软、黏稠的食物，如香蕉、蛋糕、烂面条、抄手等，还应禁食辛辣、刺激性食物，待呛咳症状明显减轻或不呛咳时再尝试进食流质饮食。绝大部分患者经过一段时间的饮食训练，呛咳症状都能得到改善。

3. 我带管（气管套管）出院，有什么注意事项?

部分下咽部肿瘤患者因行全喉切除术或术后术区黏膜肿胀导致憋气以及严重的吞咽呛咳等原因，出院时不能拔除气管套管。因此，在出院前患者及家属应向医护人员认真学习气管套

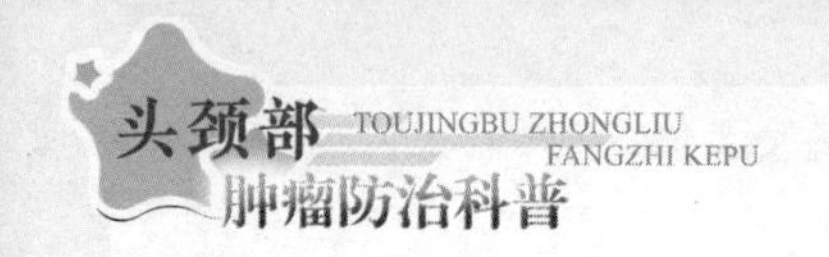

管内管的拿取与放入、套管的清洁和消毒方法、套管内滴药的方法及敷料更换等。

另外，气管套管固定需打死结，以防止因套绳松脱导致气管套管滑出气管的情况。一旦出现套管滑脱，应立即就近就医重新安置气管套管。

4. 下咽部肿瘤术后声音嘶哑，还能不能恢复?

下咽部肿瘤术后声音嘶哑可能有以下三个方面的原因：

（1）术后咽喉部黏膜肿胀或声带水肿。这类患者经过术后恢复，待术区黏膜水肿消失后，声音大多能够恢复。

（2）环杓关节脱位。对于此种情况，多数患者经过局部麻醉或全身麻醉下行环杓关节复位术后，声嘶症状可消失或改善。

（3）因手术或肿瘤侵犯，术中切除了部分喉结构。这类患者术后出现的声嘶一般很难恢复到术前的状况。

5. 下咽部肿瘤放疗过后出现口干舌燥，该怎么办?

口干症是下咽部肿瘤放疗后常见的并发症，主要是由于放疗中的电离辐射损伤了唾液腺，导致唾液分泌减少或完全丧失造成的。80% 接受放射治疗的患者都会受口腔干燥症影响。患者不仅自觉口干，还会引起如语音、咀嚼、味觉、吞咽等的功能障碍，并导致睡眠障碍、咽喉痛、龋病以及口腔感染，甚至降低患者对放射治疗的依从度，严重影响了患者的生存质量。那口干症都有哪些方法可以缓解呢?

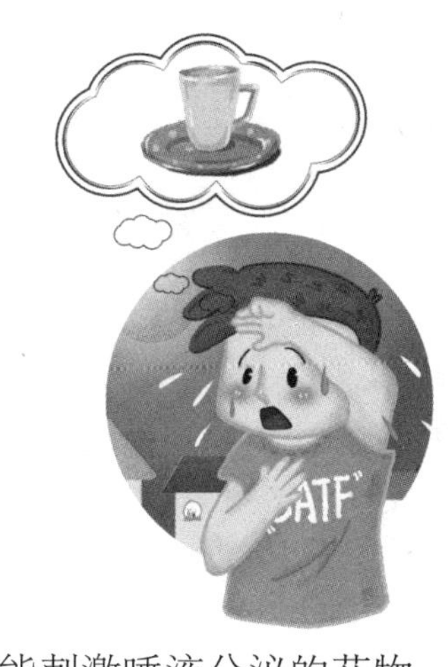

（1）多喝水。

（2）使用唾液替代物，如含磷酸钙的溶液，或含溶菌酶、乳铁蛋白和过氧化物酶的凝胶。

（3）使用不含酒精的漱口水。

（4）咀嚼木糖醇口香糖。

（5）在医生的指导下使用能刺激唾液分泌的药物。

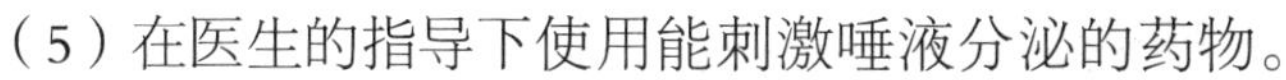

温馨提示

饮食训练有助于改善呛咳症状，掌握合适的进食体位或进食时屏住呼吸都是不错的方法。出院后，患者若出现气管套管脱落，需立即就近就医，重新安置气管套管。定期随访对于患者术后康复和预防肿瘤复发非常重要，请一定要坚持按时复查！

唾液腺肿瘤防治

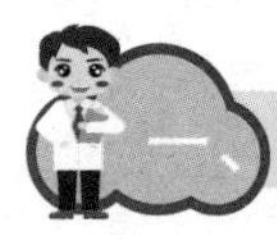

一、唾液腺肿瘤的发现

1. 什么是唾液腺？它的主要功能是什么？

唾液腺顾名思义是分泌唾液的腺体，就是老百姓说的分泌“口水”的地方。在人体中唾液腺主要围绕在口腔周围，有大有小，小的腺体主要遍布口腔内表面，大的腺体主要是常说的腮腺、颌下腺、舌下腺。腮腺在耳垂下方，颌下腺在下颚下份，舌下腺在舌头下面紧贴舌根部。这些腺体将产生的液体通过自己的管道排入口腔内混合成唾液，也就是我们经常说的“口水”“哈喇子”，有湿润口腔、溶解食物、杀菌、辅助吞咽等作用。

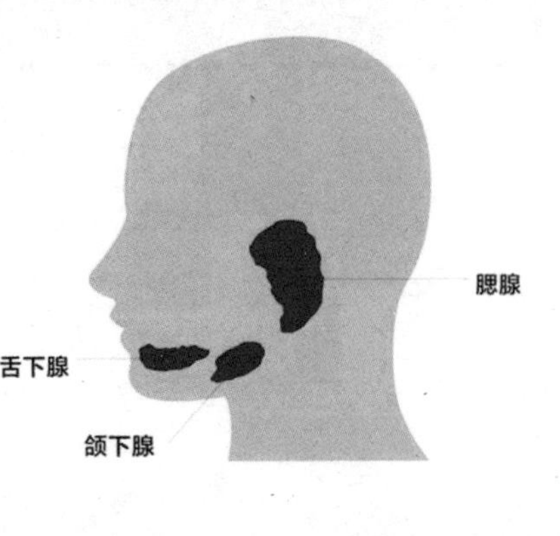

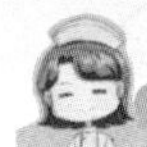

2. 什么是唾液腺肿瘤?

当上述唾液腺的细胞出现异常生长，细胞积少成多堆积出现包块时，就是我们所说的唾液腺肿瘤。这些肿瘤大部分发生在上面说的三大唾液腺内，其中 80% 发生在腮腺，10% 发生在颌下腺，而舌下腺占 1%，其他小唾液腺大约占 9%。

3. 发现唾液腺肿瘤就一定意味着是恶性的吗?

唾液腺出现肿瘤性包块的时候，人们应该引起重视，但是不必过分恐慌，因为并不是所有的唾液腺肿块都是恶性肿瘤。一般发生在成人的唾液腺肿瘤良性多于恶性，而儿童则恶性多于良性。通常来说腮腺肿瘤最为常见，但是腮腺肿瘤约 80% 都是良性；颌下腺肿瘤一半可能是良性，一半可能是恶性；出现舌下腺或者其他小唾液腺肿瘤时就更需要担心了，因为一旦出现，80% 都是恶性肿瘤。

4. 唾液腺肿瘤可以做活检吗?

唾液腺肿瘤不论良恶性，其肿瘤的细胞生存能力极强，一旦破坏了肿块外的包膜屏障，非常容易产生种植生长，引起复发或者转移，所以千万不要盲目地打开肿块切除组织做检查，而是应该考虑以细针穿刺的方式做活检。

5. 为什么唾液腺会长包块呢?

唾液腺长肿瘤的原因非常多且复杂，口腔内炎症刺激、内分泌系统紊乱、吸烟、唾液腺导管堵塞等都是致病因素，同时还涉及个人体质、生活习惯以及遗传因素等。因此，唾液腺出现异样一定要尽快就医，让医生帮助判断并评估是否需要治疗。

6. 唾液腺长肿瘤具体有什么表现？

多数唾液腺肿瘤早期无任何症状，当有面部肿块、口腔内异常肿块、口干、口腔面部疼痛、舌头麻木、面瘫嘴巴歪斜等表现时，表明肿瘤已进展到可发现的地步。无论其发生在上述三大唾液腺中的哪一种上，一旦相应位置出现包块并增大迅速，或出现疼痛、面瘫、张口困难等情况，一定不能忍着，需立刻就医，因为恶性的可能性很大，以免耽误了治疗。

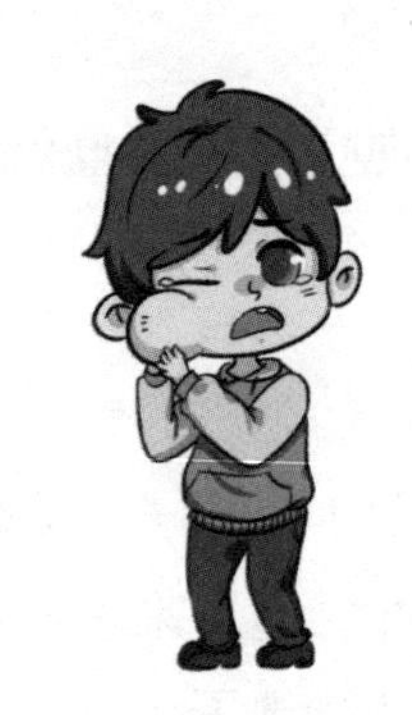

7. 发现唾液腺肿块后我们应该怎么处理？

根据唾液腺肿瘤发生的位置不同，治疗方案也不尽相同，但治疗仍然以手术切除为主。一般外科医生在手术切除肿瘤后会立刻送术中病理检查，若为良性肿瘤则完整切除即可，若为恶性肿瘤则在完成扩大范围切除后，还需根据情况完整切除周围粘连的组织以及淋巴结等；术后根据病理分型、术中情况，再采用综合治疗，如增加放疗或化疗等，以提高肿瘤控制率。

8. 腮腺炎会引发腮腺肿瘤吗？

一般腮腺炎处理不当有形成肿瘤的可能，但通常良性可能性较大，需要完善相关检查以明确其性质。炎症发展过程中，可能侵犯或者压迫某些神经，引发疼痛的症状，因此如果有腮腺炎症表现或者疼痛不适症状请尽快就医！

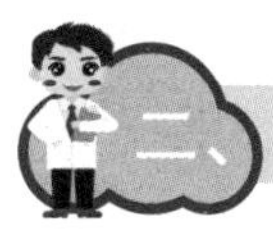

唾液腺肿瘤早期通常没有任何症状，常常是因为自己或他人无意触摸到相应唾液腺位置出现无痛性肿块而发现；当有症状时，往往已经达到了一定的病变程度。因此建议大家重视普检，并在有症状不适时立刻就医，避免影响后续治疗疗效。

二、住院治疗

1. 得了唾液腺肿瘤住院，需要完善哪些检查？

一般因唾液腺肿瘤住院的患者，在手术前需要完善两类检查，一是针对手术的常规检查，比如心电图、腹部彩超、胸片、血检等，以排除一些影响手术或者增加手术风险的基础性疾病；另外根据患者的情况，如年龄、基础疾病等，要完善肺功能、动态血压、动态心电图等检查。二是针对唾液腺肿瘤的评估检查，主要包括面颈部 CT、彩超、MRI，甚至根据情况还需完善电子鼻咽镜检查，具体要根据病变部位来看。

2. 为什么需要做彩超、CT甚至MRI？这些检查不会重复吗？

针对不同的唾液腺肿瘤，各种检查有其各自的优缺点，我们需要取长补短。如彩超主要用于评估肿瘤内部血供、邻近血管侵犯程度，但其是二维呈像，无法立体地观察病灶，且检查结果受医生的主观判断较大，这就需要辅助CT增强扫描来判断周围骨头有无受侵犯，重要血管软组织粘连程度，部分血管能否保留等。而CT对于部分肌肉软组织的判断又不如MRI，所以医生需要综合各个检查优缺点、手术难易程度、肿瘤良恶性倾向、切除范围等来选择检查的方式。

3. 为什么医生要求有些患者做电子喉镜，有些又不需要做呢？

若肿瘤主要位于腮腺下份且位置较深，可酌情行电子喉镜检查，因为我们可触及的唾液腺肿瘤并不能除外它有无向深面生长，深面则邻近我们的喉咙。特别是腮腺或者颌下腺深面的恶性肿瘤，患者伴有喉部不适或声音嘶哑等就诊，可以电子喉镜检查综合临床表现评估声带等有无受累。但良性肿瘤或肿块体积较小的情况，侵犯咽喉部的可能性非常小，就可不做喉镜检查。

4. 唾液腺肿瘤具体手术怎么切？手术时间要多久？

通常由于唾液腺肿瘤发生部位、术中病检良恶性、侵犯范围等的不同，手术切口的设计和切除方式也有一定差异。一般腮腺肿瘤多通过耳垂前面做“S”形切口到邻近下颌骨下方，在保留重要面部神经、血管的条件下完整切除肿瘤；也可能根据

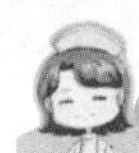

评估同时需切除部分腮腺腺体本身。颌下腺肿瘤则一般在对应下颌骨下 2 cm 左右开口，避开重要神经（如面神经下颌缘支）、血管（如面动脉）后，完整切除肿瘤；也有附带切除部分或全部颌下腺，剔除部分下颌骨的可能。但不管哪个部位的唾液腺肿块，其切除的范围均应依据术中病检评估的良性或恶性来决定，以及决定是否切除腺体、周围器官、淋巴结等考虑有转移侵蚀的病灶。其原则在于尽量完整切除，避免种植复发。手术时间则波动较大，同样受肿瘤良恶性、侵犯范围、术中病理检查时间等影响，一般半个小时至几小时不等。

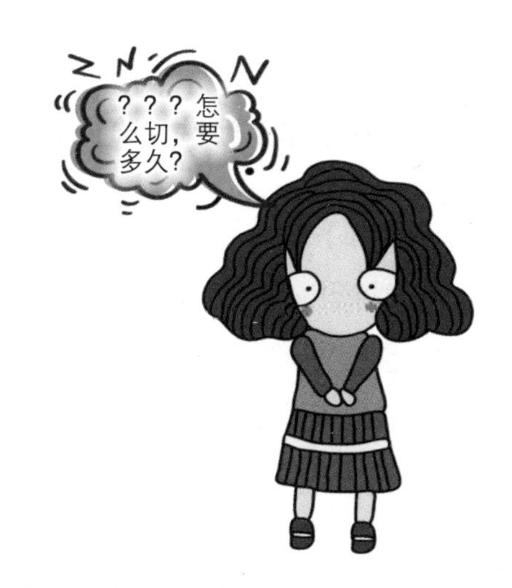

5. 腮腺手术在面部操作手术后瘢痕会不会很明显，有什么办法可以减少瘢痕呢？

腮腺因为在面部，要在“门面”上动刀或多或少都避免不了瘢痕的存在，医生会根据腮腺肿瘤的位置而选择手术开刀的方法。除了上面说的“S”形切口外，根据腮腺包块的位置，在不影响手术暴露的情况下还有耳前发际线切口、颌后切口等，通俗来说就是将切口埋在发际线或者下巴骨后，起到减轻瘢痕损伤患者“门面”的作用。但是患者需要放宽心态，毕竟这个病长在脸上，不要抱有完全没有瘢痕的侥幸心态，治好病

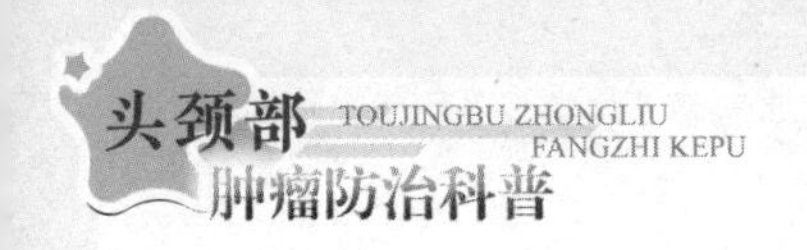

才是关键。

6. 唾液腺手术有哪些风险或者后遗症?

任何手术，无论大小，均存在一定风险，而唾液腺肿瘤切除手术除开一般手术的出血、感染、复发等风险外，还有针对其特定部位、特定功能的风险。如腮腺和颌下腺肿瘤切除存在面神经损伤出现口角歪斜、眼睑闭合不全等面瘫风险；舌下腺肿瘤切除存在损伤舌及舌下神经引发舌尖麻木或舌体活动障碍风险，而耳颞神经损伤会出现进食后面部潮红、出汗的现象（临床称之为味觉出汗综合征）等等。以上涉及各特定部位神经的后遗症，如果是神经已经断裂，这些症状会一直存在；如果只是神经暂时水肿等原因导致的一过性功能障碍，经过一定时间可以逐渐恢复。

7. 术前我需要做哪些准备?

同一般手术一样，因全身麻醉需要禁食 8 小时以上、禁水 4 小时以上，备皮（即剔除手术区域部分毛发）以保证手术区域干净。对于特殊患者，如年龄大、糖尿病、肝功能不好者还要做好术前调理准备。同时，心理上的准备不容忽视。

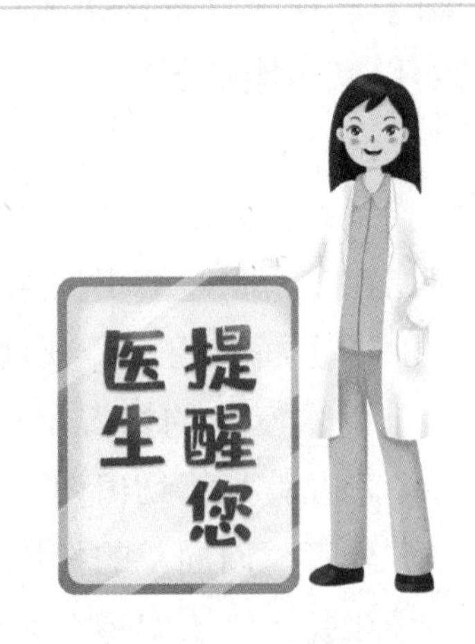

8. 做完手术后多久可以喝水、吃东西？饮食需要注意什么？

一般唾液腺手术结束后，返回病房且麻醉清醒后，若无恶心、呕吐等特殊不适，可食用流质饮食如藕粉等，第二天即可恢复正常饮食，除避免过于辛辣刺激等食物外，均需加强营养以促进手术创伤恢复。但是唾液腺因对酸性食物刺激敏感，建议术后禁酸性或刺激性食物至少 1 月，以减少刺激腺体分泌。

9. 为什么腮腺肿瘤术后需要把头包得严严实实？

腮腺肿瘤手术过后把头包得很紧，大部分患者术后还会在切口或者切口周围安置引流管，这样做的目的是为了排除手术区域瘀血、积液，以及避免残存腺体分泌唾液，导致面部术区皮下唾液堆积造成肿胀，同时还可以起到一定加压止血以及促进创面愈合的作用。因此患者需要做的就是坚持，直到引流液很少，颜色比较清亮、淡黄时，才可拔除引流管，然后再配合医生的包扎 2 周左右就可以了。这都是为了患者切口更好愈合，术后快速恢复。

10. 唾液腺肿瘤切除手术住院时间有多长？出了院还需要后续治疗吗？

唾液腺肿瘤切除手术后因受肿瘤性质、具体病理分型、患者各自的实际情况不同，住院时间也会有所差异，短则几天，长至1个月不等。对于恢复情况较好的患者而言，一般术后3天左右拔除引流管就可出院。同时根据以上因素的差异，后续治疗也有不同。一般良性肿瘤患者不需要特别治疗，注意活动康复即可；恶性肿瘤患者则根据病理类型不同、侵犯切除范围不同等因素，术后需要接受不同程度的放疗或化疗。

温馨提示

针对唾液腺肿瘤，手术切除是主要的治疗方式；而对于部分发现时已达晚期的恶性肿瘤，单纯的手术治疗效果较差，需考虑联合放疗、化疗或姑息治疗。

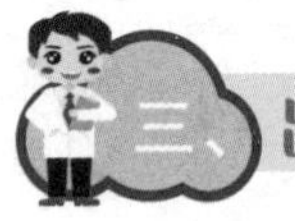

三、出院康复随访

1. 唾液腺手术后多久可以沾水？

唾液腺手术同多数其他手术一样，无论需不需要拆线，都应在确保切口愈合良好过后才可适度沾水，且需避免剧烈活动导致切口裂开。

2. 这个手术过后需不需要复查？多久复查一次？需要做哪些检查？

唾液腺肿瘤同其他类型肿瘤一样，术后需要长期规律的复查，但随访复查又受肿瘤性质等因素决定。若为良性肿瘤，可根据主治医生的建议，半年或一年随访；若为恶性肿瘤，则随访频率建议增加，可术后 1 月，之后间隔 3 月，大于 1 年或 5 年后每半年复查 1 次，随访至 10 年以上。针对唾液腺肿瘤随访的检查主要是彩超，必要时可根据情况完善 CT 增强扫描或 MRI。

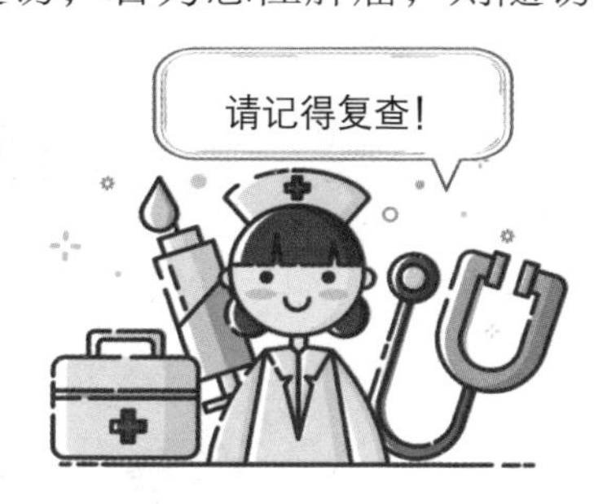

3. 唾液腺手术后的康复期有没有什么饮食禁忌？

因酸性物质会刺激唾液腺分泌唾液，因此术后恢复期间患者应在饮食上注意根据个人情况禁酸性食物一段时间，一般为 1 个月以上。其余禁忌的食物很少，但需根据具体的手术部位，避免坚硬等食物近期内磨损伤口影响愈合，建议以软食为主，营养均衡。

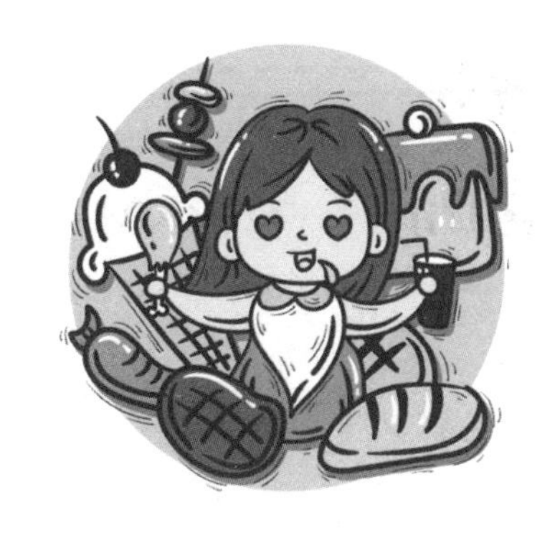

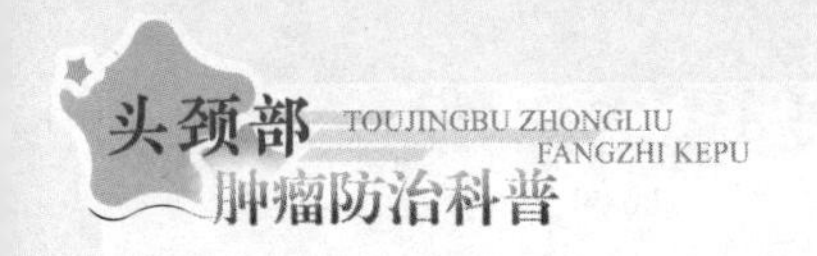

4. 唾液腺肿瘤手术后多久可以正常上班?

唾液腺肿瘤治疗周期结束后，不影响正常上班，但具体要看工作性质，对于涉及手术区域负重较强的工作需适度延长休养时间，避免切口裂开、腺体分泌功能受损。

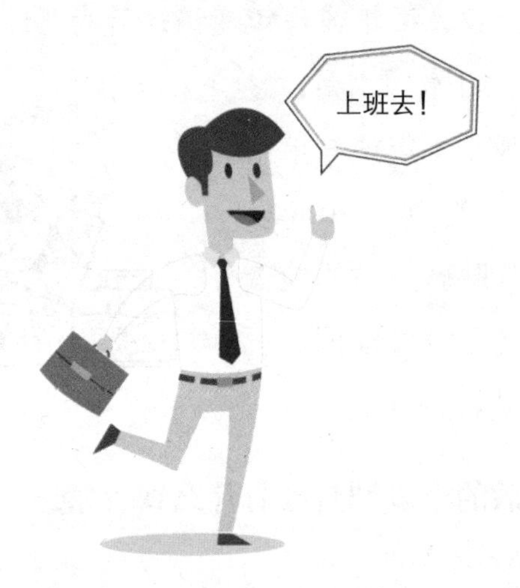

温馨提示

同其他部位肿瘤一样，我们仍需要长期随访复查唾液腺肿瘤切除过后的情况，随访的目的在于两点：一是通过不断定期检查的形式观察有无肿瘤复发；二是对患者术后功能恢复的情况作观察。

颌骨肿瘤防治

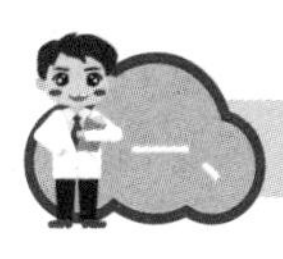

一、颌骨肿瘤的发现

1. 哪里是颌骨，它有什么作用?

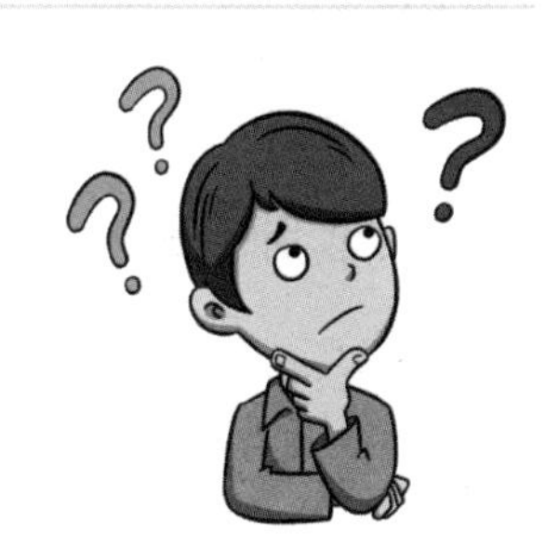

颌骨的位置位于面部的中下方，可分为上颌骨和下颌骨（下颌骨其实就是我们说的下巴）。这个部位的主要作用是撑起面部的轮廓，让我们可以咬东西，吃东西。

2. 颌骨肿瘤能治愈吗?

颌骨肿瘤可以分为良性肿瘤及恶性肿瘤，一般都是手术切除，术后做病理化验，以明确是良性肿瘤还是恶性肿瘤。如果是颌骨良性肿瘤，一般是可以治愈的。如果是恶性肿瘤则要看肿瘤的分期，比较早期的情况下也有治愈的可能性；如果是中晚期的情况，则一般是控制肿瘤发展。

3. 颌骨恶性肿瘤有哪些表现？

颌骨的恶性肿瘤，早期的症状一般是颌骨的麻木和疼痛。如果肿瘤生长迅速，会造成牙槽骨和颌骨的破坏，导致骨质的膨隆、牙齿松动和移位。如果继续发展还可能会引起面部的畸形。

4. 诊断为颌骨肿瘤，手术该怎么做呢？

颌骨肿瘤如果是良性的，通过手术切除肿瘤就可以得到根治。如果是恶性肿瘤，手术需要扩大切除肿瘤周边 1 ~ 2 cm 的正常颌骨及软组织。部分患者手术后由于缺损面积大，不能直接拉拢，还需要从其他地方移植骨头来修复。待伤口愈合、身体恢复后，还需要视患者情况配合化疗、放疗、靶向药物治疗等等，以预防肿瘤的复发。

5. 颌骨囊肿、肿瘤不切行吗？

颌骨囊肿是一种肿瘤性的疾病，可以把它理解成一种长在颌骨内的良性肿瘤。但作为一个长在骨头里的肿瘤，没有保留的理由。可能有的患者认为做手术比较痛苦，担心手术过程中的一些风险就不想做，或者想拖一拖等将来再说，但是颌骨囊肿会越长越大，最严重的囊肿可能把整块骨头都破坏掉，甚至导致骨折；而且肿瘤越大手术的风险越大，创伤越大，术后恢复的时间也越长，还可能造成严重的面部畸形和缺损。所以对于颌骨囊肿或者其他任何肿瘤性的疾病，一旦发现，最好的方法就是尽快及时地把它拿掉，这样才能保证最好的治疗效果。

6. 颈部淋巴结肿大一定是肿瘤转移吗？

颈部淋巴结肿大可能是癌症转移，或是淋巴结炎，也有可能是淋巴结核导致的，还有可能是结节病。一定要及时去大型、正规的医院进行检查、诊断，并且在医生的指导下进行治疗。

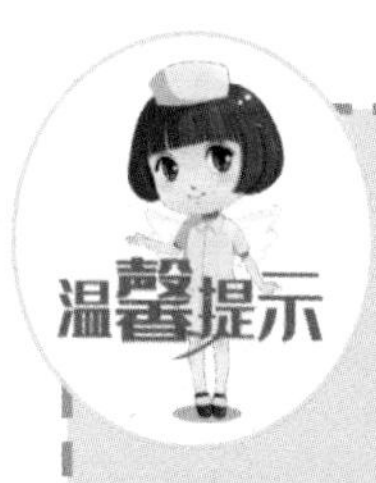

虽然近年来患颌骨肿瘤的人数有所上升，但大家不必太过于担心，因为颌骨肿瘤大部分为良性肿瘤，一般是可以治愈的。

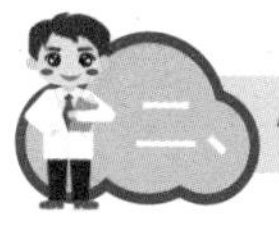

二、住院治疗

1. 我得了颌骨肿瘤为什么医生要做凝血、胸片、感染标志物、腹部彩超、心电图检查？

这些都是术前常规检查，是为了预测及评估患者其他部位的功能、术中出血情况及麻醉风险等，是保证手术顺利进行、提高手术效果的关键。

2. 做了CT为什么还要做磁共振？

CT 和 MRI 检查各有优缺点，不能互相替代。由于颌骨肿瘤位置特殊，加上周围血管神经丰富，所以需要做 MRI 以更清楚

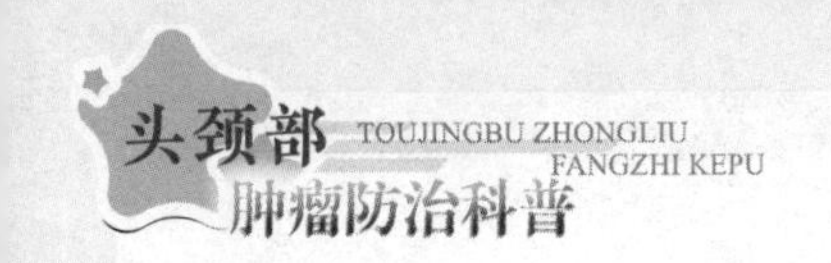

地观察肿瘤情况，这样就能更好地制定手术计划。

3. 手术前需不需要吃抗生素？手术住院通常需要多长时间？

术前一般不需要也不能随意吃抗生素，只有在医生诊断有感染炎症的时候才能遵医嘱服用抗生素。

颌骨肿瘤手术住院时间通常为 10 ~ 14 天，这个具体还得根据病情来定。

4. 颌骨肿瘤手术有没有什么后遗症？

一般情况下患者术后脸部会有麻木的感觉，这可能是因为神经水肿或切除了肿瘤侵犯的神经引起的；还有一个术后的后遗症就是，手术后一段时间内，骨质比较薄弱，不能吃硬东西，不能大张嘴，不能受比较大的外力打击，否则容易出现骨头破裂，且一旦发生，就需要再做手术治疗。

5. 颌骨肿瘤手术时间很长吗？是大手术吗？

一般的囊肿手术是个小手术，1 个小时左右就能完成；如果是大的囊肿或者恶性肿瘤，手术时间会比较长，一般在 4 ~ 6 小时。不过手术过程中患者处于麻醉状态下是完全没有感觉的，睡一觉就好了，就当是补了个觉。

6. 这手术是怎么做的呢？会影响容貌吗？

颌骨肿瘤手术一般都是从口腔开个口子，所以在脸上不会有刀疤，加上现在的医疗技术已经越来越完善，术后容貌基本

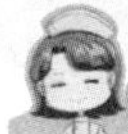

不会受到影响。

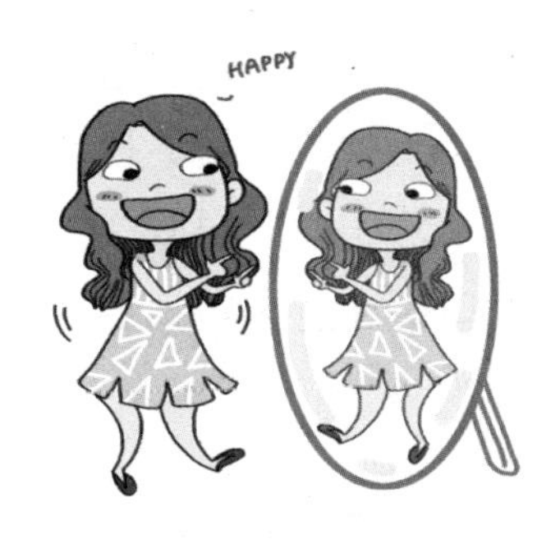

7. 颌骨肿瘤确诊后需要立刻做手术吗？手术之前要做活检吗？

一旦诊断确立应尽早手术治疗，因肿瘤随时间推移逐渐增大将造成更多的组织缺损及功能障碍。术前活检是有必要的，这可以帮助医生制定手术计划，判断是只切坏的地方，还是要多切一点，让治疗效果更好。

8. 听说需要从别的地方移骨头？那切完了不就“残疾”了？此外，手术中需要清扫哪些淋巴结呢？

医生会在保证取骨处生理功能及结构完整性的基础上进行取骨，不会引起残疾。手术中医生会根据肿瘤类型、有无淋巴结转移等来确定淋巴结清扫的范围。

9. 颌骨肿瘤切除术后需要注意什么？手术后多久可以开始刷牙？

颌骨肿瘤切除术一般在口腔内切口，所以一定要注意口腔卫生。认真清洁口腔，保证伤口周围没有食物残渣，否则容易引起感染。

手术后早期，口内若有切口时，需要医务人员进行口腔护理。手术后出院前，医务人员会教会患者进行口腔内的自我清洁，一般术后 5 ~ 7 天，患者口内切口无异常时可以进行刷牙。刷牙时需要选择牙刷头小、毛质少且柔软的牙刷，以免引起切口疼痛或者牙龈出血。早晚需要刷牙，餐后需要漱口，注意保持口腔的清洁。

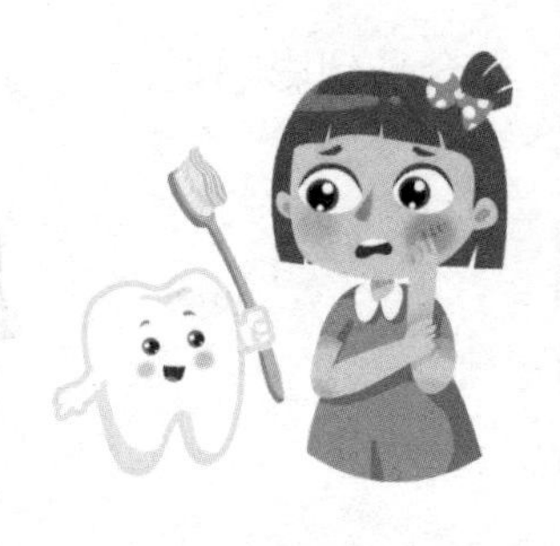

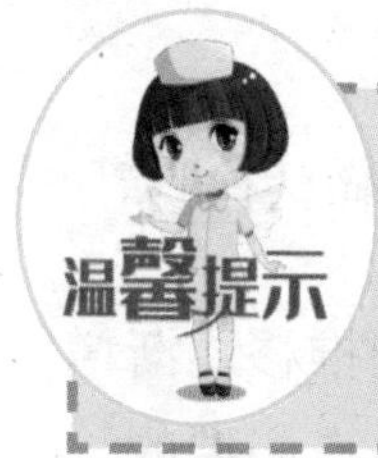

颌骨肿瘤的主要治疗方式仍是外科手术治疗。早发现、早诊断、早治疗，依然是最诚恳的建议。

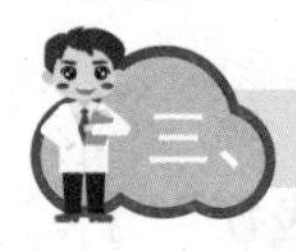

三、出院康复随访

1. 出院的时候还需要吃药吗？一般什么时候复查？

没有特殊状况时，出院的时候只需要保持口腔卫生，记得多漱口，再遵医嘱吃一些消炎药就行了；若觉得自己有点低烧，怀疑有术后感染时，则应及时到医院就诊。

一般情况下，术后半个月来医院复查；第二次复查遵医嘱就好了。

2. 颌骨肿瘤术后切口多久可以沾水？

口腔内切口一般都采用可吸收线缝合，大部分会被人体吸收或者自行脱落。如果术后1个月缝合线还未被吸收或者脱落则去医院拆了即可。

3. 颌骨肿瘤手术后疼痛是正常的吗？面部麻木怎么办？

手术后的1周左右，肯定会有一些疼痛，这属于正常现象；肿瘤切除后面部出现暂时的局部麻木也是正常的生理现象，不必过于担心。针对这样的情况，可以每晚用热水袋热敷患处，配合适当的理疗按摩，同时口服复合维生素B、谷维素及银杏叶片等进行治疗，症状会慢慢改善。

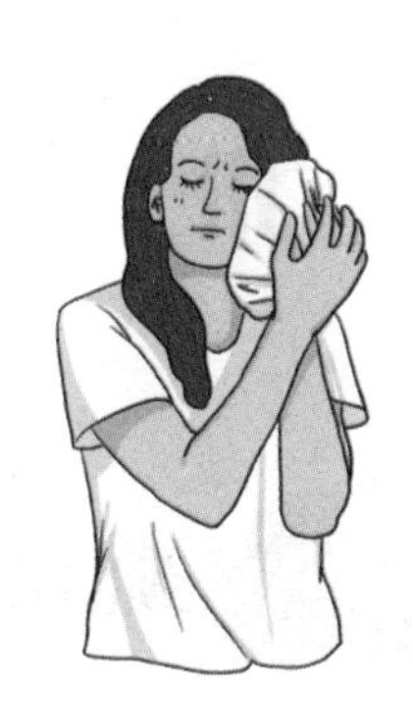

4. 颌骨肿瘤手术后咀嚼功能多久可以恢复？手术后出现感染怎么办？

术后不要立即吃硬的东西，两周以后可以慢慢恢复正常进食，老年患者的这一过程应该更加缓慢一些。

若术后出现感染，建议去医院检查一下刀口的情况，化验血常规，对周围皮肤进行消毒并重新换药，可使用抗生素静脉滴注来控制感染。只要及时将炎症控制住，就没有问题。

温馨提示

术后要避免大张嘴，避免咀嚼坚硬的食物。因为颌骨肿瘤切除以后，剩余的下颌骨骨质往往比较薄弱，如果大张嘴或者咬硬东西，或者受到外力打击的话，很容易出现病理性骨折。

颈部先天性疾病及瘤样疾病防治

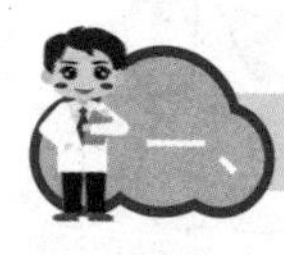

一、颈部先天性疾病及瘤样疾病概说

1. 什么是先天性疾病?

简单地说，先天性疾病就是从娘胎里带来的疾病，从出生便有，只是早期可能比较隐秘，我们不容易发现它。胚胎在从一个细胞，逐渐发育成多个组织器官，最后到成熟胎儿的这个复杂的过程中若出了点小岔子，便成了先天性疾病。

2. 什么是瘤样疾病?

外观像肿瘤样而并非真正肿瘤的一种良性疾病。

3. 脖子上有哪些常见的先天性疾病?

常见的颈部先天性疾病有：甲状舌管囊肿或瘘管、鳃裂囊肿、囊状水瘤、血管瘤等。

4. 头颈部有哪些常见的瘤样疾病?

常见的颈部瘤样疾病有：乳头状瘤、色素痣、舌下腺囊肿、耳郭假性囊肿、皮脂腺囊肿、皮样囊肿等。

5. 什么是囊肿?

全身很多部位都可以出现囊肿，皮肤、皮下、肝、肾、卵巢。

囊肿就好像一个装上水的气球，表面有一层“皮”包裹，里面有水样的物质填充；填充物稀一点就软点，稠一点就硬点，只是摸起来手感不一样。

6. 什么是瘘管?

皮肤上的瘘管就相当于正常皮肤上多了一个“眼”，它时不时地会排出一些液体，常常和皮下的一些病变相通。它的出现就像“泉眼”一样间接地反映出其深处一定会有源头。

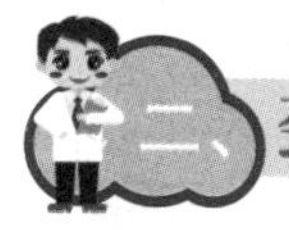

二、颈部先天性疾病

（一）甲状舌管囊肿和瘘管

1. 孩子喉结上方长了一个包，吞口水的时候包块要动，是怎么回事?

这个位置常常是先天性的甲状舌管囊肿常见生长区域，如果要弄清楚到底是不是甲状舌管囊肿还需要做些检查，比如彩超、CT 等。

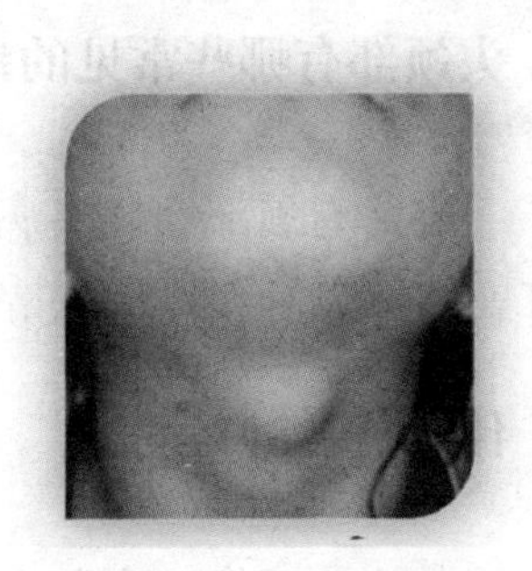

2. 什么是甲状舌管囊肿呢？

它是一种先天性良性疾病。胚胎早期，并无甲状腺。甲状腺是由甲状腺始基（又叫甲状舌管，像一粒种子）从舌根部至颈部逐渐发育而成。在甲状腺发育的这个过程中会留下一条索，它一般会在甲状腺长成后完全消失，如果未消失或消失不全，则会逐渐形成囊肿或瘘管。

3. 甲状舌管囊肿有什么危害呢？

一般没有不适，随着囊肿的长大，可影响美观，或者有吞咽不适的症状；当发炎的时候会出现局部红肿疼痛，严重时会皮肤破溃流脓形成瘘管。

4. 怎么弄清楚是这个病？

一般做一个超声检查，就可以判断出此疾病的性质。结合吞口水时包块上下运动情况基本上就可做出正确诊断。借助 CT 和 MRI 检查会更清楚。

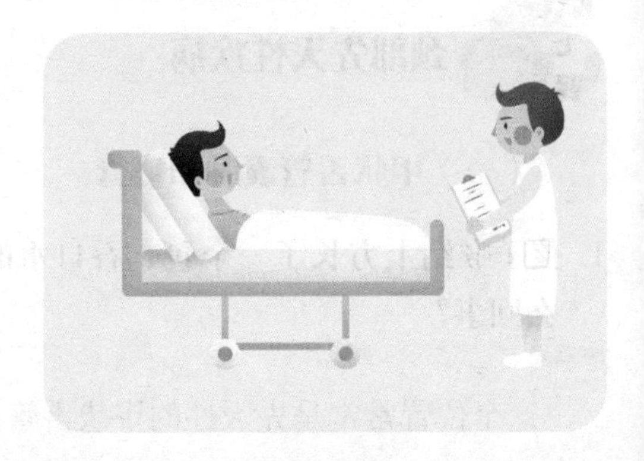

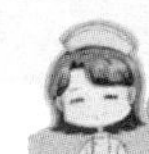

5. 这个疾病应当到哪个科就医?

综合医院的耳鼻咽喉头颈外科、口腔科，专科医院的头颈外科。

6. 这个病怎么治疗?

如包块小，无症状且不影响美观、无发炎，可以观察，但是要根除最终需要“开刀”。尤其要提醒的是，发炎时需要先控制炎症，此后才能手术治疗。手术切除囊肿和瘘管应完整、彻底，并切除正中的部分舌骨。

7. 治疗的风险大吗?

手术不大，一般风险比较小。

8. 是否会复发?

一般在手术切除彻底的情况下是不会复发的。甲状舌管在胚胎发育的时候与舌骨关系密切，所以术中要切除相应的部分舌骨以降低复发风险，否则就有复发的可能。

9. 术后应注意些什么呢?

由于术后前 2 天进食疼痛，可喝牛奶等流体饮食，再逐渐过渡到清淡软食；注意呼吸是否通畅、表面皮肤是否有红肿或渗血；保持伤口干净，1 周内伤口忌沾水。

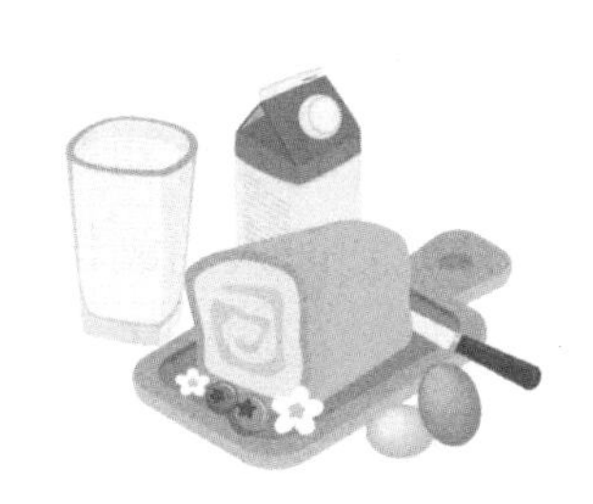

温馨提示

甲状舌管囊肿和瘘管是颈部较常见的先天性疾病之一，是胚胎发育过程中甲状舌管未消失或不完全消失而形成的囊肿或瘘管，多在儿童和青少年期发病，表现为颈中线皮下圆形或半圆形包块，一般无明显不适，感染时包块处疼痛、红肿。彩超对其诊断帮助较大，同时需要检查甲状腺是否正常存在，排除异位甲状腺的可能。手术切除是根治的唯一方法，需切除部分舌骨，术中完整切除囊肿、瘘管及甲状舌管是根治的前提。

（二）鳃裂囊肿和瘘管

1. 我家小孩颈外侧有个小眼，别人说是鳃裂瘘管，什么是鳃裂瘘管?

这是一种先天性疾病，位置就在耳下方斜向内下方（颈大筋）沿途。鳃裂囊肿和瘘管实际上是同一种病，该病可以只有囊肿，也可以同时有瘘管。

2. 鳃裂囊肿和瘘管是怎么形成的?

人胚胎发育初期也像鱼那样会形成鳃样结构，但鱼鳃是不闭合的，而人的鳃样结构则要闭合以发育成面颈部。如果人在胚胎期鳃沟闭合不全，出生后不同的鳃沟闭合不全就会形成相应不同的鳃裂囊肿和瘘管。

3. 不同类型鳃裂囊肿和瘘管有什么不同的表现?

第一鳃沟闭合不全会形成第一鳃裂囊肿和瘘管，其与耳关系密切，常见耳朵下方有个小孔，耳朵经常流脓，常被误以为是中耳炎。

第二鳃沟闭合不全则会形成第二鳃裂囊肿和瘘管，这是最多见的类型。有的患者感觉口内有臭味，甚至个别进食时水、奶等液体会从外瘘口流出。

由第三、第四鳃沟闭合不全而引起的第三、第四鳃裂囊肿或瘘管非常少见。

不同类型的鳃裂囊肿和瘘管的内外瘘口不同，一般说来：

（1）第一鳃裂瘘管，外瘘口在耳下方，内瘘口在耳朵内；

（2）第二鳃裂瘘管，外瘘口在胸锁乳突肌（颈大筋）前缘中下 1/3 或附近，内瘘口在扁桃体处；

（3）第三鳃裂瘘管，外瘘口在颈下 1/3 处，内瘘口在喉咙后外侧，食管上方；

（4）第四鳃裂瘘管，外瘘口在锁骨上部的皮肤上，内瘘口在食管处。

4. 鳃裂囊肿和瘘管会不会变成癌?

有鳃裂囊肿和瘘管癌的报道，但发生比例很低。

5. 需要做什么检查?

彩超对囊肿和瘘管有价值、CT 和 MRI 检查更精确。耳内镜检查有助于发现耳道内有无瘘口。瘘管做个碘油造影照片可看

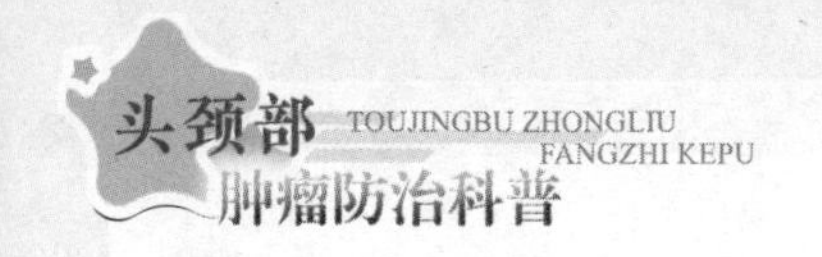

见瘘管位置、长短。

6. 鳃裂囊肿或瘘管需要治疗吗？怎么治疗？

需要治疗！尤其是鳃裂瘘管，可能经常会从瘘管口流出液体，同时还会出现口臭、发炎、皮肤红肿、流脓等情况。只表现为囊肿者，长大后颈子上则有一个包，影响美观。

该疾病一般都采用手术治疗，以彻底切除囊肿及瘘管。如果是感染期间，需要在控制感染后，在无感染情况下才能手术。

7. 手术复杂吗？

瘘管走行上多与颈部重要器官、神经、血管邻近甚至粘连，行径弯曲多变，这些都给手术带来了困难。因此即使很有经验的头颈外科医师也不能轻视这个手术。

8. 手术最常见的并发症是什么？

第一鳃裂囊肿和瘘管，可能穿过腮腺，与面神经靠近或粘在一起，手术可能损伤面神经，引起暂时性或永久性面瘫症状，即口角歪斜、闭眼障碍等。第二鳃裂囊肿和瘘管，瘘管内口在扁桃体窝，需要切除扁桃体，可能会有术后口腔出血，还可能损伤颈部大血管、神经，引起相应并发症。

9. 该手术会留很大的疤吗？

一般不会。该类手术时医生多会顺着皮纹切口，如瘘管较长，可能需要多个切口。精细缝合后对美观影响不大。

10. 手术后会复发吗?

只要切除完整，一般不易复发。但要完整切除并非易事，有鳃裂囊肿和瘘管历经多次手术的报道。

温馨提示

瘘管可以是完全性，有内瘘口和外瘘口；也可以是仅有外瘘口或仅有内瘘口。表现为侧颈部瘘口分泌物排出、口腔臭味，甚至进食从外瘘口流液。囊肿表现为侧颈部较软包块。

（三）囊状水瘤

1. 颈子上长一个软软的透亮的肿块，是什么疾病?

此情况囊状水瘤可能性大。这个病多在2岁前出现。表现为颈后方软性包块，有的半透明，犹如皮下放了个透明清水袋，轻拍有水波动感觉。这种囊肿也可出现在腋窝、胸壁、腹股沟。

2. 这是不是癌症?

这是一种先天性疾病，不是癌症。

3. 这是什么原因造成的?

在胚胎时期，部分淋巴组织迷失了方向（迷路），形成局部淋巴管先天性肿瘤。

4. 这个病危害大吗？

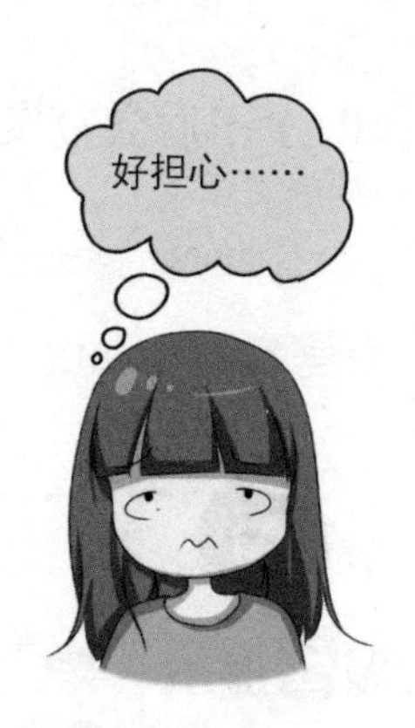

水瘤较小时无任何不适，但其可像树根样向多个方向生长：向前可以越过颈中线，向后可以到肩部，向下可以到锁骨下、腋窝。长大后可能挤压呼吸道，引起呼吸不畅通。

5. 怎么弄明白是否是囊状水瘤？

医生根据以下几点即可以确定该病：①2岁以下婴儿，颈后方柔软、囊状包块；②透光试验，在暗处，用手电筒光从包块一侧射入，如肿块能透光，则称囊状水瘤透光试验阳性；③对包块穿刺抽液，看是否可抽出草黄色液体（液体中有细小黄色薄片物）。彩超有助于诊断。

6. 这个病需要怎么治疗？

手术治疗。很多患儿在出生时就发现颈部囊状水瘤，一般主张2岁以后手术。但若出现囊肿对咽喉、气管、食管有压迫症状时，应早做手术。囊肿若有感染，应在控制炎症后3～6月手术。

温馨提示

颈部囊状水瘤是一种先天性淋巴管发育异常的疾病。多数2岁前发现，一般位于颈后三角，但可以向其他方向生长包块。其质软、囊状。一般无不适，当水瘤生长过大并感染、出血时可引起呼吸、吞咽困难。如无压迫症状，建议2岁后手术。

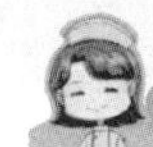

（四）血管瘤

1. 血管瘤是血管上长瘤子吗?

不是，血管瘤是一种先天性疾病，是血管发育异常所致。根据其形态多分为毛细血管瘤、海绵状血管瘤、蔓状血管瘤。

2. 什么是毛细血管瘤?

毛细血管瘤就是皮肤上一片红色、稍稍高出皮面、分叶改变的肿块。

3. 什么是海绵状血管瘤和蔓状血管瘤?

海绵状血管瘤由大小不等、形态各异的血窟窿组成，外观为紫色或蓝色，突出皮肤表面，包块没有确切边界，可向深面自由生长。摸起来像海绵一样。

皮下蔓状血管瘤，外观常见蜿蜒的血管，手触包块时明显感到皮温较高、震颤及血管搏动。

4. 海绵状血管瘤有什么危害?

除了影响美观，海绵状血管瘤逐渐长大后，如挤压咽喉可出现呼吸障碍。

5. 血管瘤怎么治疗?

依据血管瘤的大小、位置，可选择冷冻、药物注射、激光、放射、手术等治疗手段。

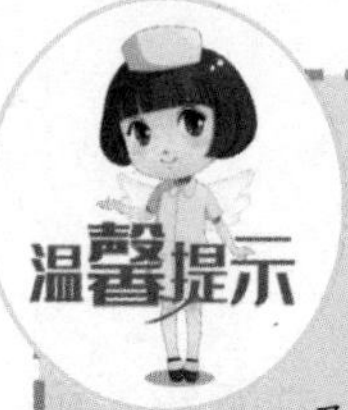

血管瘤是先天性疾病，根据形态可分为：毛细血管瘤、海绵状血管瘤、蔓状血管瘤三种类型，较大的海绵状血管瘤可压迫咽喉导致呼吸障碍。

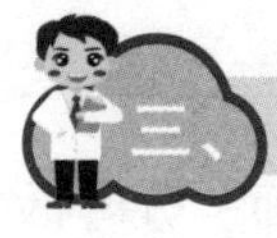

三、瘤样病变

（一）乳头状瘤

1. 我最近半年耳朵里长了一个东西（疙瘩），不疼不痒，每次挖耳的时候时常会挖一块“肉屑”出来，带点血，会不会是长了肿瘤？

这种情况最多见的是外耳道长了乳头状瘤，当然也不排除其他可能性。

2. 什么是乳头状瘤呢？

乳头状瘤常发生在鼻腔、外耳道、咽部、食管、乳腺等组织器官，多为良性肿瘤，也是最常见外耳道良性肿瘤之一，多出现在外耳道皮肤。

3. 什么原因会得乳头状瘤呢？

原因不清，一般认为与乳头状瘤病毒感染有关。当受到炎症或外伤刺激后外耳道皮肤抵抗力下降时就容易感染病毒而

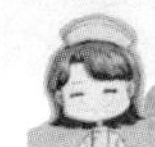

发病。

4. 乳头状瘤会不会变成恶性的呢?

此肿瘤为良性肿瘤，但是有恶变的风险，所以应尽早就诊。

5. 这个病有什么表现呢?

肿瘤小的时候基本没有症状，随着瘤体长大，时常会有耳内发痒、耳堵塞感或听力下降，常常挖耳出血或挖出“肉块”，继发感染后可疼痛和流脓。

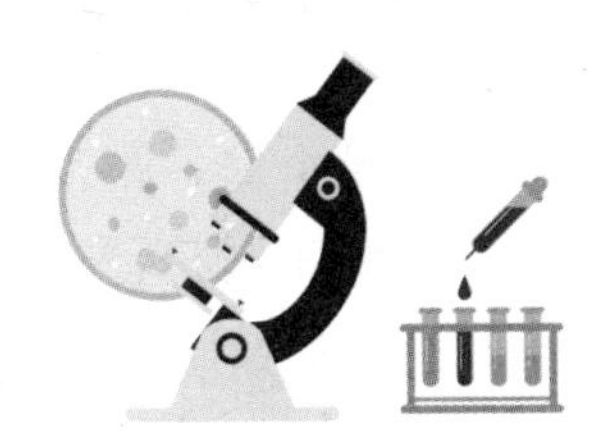

6. 怎样才能确诊呢?

当然是取点组织去化验（病理检查）。

7. 耳洞那么小，怎么取呢? 看得见吗? 会不会把鼓膜弄破?

当然看得见。我们有一种专业的耳内窥镜（简称内镜），可以把耳道内的情况清楚地呈现在电视屏幕上，然后让医生有的放矢地用专用的器械取材，一般不会伤到鼓膜。

8. 诊断清楚了，怎么治疗?

“开刀”彻底切除是治疗的最佳方法。

9. “开刀”痛吗?

肿瘤范围小的可以局部麻醉处理，一般不会疼痛；如果害怕，可以选择全身麻醉，一觉醒来，手术已经结束。

10. 手术风险高吗？手术会影响我的听力吗？

手术风险一般比较小，一般不会影响听力，当然还得依据肿瘤的大小、生长的位置和范围来综合评估。

11. 手术后我脸上会留疤吗？

一般不会，常规手术医生会在耳内镜下经耳道切除肿瘤，只有肿瘤范围广泛的可能会在耳道口比较隐蔽的地方做一个辅助切口，但对美观影响都极小。

12. 乳头状瘤是否会复发？

是否彻底切除肿瘤是关键。由于病因不明，所以文献报道复发概率在2%左右。但很多人认为，这个病手术后容易复发：其一是手术切除不彻底；其二是不洁挖耳习惯；其三是手术后未遵医嘱复查。

13. 术后有哪些注意事项？

术后应保持术耳干爽、清洁，防止感染；按要求清理耳道内填塞物，定期随访。

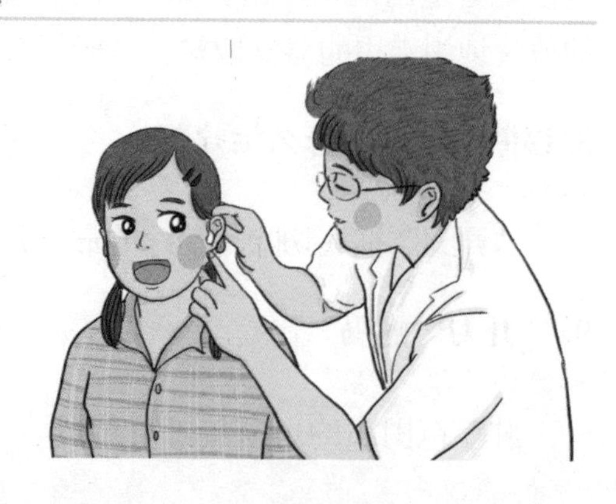

（二）皮样囊肿、表皮样囊肿和皮脂腺囊肿

1. 皮样囊肿、表皮样囊肿和皮脂腺囊肿有差别吗？

我脸上最近长了一个小包包（疙瘩），时常可挤压出“豆腐渣样”物质，到医院看，有的医生说是“皮样囊肿”，有的说是“皮脂腺囊肿”，还有的说是“表皮样囊肿”，它们有差别吗？

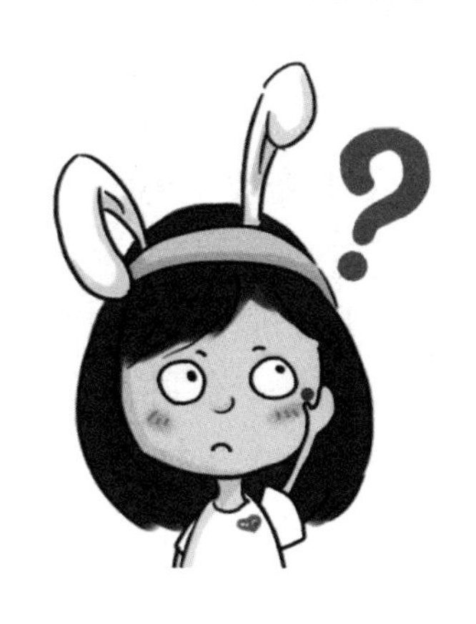

这三种疾病从名字的字面看都差不多，但其产生的原因是不同的。“皮样囊肿”多系先天性疾病，而“皮脂腺囊肿”多为皮脂腺排除受阻，分泌物堆积而成，多见于皮脂腺分泌旺盛的“油腻大叔”。“表皮样囊肿”和皮脂腺囊肿类似，但浅一些，长在皮肤的真皮层。

2. 可以做什么检查呢？

可以做超声检查，超声对囊肿有较高的诊断性。

3. 会不会变成癌症呢？

囊肿为良性病变，罕见癌变。

4. 有了囊肿该怎么办呢？

囊肿小的时候基本没有症状，如没有感染或不影响外观可

不处理；忌挤压，以防感染，否则需要手术切除。

5. 怎样才能确诊其性质呢？

完整切除囊肿并送病理检查。

6. 手术需要全麻吗？

皮脂腺囊肿常局限于皮肤真皮层，位置较浅，一般不需要全身麻醉。囊肿范围小的可以局部麻醉后切除处理，若是累及深面组织的皮样囊肿，可能需要全身麻醉。

7. 术后会留疤吗？

因为该类肿瘤生长的特点，手术时常会切除受累的皮肤，所以会有手术瘢痕。但是囊肿大了同样会影响美观，而且会有进一步长大的可能，所以，鱼和熊掌不可兼得。手术时医生也会尽心美容缝合，尽可能降低瘢痕的影响。

8. 囊肿是否会复发？

彻底切除囊肿是关键，理论上不会复发。

9. 术后有哪些注意事项？

清淡饮食，忌辛辣食品，保持皮肤清洁。

温馨提示

皮样囊肿、表皮样囊肿和皮脂腺囊肿，都是头颈部常见的浅表囊性疾病，只是其发生发展机理不一样，所以命名不一样。皮样囊肿是先天性发育异常所致，而表皮样囊肿和皮脂腺囊肿相似，区别在于是否含有皮脂腺。治疗上没有本质区别，囊肿小，无外观影响，无感染，可观察，否则需要外科手术切除。彻底切除病变是防止复发的关键。

（三）耳郭假性囊肿

1. 这是囊肿吗？

有患者自述：几个月前，我睡觉醒来后无意中发现我的右耳变厚了，没有管它，但慢慢地发现变厚的地方变成了一个包，越来越大，鼓鼓囊囊的，怎么回事呢？这是囊肿吗？

严格意义上说它不是真正的囊肿，它是耳郭软骨内的积液，软骨分层了，但没有实际意义上的囊壁，只是形态上像囊肿，所以我们称它为假性囊肿。

2. 这会不会是肿瘤呢？

不会。耳郭的肿瘤一般是实质性病变，多来源于皮肤；而假性囊肿是在软骨间，里面是一包水（渗出液），用电筒照射的时候有典型的“透光性”。

3. 怎么会得这个病呢?

原因不明，可能与局部机械刺激导致循环障碍，从而发生软骨间积液有关。

4. 会不会真成“粑耳朵”哦?

一般不会，除非囊肿巨大，导致支撑耳郭的软骨骨架受到严重破坏才有可能。要想不成“粑耳朵”（西南地区方言，意思是：耳朵软，怕老婆、惧内），建议早点治疗。

5. 怎么治疗?

早期无明显积液的时候可以采用物理疗法促进渗出液吸收；积液较多的时候可以抽出积液、注射药物、加压包扎，如果失败就建议手术处理。

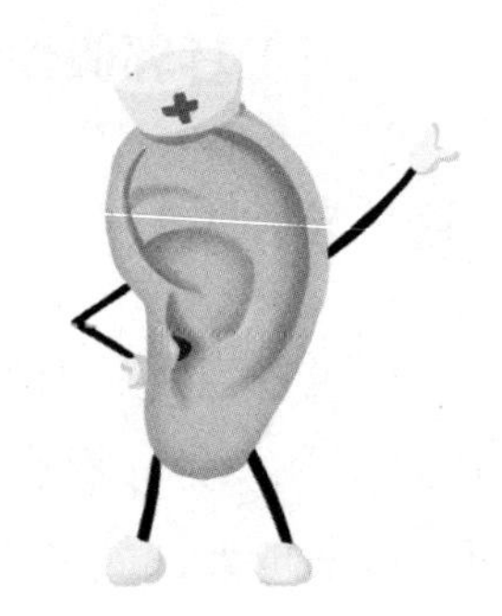

6. 做了手术耳朵还能硬起来吗?

手术的目的不是切除“囊肿”，而是“开窗引流”，将其内液体引流到皮下组织吸收，所以不用担心耳朵变形的问题。

7. 会影响听力吗?

耳郭在听力方面只是起一个收集声音的作用，既然外形无改观，所以就不存在听力受损的问题。

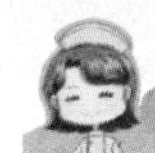

8. 术后有什么注意事项?

术后注意清淡饮食；手术后需要加压或引流，观察耳郭是否有疼痛、红肿感染；保持伤口干净。

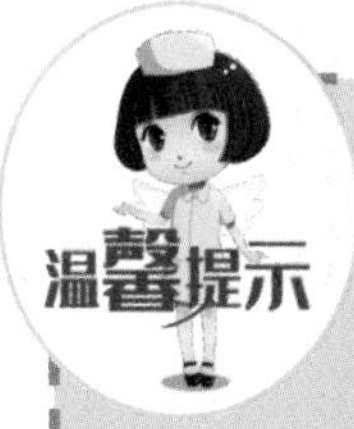

耳郭假性囊肿是发生在耳郭软骨内的无菌浆液渗出性炎症，原因不明，可能与局部受机械刺激导致循环障碍，组织间反应性渗出集聚有关，并非真性囊肿。

（四）舌下腺囊肿

1. 什么是舌下腺?

就是舌头下方左右各一的腺体，它的作用是产生唾液，并使其通过小管排到口腔，帮助消化。

2. 什么是舌下腺囊肿?

长在舌头下方的一种水泡样包块，会把舌头顶起来，严重时让人说话不清楚，似乎嘴里含了个东西，甚至吞咽和呼吸都会受到影响。感染时疼痛。由于这个水泡多长在舌下，很像蛤蟆的咽囊，有人又称它为蛤蟆囊肿。有部分患者长在下巴下方（颌下），鼓起个包块；还有的患者口内外都有。

3. 此病的病因是什么呢?

是因为舌下腺排口水的小管堵塞或者是腺体受伤，产生的口水流不出来，越积越多，就形成一个水泡样包块。

4. 怎么治疗？

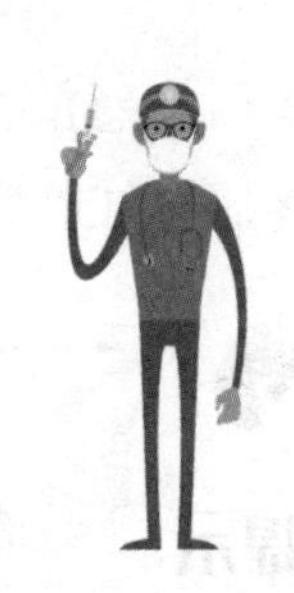

可以采用注射药物、激光、冷冻、电烙、微波等方法治疗，但手术是最有效的治疗方法。

5. 手术后会不会口干？

不会，生产口水的腺体有腮腺、颌下腺、舌下腺，同时口腔内还有看不见的小腺体。切除一侧舌下腺不会引起口干。

6. 手术会不会“破相”？

不会，手术从口内开刀，外面不留瘢痕。

温馨提示

舌下腺囊肿好发于青少年，由于导管阻塞或腺体损伤所致。囊肿位于舌下或颌下，多影响吞咽、语言、呼吸。治疗可采用注射、激光、微波等，手术是最有效的治疗方式。

头颈部常见皮肤肿瘤防治

医生，你看看我脸上长的是什么呢？我觉得就是一颗痣，但有人说是瘤，究竟要不要紧啊？

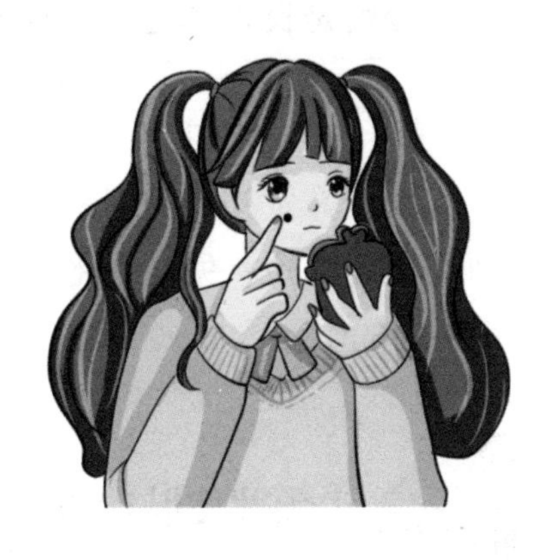

其实，痣也是皮肤肿瘤的一种，下面我们就来聊一聊头颈部皮肤肿瘤的那些事儿。

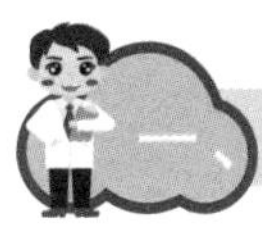

一、头颈部皮肤肿瘤

1. 什么是皮肤肿瘤？

皮肤肿瘤是发生于皮内或皮下组织的新生物，种类很多。皮肤肿瘤的发病主要与遗传基因、紫外光过度照射、环境有害物理化学因素接触、慢性炎症、皮肤表型等因素相关。

2. 皮肤肿瘤是不是都是癌症啊?

皮肤肿瘤包括良性肿瘤和恶性肿瘤，头面部常见的良性肿瘤主要有色素痣、扁平疣、神经纤维瘤、软纤维瘤、皮角等，而恶性肿瘤就是我们常说的皮肤癌，常见的有基底细胞癌、鳞状细胞癌、恶性黑色素瘤等，比较少见的有外毛根鞘癌、原发性皮肤T细胞淋巴瘤等。

3. 怎么分辨是良性的还是恶性的呢?

一般经验丰富的医生能够通过观察皮肤肿瘤的形态、颜色、生长的性质等做初步的判断；但是如果要确诊，还需要做皮肤肿瘤的病理活检、免疫组化等手段，病理活检是确诊良性还是恶性肿瘤的主要依据。

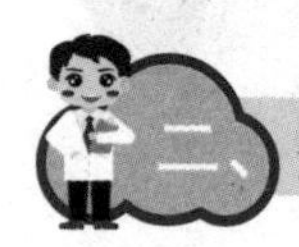

二、头颈部皮肤良性肿瘤

（一）色素痣

1. 哪些是色素痣?

我们常说的痣是黑素细胞痣，又称色素痣，一般可分为交界痣、混合痣和皮内痣三种。其中皮内痣最为安全，即便长汗毛，也少见恶变；交界痣最为危险，即使只是局部外伤或感染，都可能发生恶变；混合痣相对较安全，若是短时间内出现

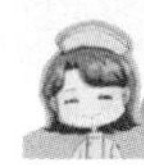

颜色加深、体积变大，并有瘙痒、疼痛等症，必须及时就诊，排除色素痣恶变的可能。

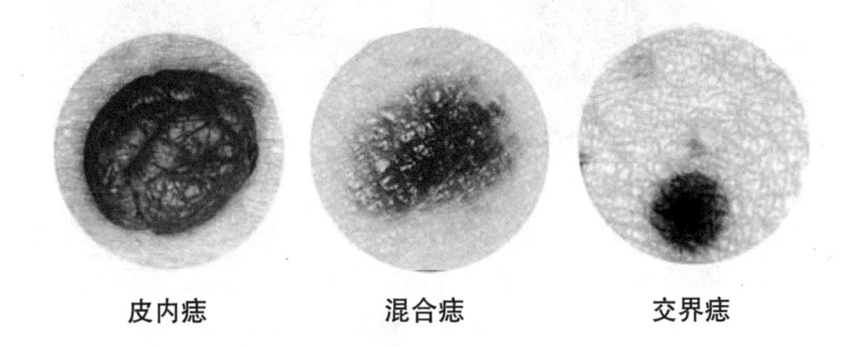

皮内痣　　混合痣　　交界痣

2. 黑色素瘤与痣有什么区别?

一般来说良性的痣和恶性的黑色素瘤，它们的区别如下：

（1）在痣中间画一条线，两边对称的多为良性，反之则多为恶性（见下图）。

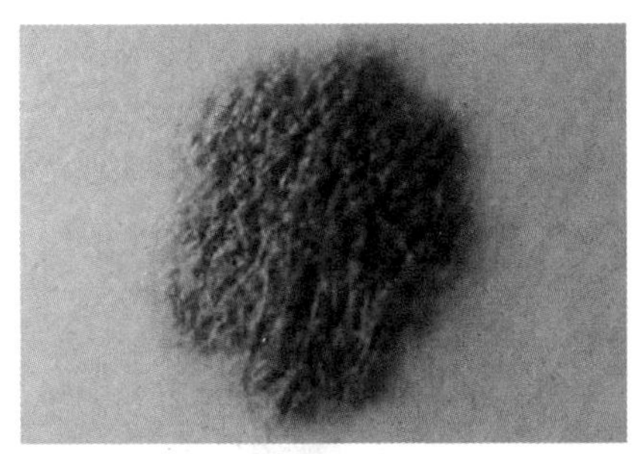

良性

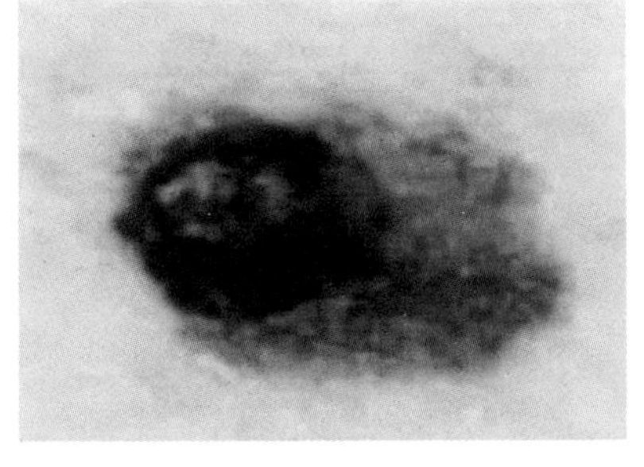

恶性

（2）良性的痣通常看起来边缘比较光滑，而早期的黑色素瘤往往边缘多呈扇状或锯齿状（见下图）。

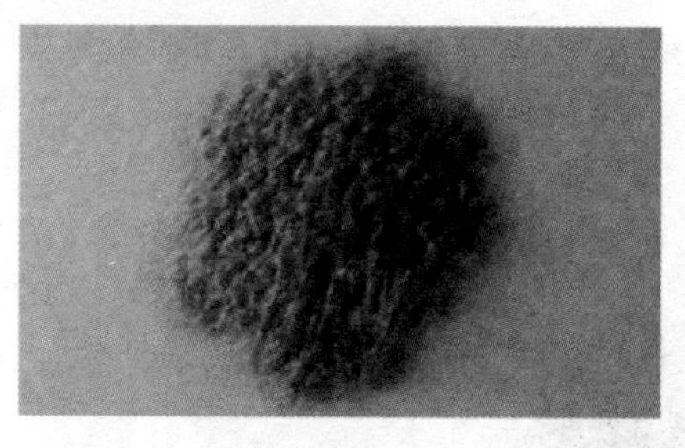

良性　　　　恶性

（3）良性的痣看起来颜色往往均一，呈单棕色，如果混杂有棕色、褐色及黑色等，则往往提示有恶变的可能（见下图）。

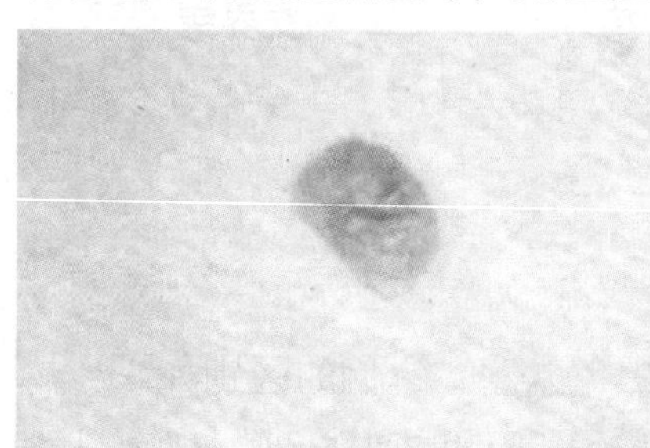

良性　　　　恶性

（4）良性的痣通常比较小，而黑色素瘤的直径一般在6 mm及以上（见下图）。

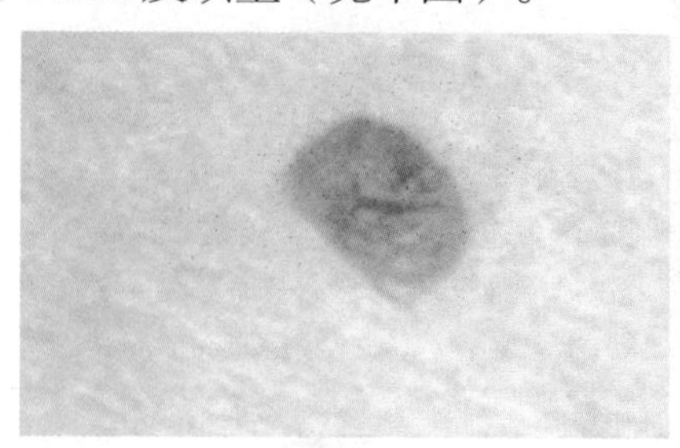

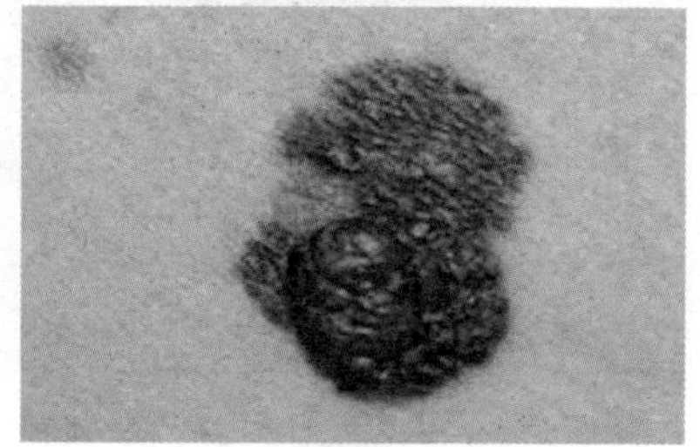

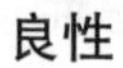

良性　　　　恶性

（5）良性的痣一般不会随时间的变化而变化。当身上的痣开始长大或发生其他改变时，就需要及时就诊。最好能自己拍

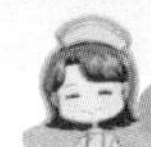

一张照，以用作不同时间段做前后对比。

3. 祛痣有什么注意事项呢？

科学祛痣：①良性痣，能不祛就不祛；②高危痣，切除为首选治疗手段；③应尽可能选择正规医院，保证一次性全部祛除，从而降低恶变风险；④激光祛痣往往难以保证有效治疗深度，复发风险较大，故建议首选手术切除治疗。

（二）疣

1. 什么是疣？

疣是一种由人类乳头状瘤病毒（HPV）感染皮肤黏膜引起的良性赘生物。常见有寻常疣、扁平疣、跖疣等。

2.寻常疣是什么？

寻常疣，俗称“刺瘊”“瘊子”，可以发生在身体的任何部位，可以因为手等部位受外伤或者在水中浸泡而诱发。寻常疣通常可以自然消退。

3. 跖疣是什么？

跖疣是发生在足底的寻常疣，也可以发生在足底的任何部位，但以掌跖前部多见。外伤、摩擦、足部多汗等都可以促进其发生。在患病的时候可以有疼痛的感觉也可以没有任何症状。

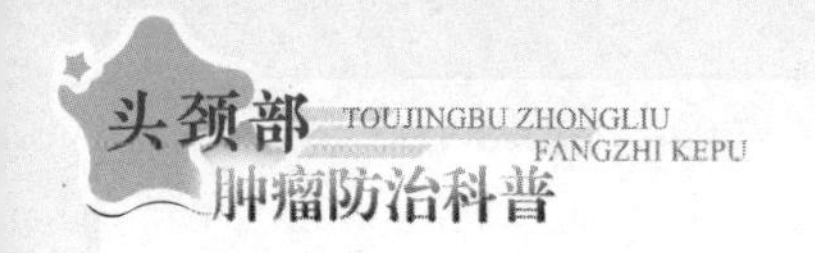

4. 扁平疣是什么?

扁平疣往往呈扁平状，皮色或粉红色，多见于面部和手背，无明显的自觉症状，病程缓慢。可通过直接或间接的接触传染。该疾病多数可以自行消退，少数可能复发。

5. 需要如何治疗?

本病治疗方法较多，但疗效不确定，也可突然消失，不留瘢痕。局部治疗可选用外用药物如 5% 五氟尿嘧啶霜、3% 酞丁安霜、0.1% 维 A 酸霜等。物理治疗包括冷冻及激光治疗。全身治疗可选用左旋咪唑口服、聚肌细胞肌注、转移因子皮下注射等提高免疫功能；也可内服生薏仁 30 g/d，水煎服。

（三）神经纤维瘤

神经纤维瘤，又称多发性神经纤维瘤，是一种遗传性疾病，常累及神经系统、眼睛和皮肤等，往往出现多种皮肤损害。

目前仍无有效方法控制病情发展，对于较大的损害，应手术切除。对于小而局限的神经纤维瘤可以一次性完全切除。对于体积巨大的肿瘤，应视具体情况制定不同的手术方案，一般可以分次切除，以纠正和改善功能障碍。

（四）软纤维瘤

1. 医生，我颈部长的是什么东西呢? 好几个，不痛不痒的

这个在医学上叫作软纤维瘤，就是我们常说的皮赘，常见

于中老年，以更年期后妇女多见。通常分为多发丝状及单发口袋状两型。常发生于颈侧面，皮损为针头至绿豆大、柔软、高出皮肤、细长有蒂的新生物，没有弹性，颜色接近肤色或褐色。

2. 严重吗？怎么治疗呢？

这个变成癌的可能性比较小。较小的皮损可切除或剪掉，也可用电烧、冷冻、CO_2激光或三氯醋酸及纯石炭酸烧灼；对较大有蒂的皮损，可用手术线结扎法除掉。

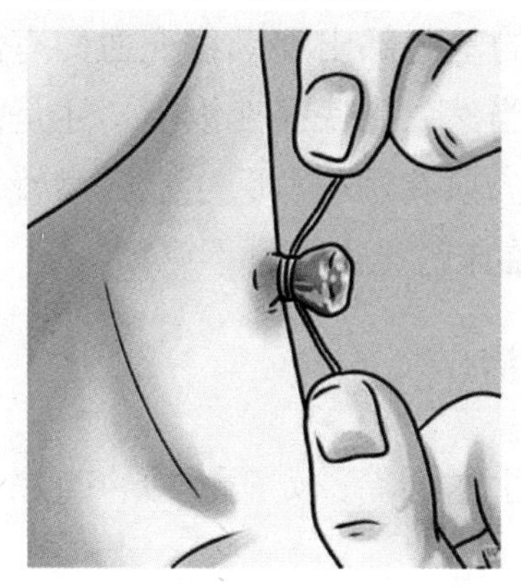

（五）皮角

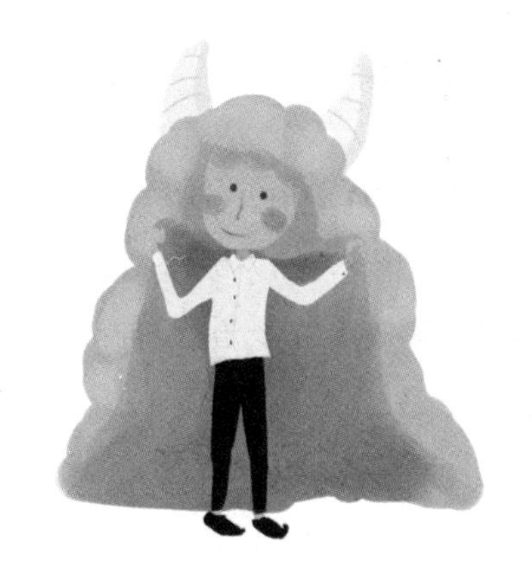

有患者额头上长了一个“牛角”，而且越长越大，越长越长，硬硬的，这是什么病呢？

医学上这个病叫作皮角。

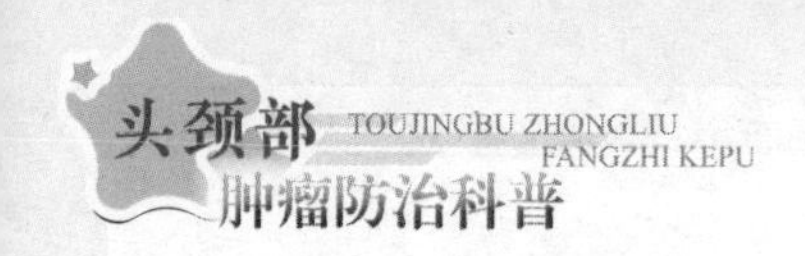

1. 皮角是什么呢?

皮角是一类因皮肤病变局部破损导致角质物异常增多所形成的突起的角状物。多发生于40岁以上，男性多于女性。好发于面部、头皮、颈、前臂和手背等曝光处，也可认为是光化性角化病的增生型，属于癌前期病变。

2. 怎么知道皮角有没有癌变?

如在“角”的基底部出现潮红充血而有溃烂时，往往考虑为恶变的先兆。当然，到底癌变没有，还是需要把病变切除后靠病理检查确诊。只有病理科医生在显微镜下找到癌细胞才能证明是癌变了，临床医生说了可不算数。

3. 此“角”怎么治疗?

主要为局部手术切除，如病理检查有癌变，则需进一步检查与治疗。

温馨提示

头颈部常见的良性肿瘤主要有色素痣、扁平疣、神经纤维瘤、软纤维瘤、皮角等，治疗方法以局部物理治疗或手术切除为主，大多数不需要住院，门诊治疗即可。

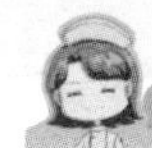

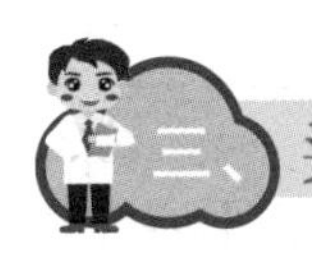

三、头颈部皮肤恶性肿瘤

1. 皮肤癌是怎么回事呢?

皮肤癌属于皮肤的恶性肿瘤，根据肿瘤来源可分为表皮、皮肤附属器、皮肤软组织、黑色素细胞及皮肤淋巴网状或造血组织等恶性肿瘤；根据细胞类型可分为鳞状细胞癌和基底细胞癌。皮肤癌的典型症状是在正常皮肤表面出现肿块或者溃疡。肿块的边界不清楚，质地比较硬，表面不光滑，呈结节状或者菜花状，也可以破溃呈溃疡状，基底凹凸不平，边缘不整齐，呈火山状凸起。当皮肤癌浸润深部组织时可以出现肿块固定不移动。如果出现淋巴结转移，可以表现为相应部位的淋巴结肿大。

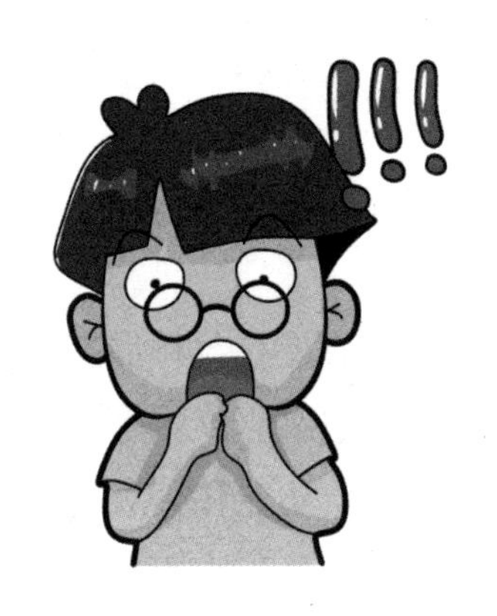

2. 什么人患上皮肤癌的概率大?

经常做户外活动，常受阳光暴晒，家族中有两个以上亲人患有皮肤癌，皮肤容易有斑点，儿童时期曾严重晒伤，工作中经常接触沥青、焦油、矿物油的人群患皮肤癌的概率比其他人要高出很多倍。

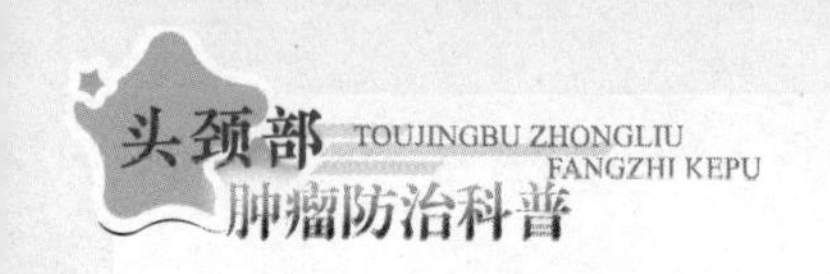

3. 鳞状细胞癌和基底细胞癌有什么区别呢？

鳞状细胞癌多见于皮肤黏膜连结处，特别是四肢、下唇、耳鼻、手背及阴部既往慢性皮肤破损处；患者可见局部明显充血或毛细血管扩张，角化明显，边缘突出坚硬，易出现淋巴结转移。

基底细胞癌是最常见的皮肤恶性肿瘤，发病率是鳞状细胞癌的 4 ~ 5 倍，发生的主要部位是面部，尤其是鼻、前额、眼、颧部及上唇，皮肤病变发展缓慢，局部往往不充血，表面结痂而无角化现象，边缘卷起，呈蜡状半透明，炎性反应没有或轻微，转移者罕见。大多数基底细胞癌单纯切除之后可以治愈。

4. 得了皮肤癌如何治疗？

目前最有效和最高效的手段是手术切除。皮肤基底细胞癌和鳞状细胞癌治疗原则相同，主要目标都是完全切除肿瘤并最大限度地保留功能和美观。所有的治疗方案都应当个体化，要考虑到每个病人存在的特殊性和病人自己的优先选择。

对于某些存在多种原发肿瘤高风险的患者，可能有指征增加监测和考虑采取预防性手段。对于低危、浅表型皮肤基底细胞癌患者或者低危原位皮肤鳞癌（Bowen 病）患者，若手术或放疗存在禁忌，可以考虑采用光动力治疗、强冷冻治疗、外用药物如 5- 氟尿嘧啶、咪喹莫特治疗，但是这些手段的治愈率可能低于外科手术治疗。除此之外，使用烟酰胺可有效减少皮肤基底细胞癌的进展。

5. 皮肤癌预后情况如何？

基底细胞癌是皮肤最常见的恶性肿瘤，恶性程度较低，很少发生转移，术后不需要放化疗，预后较好，5 年生存率高达 90% 以上。鳞状细胞癌的恶性程度较基底细胞癌高，局部复发或转移较多，5 年生存率为 60% ~ 70%。

6. 好多皮肤病都有传染性，那皮肤癌会不会传染呢？

皮肤癌没有传染性，与紫外线照射、放射线或热辐射损伤、接触化学致癌物、病毒感染等有关。

7. 如何预防皮肤癌的发生呢？

预防应主要注意做到以下几方面：

①注意防晒，特别是防止暴晒，注意涂抹防晒霜、打伞；②减少及避免与毒性物质接触；③定期自行进行皮肤检查，一旦皮肤出现经久不愈的溃疡，或痣变得太快、变得不好“看”就得警惕了；④戒烟，以降低皮肤鳞状细胞癌的发生率。

温馨提示

夏天来临了，阳光、沙滩多么令人向往，阳光是万物生长必需的，但过多的阳光则是有害的。在海边游泳晒太阳后，皮肤会感到灼热疼痛，应用清水将皮肤清洗干净。因为海水的盐分会吸收皮肤的水分，使肌肤变得粗糙，所以要有嫩滑的皮肤，必须彻底洗净身上的盐分。如果有轻微晒伤，可在痛处涂上晚霜或其他护肤膏滋润；如果被严重晒伤并有起泡，最好由医生治疗，以免皮肤受感染。

头颈部肿瘤
外科手术治疗

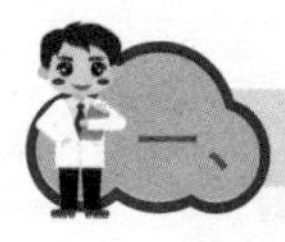

一、术前准备

1. 头颈肿瘤有哪些需要手术治疗?

依靠外科切除肿瘤治疗癌症的方法是最古老最成熟的治疗方法，至今已经有上百年的历史。目前而言，外科治疗在癌症治疗中的地位仍然是举足轻重的。这对头颈部肿瘤的治疗来说也不例外。绝大多数良性肿瘤及早期恶性肿瘤通过手术治疗可以达到根治的疗效。对于大部分中晚期恶性肿瘤而言，外科治疗仍然是整体治疗的重要组成部分，它与放射治疗、化学治疗等结合，构成了肿瘤的综合治疗模式，提升了中晚期恶性肿瘤的治愈率。

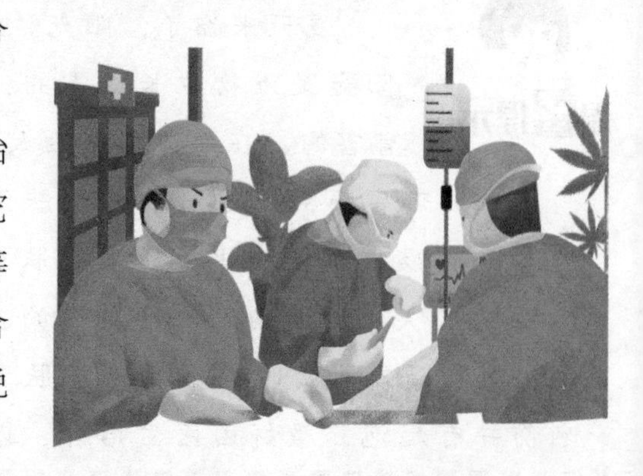

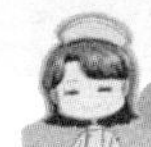

2. 手术前做了CT为啥还要做磁共振（MRI）？为什么还要做增强的（在血管里注射造影剂）？

CT 与 MRI 都是目前主要的影像学检查方式，能够帮助医生看见患者身体内部组织器官有无病变。有了这些“武器”，医生仿佛变成了“透视眼”，可以看清楚人体内部结构从而指导治疗。其中 CT 可以清晰显示骨组织，而 MRI 可以清楚显示软组织（皮肤、肌肉、神经等都是软组织），两者各有优势且不能完全互相替代，因此，对于肿瘤这类复杂的疾病常常需要结合两者医生才能做出正确的判定。至于增强 CT 或 MRI 就是说在原来普通（平扫）的基础上在血管里面注射显影剂，如此帮助医生能够更清楚地分别血管与周围组织的关系，毕竟血管是人体血液的运输通道，是最重要的器官之一，必须看得十分清楚才行。

3. 手术前为什么要做那么多的全身检查，比如验血、腹部B超、胸部拍片？这些部位和头颈没有关系呀！

手术前，特别是较大的手术前，医生都会要求患者术前进行“套餐检查”，包括验血、心电图、胸片、B 超等一大堆检查。这些看似与头颈部完全没有关系，看来“无用”的检查真的有必要吗？回答是肯定的。这些检查可用来判断患者身体全身状况，了解其机体是否能承受全身麻醉及手术，明确有无手术禁忌证，从而保障手术的安全。比如血常规可评估患者是否有贫血、感染、血液系统疾病等；尿常规异常可提示尿路感染、肾脏疾病等；生化可评估患者肝肾功能、血糖等，如血糖很高，可能会影响术后伤口愈合，需提前请内分泌科会诊来调理血糖；手术都会有创伤，若患者凝血功能明显异常，则不能手术，需到血液科进一步检查明确疾病；心电图主要了解患者有无心肌梗死、心律失常等，高龄患者或者有相关基础病史患者，可能还需心脏彩超、动态心电图等心内科检查；胸片用于初步检查胸廓、胸腔、肺、纵膈、心脏等疾病，若患者有肺炎则需抗炎后再行手术，有些患者有肺大疱，麻醉医生在气管插管时会比较慎重，以免造成气胸。此外，头颈部肿瘤常于肺、肝、肾等处发生远处转移，胸片和腹部B超可判断有无远处转移。对于高龄、有长期吸烟史患者，术前还需检查肺功能，特别是拟行喉部分切除术患者必须有良好的肺功能，否则术后容易因误吸所致的肺炎导致肺功能变差。头颈部肿瘤手术往往创伤大、手术时间长，即使是平时身体很好的年轻人，由于手术应激、失血、储备能力下降等原因，也可能在术后出现各脏器功能异常。因此，完善术前全身检查对降低手术风险至关重要。

4. 手术前为什么查血要检查丙型肝炎、梅毒、艾滋病?

丙型肝炎、梅毒、艾滋病，是术前传染病筛查的必查项目。一方面，便于及时发现阳性患者，以便提示医务人员手术仪器设备与流程均应采用特殊处理，避免后续医疗过程中发生医源性交叉感染、传播。对于梅毒患者，如果是既往就发现且正规治疗过，一般不影响手术；但如果未进行正规治疗、抗体滴度很高且非紧急手术，则建议患者先至相关科室治疗后再行手术。对于艾滋病患者，则建议患者至传染病定点医院进行治

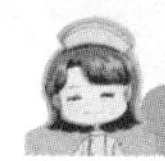

疗。另一方面，对于必须进行手术的该类患者，术前筛查有助于医护人员及时做好必要的防护措施，对于可能有血液、体液等喷溅时应戴防护眼镜或防护面罩，以免交叉感染。此外，对于筛查阳性的手术患者，术前、术后用药必须谨慎，如对于肝炎患者，应尽量避免使用可能影响肝功能的药物，同时应监测肝功能指标。因此，术前传染病筛查无论是对患者、医务人员，还是对控制院内感染都有非常重要的意义。

5. 我平时就有高血压（糖尿病、老年慢性支气管炎等其他慢性病），既然住院了就一起治疗吧。这些基础疾病会影响手术吗？

对于有基础慢性疾病的头颈肿瘤患者，严重者建议先至相关科室进行评估是否耐受手术，这类患者的围手术期处理对提高手术成功率、降低并发症发生率和死亡率至关重要。对于血压、血糖控制不理想的患者，术前必须积极进行内科治疗，待病情稳定再行手术。高血压患者由于术中麻醉、手术操作、术后伤口疼痛等刺激，容易诱发血压急升、心脑血管意外，术中、术后应严密监测心电图、血压，及时调整血压，术后应合理止痛、吸氧。糖尿病患者容易有切口感染、伤口较难愈合、咽瘘等发生，应积极使用抗生素，及时换药，密切监测血糖，若血糖控制不理想，需及时调整用药量。有慢性支气管

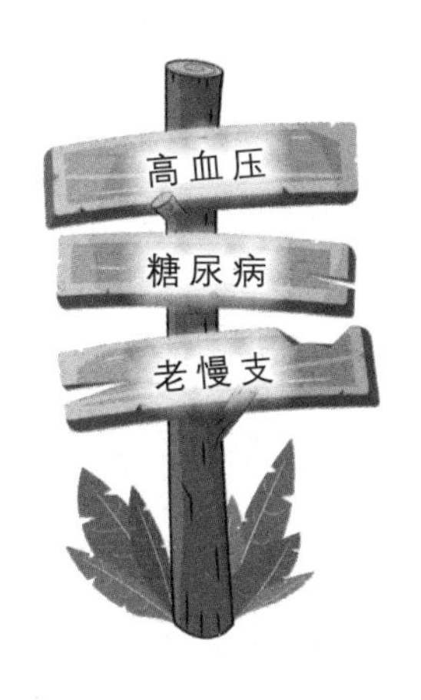

炎的患者术前应进行肺功能检测。可鼓励患者禁烟，多做深呼吸运动，必要时术前使用抗生素预防感染，术后鼓励其及早活动，常规雾化吸入，做好口腔护理，定时吸痰清除呼吸道分泌物。拟行喉部分切除术的患者，若肺功能不良，术后容易因误吸所致的肺炎导致肺功能变差，导致出现严重的心肺并发症，对于这类患者医生可能会更改手术方案。

6. 喉镜、鼻咽镜和胃镜等做了好难受，术前检查是否可以省去?

内镜检查作为诊断、评估头颈部肿瘤的重要辅助检查，具有不可替代性。喉镜是喉癌、下咽癌诊断的一个重要手段，能在直视下清楚地显示咽喉腔内肿瘤的具体部位，对病灶主体位置的显露优于影像学检查，对黏膜面、喉内侵犯及声带运动情况显示较好。鼻咽镜是确诊鼻腔肿瘤、鼻咽癌的重要手段，可以显示肿瘤的大小、生长部位、表面黏膜是否光滑、瘤体柔软度、触之是否易出血等。若排除鼻咽纤维血管瘤和脑膜脑膨，可在鼻咽镜下钳取肿瘤组织做活检。对于下咽癌患者，胃镜检查可明确肿瘤是否侵犯食管，排除消化道的多重癌。

7. 手术前谈话有必要吗? 医生谈话说了很多危险的可能，让患者签字是不是因为医生不愿意担责任呀?

术前谈话是患者诊疗过程中的一个必要环节。主管医生在手术前会将患者病情、手术方案、医疗风险、手术并发症、预后情况等内容客观地告知患者及家属，并对其咨询的相关问题予以解答，此时患者及家属需要签署手术知情同意书、授权委托书等一系列医疗文件。由于头颈部肿瘤手术的特殊性，很多情况下可能直接造成患者重要器官暂时性或永久性功能丧失，如失去发音功能和出现吞咽功能障碍等，因此除了签署医疗文件，患者还需要多跟即将在自己身上“动刀子”的主刀医生沟通，谈谈自己对疾病及手术的想法和态度，让主刀医生做到心中有数。

“医生，手术没你说的那么严重吧？”“手术谈话说得那么严重，医生你是想逃避责任吧？”这是患者及家属听完术前谈话常有的反应，殊不知所有手术知情书上出现的条条款款都是数不胜数的血的教训和经验的总结。况且，这些医疗文书不是生死状，也不是免责声明，只要没上手术台，患者及家属都可以拒绝治疗。术前谈话的目的不是逃避责任，而是告知风险、强调重视。如果把手术比作一场战争，医患双方虽然扮演着不同角色，但在性质上，是同一个战壕的战友，需共担风险。这场战争的唯一目的就是消灭病灶，让患者快速恢复、顺利出院。

8. 手术前医生考虑肿瘤范围和程度后，让我先做一下化疗，这是为什么呀？直接手术切干净肿瘤不就行了吗？

单纯手术在许多中晚期头颈部肿瘤患者的治疗中并不能取得满意的肿瘤控制率，对于这类患者大都采用多学科参与的综合治疗，其中化疗起着非常重要的作用，称为新辅助化疗。肿瘤局部肿块较大时，有效的术前化疗能使肿块退缩，缩小手术范围，以利于进一步手术切除和保存器官功能。加之手术前肿瘤局部血供较好，可使化疗药在局部浓度高，同时患者术前一般情况也较好，增加了患者对化疗的耐受程度和敏感性，从而更易获得较好疗效。新辅助化疗并不会明显增加手术的不良反应，早期给予化疗还可减少远处转移的发生率，并能增加后续放疗的敏感性。

9. 为什么还要麻醉谈话和签字呀？是全身麻醉还是半麻？麻醉医生说的麻醉意外是什么情况？

一台手术的顺利进行，麻醉医生的协助参与功不可没。头颈部肿瘤手术采用静脉-吸入复合全身麻醉。麻醉，简单来说就是一个把人由“清醒”变成“睡眠”再变回“清醒”的过程，然而如何让手术患者“睡”一个平稳的好觉并没有那么简单。有的患者一听到全身麻醉手术需要气管插管内心就非常拒绝，但毫无疑问，必须要插管。因为麻醉过程中患者是没有自主呼吸的，必须插管接入麻醉机来控制呼吸，不然就会窒息。任何麻醉都伴随着一定风险，由于个体差异、合并基础疾病不同，每个人对麻醉的耐受和反应也不一样，可能会出现意外和并发症，如术中知晓、低血压、心律失常、心搏骤停等，尤其在心血管系统疾病患者、呼吸系统疾病患者、肥胖患者以及小儿、老年患者、孕产妇这些特殊群体中，麻醉风险的发生率较高。作为患者及家属，有必要也有权利充分了解麻醉存在的风险。当然，麻醉医生会采取一系列措施来预防意外情况的发生。

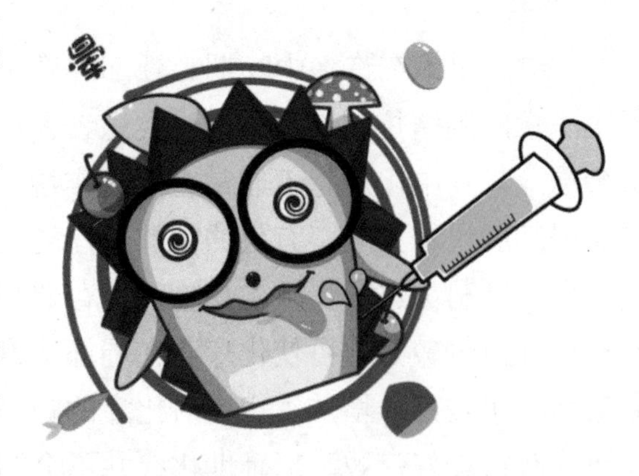

10. 麻醉医生说术后可以使用镇痛泵，是不是用了就不痛了？我平时就不怕痛，手术后忍一忍可以吗？

麻醉医生术前访视时会向患者交代镇痛泵的功效，若患者签字同意，即代表同意安装术后镇痛泵。一般来说，镇痛泵的使用是自愿的，但对于时间较长的头颈部肿瘤手术，因创伤大，术后颜面肿胀，引流管、气管套管刺激术区、气道等，术后疼痛多属于急性中至重度疼痛，容易导致患者血压高、心律快，甚至出现心肌梗死，同时，血管阻力增加或痉挛，可造成皮瓣移植患者局部血供不良、缺血坏死，因此建议患者术后使用镇痛泵。采用有效的镇痛技术可保证患者生命体征平稳，减少并发症发生率。目前的镇痛泵装置都比较小巧，便于携带，患者在术后既可得到有效止痛又不影响下床活动，有助于术后快速恢复，减少血栓发生。镇痛泵里面是液体输注装置，使患者血液中保持一定药物浓度，用最少的药达到更好的镇痛，一般作用1～2天。同时，镇痛泵很人性化，允许患者自行按压从而在持续输注量基础上增加一个额外剂量，符合差异化的疼痛阈。

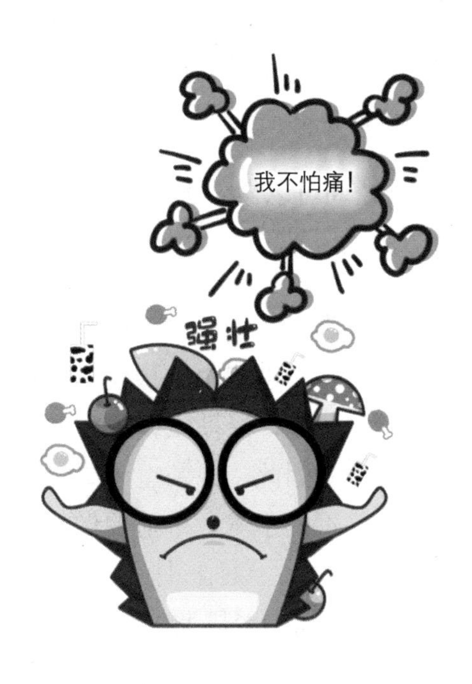

11. 护士说术前还要做颈部（腹部、手部、会阴部、腿部）的备皮，有必要吗？

备皮是指在手术的相应部位剃除毛发并进行体表清洁的准备，是对拟行外科手术的患者在术前进行手术区域清洁的工作。备皮的目的是在不损伤皮肤完整性的前提下去除手术区毛发和污垢，清洁皮肤，减少皮肤细菌数量，为手术时皮肤消毒做准备，降低术后切口感染发生率。头颈部肿瘤备皮常规有修剪鼻毛、剃除胡须、清洗面部皮肤、清洁口腔及牙齿。颈颅手术者还需剃去头发，备皮区域包括全部头皮、前额、两鬓及颈后皮肤，颈部手术的备皮区域上自下唇，下至乳头连线，两侧至斜方肌前缘。由于头颈部肿瘤手术有时还需对缺损组织行皮瓣修复（带蒂胸大肌皮瓣、游离前臂皮瓣等）、脂肪筋膜修复等，对于这类患者术前也应对相应区域如胸部、腹部、手部等区域进行备皮。

12. 月经期可以做手术吗？

头颈部血供丰富，术后出血是头颈部肿瘤手术的主要并发症之一。由于经期凝血功能异常，若此时手术，可导致术中创面渗血较多，影响手术操作；术后出血则可引起气道受压等继发问题。此外，经期人体免疫功能降低，将影响病情好转及切口的愈合。因此，原则上应尽量避免经期施行手术。对于经期内不能推迟的手术，术前要做好充分准备，术中要小心谨慎，力求止血彻底。对于月经周期不固定的患者，最好请妇科会诊，人工调整月经周期，以降低出血等医疗风险。

头颈部区域涉及解剖结构精细、复杂，往往需要多种影像学和内镜检查联合应用，从而提高诊断、评估头颈部肿瘤的准确度、灵敏度和特异度。对于需要进行头颈部肿瘤手术的患者，充足的术前准备工作是保障手术顺利进行的前提。

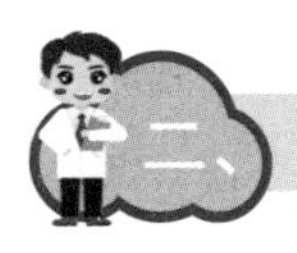

二、术中过程

1. 术前医师说了几种手术方案，然后医师让家属在病房等着说可能要根据术中情况进行调整，这样做靠谱吗?

头颈部解剖结构复杂，涉及众多重要的神经、血管；尽管术前检查技术不断进步，然而诸如肿瘤的范围、病理性质、切除后功能重建的方式等问题均只有在术中直视下才能做出更准确的判断。例如，针对喉及下咽部恶性肿瘤，由于整个下咽部呈上宽下窄倒三角形，肿瘤侵犯越靠下，术后食道狭窄可能性就越大；而修补方式、取材部位，都需要根据术中供应血管残留，患者的年龄、性别及全身状态等才能有一个综合考虑。如对于腮腺部位肿块，肿瘤切除后术中要快速冰冻，根据术中病理结果，决定手术切除范围以及是否要淋巴结清扫。如果医生术前和你说，手术方案不确定，需要根据术中情况调整，这绝不是推诿，而是表示医生就术中可能出现的情况做了充分的预案。

2. 医生说头颈部神经很多，手术切除肿瘤会不会伤到我的神经，会影响我的生活吗?

头颈部有众多神经，例如面神经掌管我们的表情，舌下神经控制舌运动，喉神经和我们发音及吞咽息息相关。头颈部肿瘤外科手术的原则是在彻底切除病灶的基础上尽量保留正常功能，但手术中神经受损的情况仍有发生。术中神经损伤主要有两种情况：①肿瘤侵犯到神经，术前已出现功能障碍。比如，腮腺来源的腺样囊性癌，往往患者在早期就已出现面瘫，即神经在术前已处于“失能状态”。手术切除肿瘤的同时，被侵犯的神经会一并切除。②术前没有“神经失能”表现，而术中发现肿瘤贴近神经，若勉强保护神经，容易造成病灶残留；如果累及的神经受损又会严重影响患者生活质量。这种情况，一般是尽可能地保留受累神经，术后再补充其他治疗（如放疗、化疗及靶向治疗）。此外，若神经掌管功能有限（如颈袢神经，与颈部肌肉运动相关），一般就会在术中随病灶一并切除。

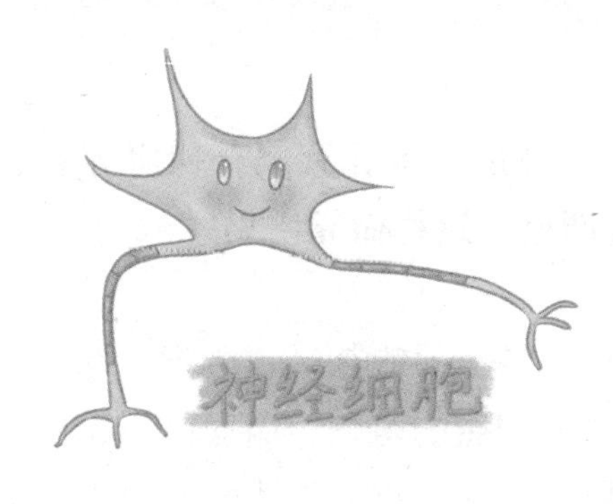

3. 医生说为了保护神经，手术中会用神经监护仪，是不是我的神经就不会损伤了?

针对头颈部手术，神经监护仪主要有：面神经监护仪和喉返神经监护仪。两者分别应用于腮腺手术及甲状腺手术。神经

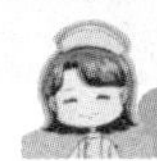

监护的原理在于通过描记肌电图（EMG）以及神经电刺激，从而帮助主刀医生做神经定位。术中神经监护仪的应用可以降低神经误伤概率，然而并不能说应用了神经监护仪，我们的神经就一定不会损伤。神经解剖会存在个体差异，且若肿瘤侵犯神经，为彻底切除肿瘤，不可避免会造成一定的功能障碍。此外，术中对于神经的牵拉或切割刀头热损伤，也会引起术后相应神经的迟发性功能障碍，例如甲状腺手术后声音嘶哑。

4. 医生说头颈部有很多血管，损伤了会大出血吗？

头颈部血管丰富，术后患者吞咽或剧烈咳嗽，容易引起结扎凝闭血管出血。因此，术后尽量避免用力咳嗽，便秘及时应用开塞露，减少屏气用力。最常见致命性大出血的血管为颈动脉（颈总动脉及颈内、外动脉），尤其术前接受放疗的患者，由于血管“脆性”增加，术中、术后容易因血管壁破裂而大出血。一旦出现大出血，即便经过积极救治，仍会出现失血性休克、脑水肿，甚至脑死亡。

5. 医生说我的疾病需要做淋巴结清扫，是不是淋巴切得越多越好呀？

头颈部恶性肿瘤淋巴结转移有一定的规律性，可以分为两种情况：①术前 CT 及其他影像学检查未发现有淋巴结转移（cN0），但仍存在隐匿淋巴结转移风险，也就是说可能已出现了转移，但是现有技术手段无法检测（如声门上型喉癌或晚期喉癌）。这种情况同样需要做预防性颈淋巴结清扫，清扫范围根据肿瘤部位而定。②术前已发现有颈部淋巴结转移（自己可以摸到颈部肿块或影像学检查发现），根据转移的部位，清扫相应区域以及潜在转移淋巴结，同时切除淋巴结周围侵犯的结构（如胸锁乳突肌、颈内静脉等）。然而，不管哪种情况都不是淋巴切得越多越好。比如声门型喉癌，一般发现时尚处于早期，而声门区淋巴组织较少，很少出现隐匿性转移，因此不需要淋巴结清扫。过度的淋巴结清扫会增加神经、血管损伤的概率，增加术后并发症风险（如臂丛神经和副神经损伤引起的抬肩困难）。

6. 医生说我的肿瘤是恶性的，而且范围比较大，能切干净吗？医生说要看手术中的切缘情况，切缘是什么？

想要彻底切除肿瘤，除了考虑肿瘤大小，还要看肿瘤为外生型还是内生型，以及与周围重要的神经、血管间的关系。此外，由于恶性肿瘤局部浸润生长的特性，在切除肉眼可见肿瘤的同时，还要切除一定安全切缘（不同肿瘤类型的切缘不一样，一般为 0.5 ~ 2.0 cm，恶性黑色素瘤的边界可达 5 cm），即肿瘤周围未累及的黏膜组织。切缘分为阳性和阴性，对于切缘阳性的情况，术后要补充其他治疗（放疗、化疗和靶向治疗）。

7. 医生说我的肿瘤范围比较大，需要“拆东墙补西墙”进行修复，这样我的伤口会不会长不好？

肿瘤切除后局部会出现组织缺损，较小的组织缺损，可通过局部组织牵拉进行修补；但如果缺损较大，无法牵拉局部组织修补或勉强修补后会造成功能障碍，如术后食道狭窄无

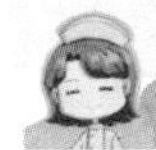

法进食，这种情况便需要“拆东墙补西墙”，即取身体其他部位正常组织来修补局部缺损。对于头颈部肿瘤的常见修补方式分为带蒂瓣（包括胸大肌瓣、锁骨上瓣、颏下瓣）和游离皮瓣（包括股前外侧瓣及前臂瓣）。

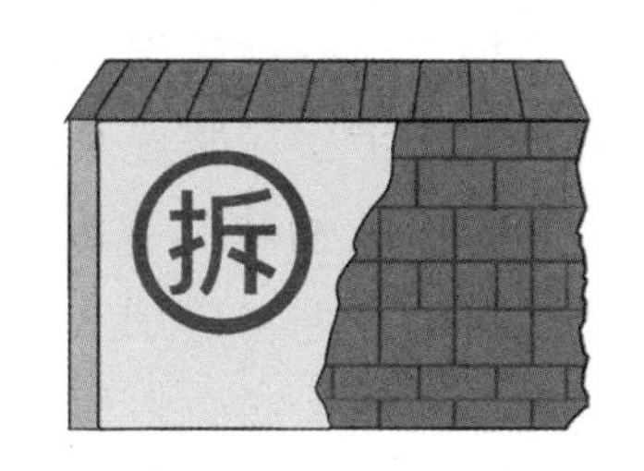

8. 医生说不是所有的“拆东墙补西墙”后西墙都能长好，这是什么情况，如何理解?

影响皮瓣存活的因素主要有以下几种情况。①全身情况：年龄较大及某些慢性疾病，如糖尿病、痛风、肝肾功能障碍等，均会影响皮瓣生长；②患者是否接受过放疗：放疗后局部组织黏膜小血管被破坏，从而影响移植皮瓣的血供，造成皮瓣生长不良；③对于游离皮瓣，如前臂皮瓣，还要考虑吻合动脉血管血栓或回流静脉不佳而引起的皮瓣生长不良；④局部切口感染也是影响皮瓣是否能存活的重要因素。所以说 “拆东墙补西墙”（修补术）不一定都能成功，要综合考虑多种因素，存在个体差异。

9. 医生说我的手术中可能需要劈骨头（下颌骨、胸骨），需要这样吗? 劈开的骨头能长好吗?

一些肿瘤生长部位隐蔽，加上骨骼的阻挡，影响肿瘤的暴露，这种情况需要通过“劈骨头”来更好地暴露病灶。下颌骨劈开常用于口腔、鼻窦恶性肿瘤，如扁桃体癌、上颌窦癌；胸骨劈开常用于甲状腺癌及下咽癌侵犯食管的手术，以及头颈部恶性肿瘤伴纵膈淋巴结转移。如果肿瘤未累及局部骨质，切除病灶后将劈开的骨骼用钛钉钛板固定，一般生长良好；如肿瘤累及局部骨骼，需要将累及的骨骼同病灶一并切除。此外，若患者年龄较大、局部血运不佳，或者切口感染均会造成骨生长不良，需要二期手术清理死骨。

10. 医生诊断我的疾病是先天性瘘管（囊肿），不考虑恶性，既然不是恶性为什么医生说容易复发呀？

先天性瘘管（囊肿）属遗传性疾病，多是由于鳃沟闭合不全或发育异常引起。一方面，瘘管的内口常位于扁桃体窝、梨状窝等部位，外口多位于胸锁乳突肌前缘，因此瘘管较长。同时，先天性瘘管（囊肿）涉及一些重要的神经及血管，如面神经（第一鳃裂瘘管）、颈内动静脉及迷走神经（第二、第三鳃裂瘘管），切除瘘管（囊肿）时不能将重要的神经血管一并切除，因此彻底切除存在困难。另一方面，由于反复感染，使得瘘管（囊肿）与周围组织粘连，为避免损伤重要结构，术中残留部分瘘管壁或囊壁，从而导致复发。此外，先天性瘘管（囊肿）变异性极强，存在个体差异。因此，先天性瘘管（囊肿）术中病灶虽已尽可能被切除，但仍存在复发风险。

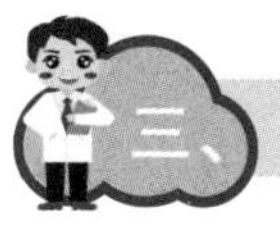

每一位医生都是尽自己所能，使患者获益，然而手术的总体效果与多种因素有关（性别，年龄，是否有基础疾病），因此每次诊疗和救治都是建立在医患充分沟通和充分信任的基础上的。

三、术后处理

1. 医生说我术后血红蛋白比较低，有贫血迹象，我需要输血吗?

头颈手术都不可避免地会失血，若是轻中度的贫血，暂时不必输血治疗，注意适当地加强营养，适当补充铁质，可以逐渐恢复；若出现重度贫血（血红蛋白低于 70 g）时，会影响心、肺、脑功能，则需要及时地进行输血治疗；若输血治疗过程中还是出现血红蛋白继续下降的话，则应考虑是否存在出血的情况。

2. 手术后我感觉很虚弱，可以多打些营养针吗?

虚弱一般是自我感觉的一种状态，跟营养、心理、活动等都有很大的关系。营养针一般是营养不足时使用，需要医生综合评估和判断后有针对性地补充。如果患者长期饮食不足，体重下降至理想体重的 10% 以下；或短期内体重迅速下降，各项营养评估指标均呈现营养储存量不足；或产生严重并发症，呈现高或异型代谢重症且短期内无法充分使用肠道；或长期无法使用肠道者，都是适合注射营养针的患者。而头颈术后的患者大多都带有鼻饲管，营养液通过鼻饲管到达患者的胃中，可以满足患者身体的营养需求，因此一般情况下不需要额外打营养针。

3. 手术后脖子和身上有很多管子，医生说是引流管，什么时候可以拔除呀？

引流管的作用是将手术创面内积聚的脓、血、液体导引至体外，防止术后感染、促进伤口愈合。术后医生要观察引流管引流的量、颜色以及性状，如果引流管每天引流的量小于10 mL，液体颜色淡黄或者无色、比较清亮，患者的一般状况比较良好，没有什么不适的主诉，这种情况医生可以拔除引流管。所以头颈手术后具体拔出引流管的时间，医生要根据引流液颜色、性状以及引流的量来综合决定。

4. 医生说我的引流液颜色不正常，考虑乳糜漏，这是什么情况呀？能好吗？

胸导管或淋巴管主要分支破损引起乳糜液（淋巴）溢出，即为乳糜漏。这是一种在颈淋巴结清扫术中少见但对生命有潜在威胁的并发症，如果处理不当，可导致乳糜液积聚，引起局部皮瓣漂浮、坏死，造成颈部动脉暴露而发生致死性大出血；也可造成咽漏、水和电解质失衡及蛋白质丢失，有的甚至可引起乳糜胸。处理方法有：①限制饮食，控制脂肪摄入，以高蛋白、高热量、仅含中链甘油三酯的食物为主。乳糜漏量严重者则需禁饮食，给予静脉营养支持、生长抑素、抗生素预防感染、纠正电解质紊乱等治疗，待病情明显好转时逐渐恢复饮食。②乳糜胸如影响呼吸、循环系统，予以胸腔穿刺抽液，定期复查胸片。③持续负压引流。④局部有效加压包扎。⑤再次手术结扎。患者如果发生了乳糜漏，要保持积极的心态和耐心，配合医生的治疗，大多数都可以痊愈。

5. 我手术前有高血压或糖尿病，手术期间如何控制我的血压或血糖呀?

对于高血压患者，一般认为患者年龄大于或等于 60 岁，血压控制目标为小于 150/90 mmHg；患者年龄小于 60 岁，血压控制目标为小于 140/90 mmHg；糖尿病和慢性肾病患者，血压控制目标为小于 140/90 mmHg。如果平时服用药物后血压控制良好，符合要求，继续按以往方法服药；如果无法达到要求，则需要询问心内科医生，调整用药，使血压达到要求，住院后还需要每天监测血压。对于糖尿病患者，胰岛素是手术期间唯一安全的降糖药物。术前应将原有降糖方案过渡至胰岛素。手术期间血糖控制在 7.8 ~ 10.0 mmol/L，需要每天定时多次监测血糖。

6. 医生说我术后插了鼻饲管，需要鼻饲饮食，我总觉得不舒服，什么时候可以从嘴巴正常进食呀?

全喉、半喉手术患者的鼻子里会有一根透明的鼻饲管，用来喂流质饮食，以避免经口进食造成切口感染。一般半喉

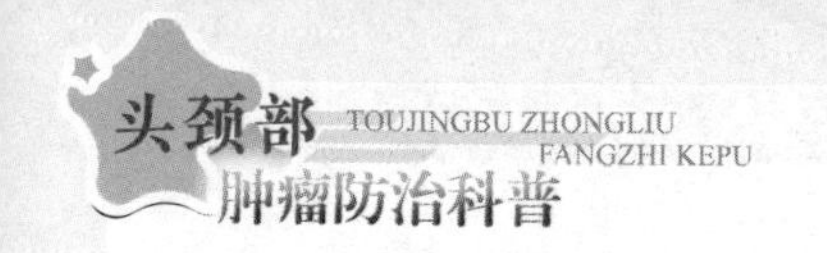

切除患者保留 7 天左右，全喉切除患者保留 14 天左右，具体时间需听医生的安排。出院后仍需带管回家的患者，要定时更换鼻部和脸部的胶布，按要求门诊随访，由医生决定何时拔出鼻饲管。

7. 我现在脖子中间插了管子，不能说话，还一直咳嗽，有痰从里面流出来，医生说这是气管筒（全喉筒），以后我还能说话吗？管子什么时候可以拔除呀？

喉癌患者如果是部分喉切除术是可以保留喉功能的，术后可以说话，只是声音会比之前沙哑。如果接受全喉切除术的患者没有喉功能，则无法正常说话，但可以通过一些技术手段，恢复发音功能，例如练习食道和咽部振动发音；或使用电子喉；或接受发音重建术。绝大多数患者经过系统练习都能说出很好的语言，千万不要灰心。全喉切除术后要放全喉筒，全喉筒要每天清洗、消毒、更换。放置全喉筒的目的是防止气管口缩小，全喉筒一般要放半年左右。如气管口很大，也可提前拔除（有的患者术后 1 ~ 2 个月就可拔），拔全喉筒前，要得到医生同意。喉部分切除术的患者要切开气管，并戴气管筒，气管筒内管要每天清洗、消毒。术后如堵上气管筒，没有呼吸不畅，可堵住气管的口，经嘴呼吸；如堵上气管筒，有呼吸困难，建议不要堵气管筒。如堵住气管筒口经嘴呼吸，活动后、睡眠都没有呼吸困难，2 ~ 3 周可考虑拔除气管筒。拔除气管筒要得到医生许可，医生要根据患者呼吸情况来决定什么时候把金属管从颈部取出。

8. 医生说我需要卧床休息，护士让我穿弹力袜，这是为什么呀?

弹力袜有利于预防下肢静脉血栓，而下肢静脉血栓会导致肺栓塞，有时下肢静脉血栓还可以向心性延伸至下腔静脉，甚至阻塞肾静脉而引起肾功能衰竭从而威胁生命。如果没躺多久就可以起来走动的话，那倒是可以不用穿弹力袜；如果需要卧床一段时间，最好一定要穿起来。

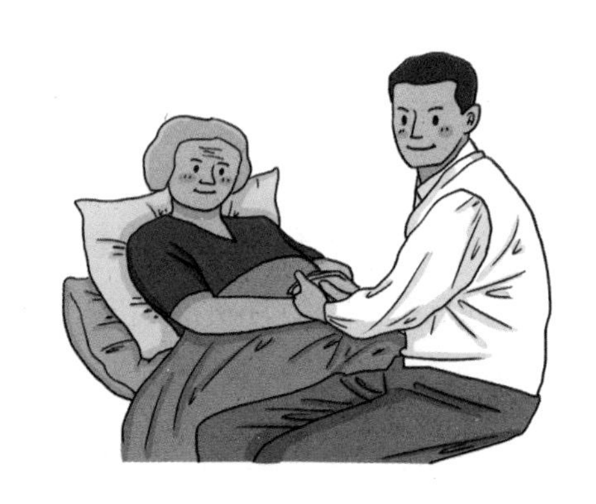

9. 手术后医生让我半坐卧位需要头部制动（低头含胸），这太难受了，为什么呀?

头部制动（低头含胸）是为了减轻吻合口的张力，促进伤口愈合；半坐卧位便于充分引流，预防切口水肿，还可以防止鼻饲时食物反流。

10. 为什么我的颈部包得这么紧，隔壁床为什么不这样? 什么时候可以拆线啊?

全喉、部分喉切除患者颈部要加压包扎，而对于术中做了游离皮瓣修补术的患者则不能加压包扎，否则会影响皮瓣的血供，造成皮瓣不容易存活。颈部手术后 7 天左右拆除缝线。全喉切除术后 10 天起逐渐拆除造口缝线。

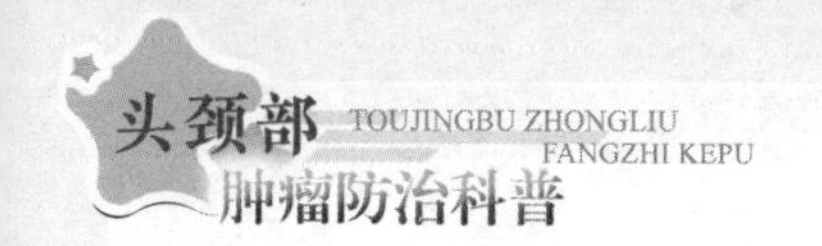

11. 我颈部的伤口有很多液体像口水一样流出，医生说是伤口恢复不佳，发生了咽瘘，我该怎么办呀？

有基础疾病（如糖尿病）、多次手术或放疗后的患者，切口愈合不好，口水从脖子的伤口流出来就是咽瘘。当发现引流管内有浑浊唾液样物时，医生需要给伤口清创引流，控制炎症，使坏死的组织排出，新的组织得以生长，然后局部清洁换药，继续鼻饲饮食，减少唾液的吞咽，加强营养，这样绝大多数患者是可以愈合的，但是需要2周至2个月的愈合时间。所以患者和家属在这段时间要做好持久战的准备，积极调整心态，不要灰心，耐心配合医生治疗，这是战胜疾病的必要条件。如果经过医生的处理，伤口感染控制了，但是咽瘘还未愈合，这时候可以采取手术修复的方法来治疗。

温馨提示

头颈部手术术后管理是一个非常漫长且重要的过程，患者在术后最应该做的是充分相信自己的医生，按照医生的要求，做好术后的换药及康复训练，保持积极乐观的心态，这样才能取得最佳的疗效。

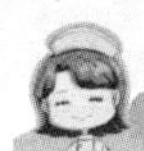

四、出院后随访

1. 出院后我还需要再来医院复诊吗？随便哪个医生都能帮我复诊吗？

首先大家必须明确，就现在医疗的发展状况而言，肿瘤的治疗是个漫长的过程。治疗的时间从发现肿瘤之日起，需延续至生命终结的那一天止，术后随访是肿瘤治疗不可或缺的重要组成部分。由于头颈部肿瘤的特殊性，随访的内容多包括言语功能、吞咽功能、呼吸功能的康复训练指导，以及对复发和转移的密切监控，以把握最佳挽救治疗时机。由于手术方式的多样性、多变性，术后最好还是能找寻手术的主刀医生或同手术组的医生进行随访。就如同房屋装修好后，后期的水电维护、维修都需找同一装修队的工人按图纸修缮一个道理，只有最了解内部情况的人，才能制定出最好的应对策略。

2. 我需要在什么时间回医院开始第一次随访呢？这之后随访的时间、频率怎么安排呢？

最好能在手术治疗后 1 月左右找主刀医生开始第一次随访。术后 1 月是评估术后全身状况的好时机，此时患者因手术造成的身体创伤已基本恢复，可决定是否需进行下一步治疗。根治性治疗结束后的第 1 ～ 2 年建议每 3 月随访一次；第 3 ～ 5 年建议每 6 月随访一次；5 年之后建议每年随访一次。

3. 随访时我需要做检查吗？都有哪些检查项目呢？是每次随访都需要做吗？

头颈肿瘤部位多隐蔽，除了肉眼检查之外还需配合一些辅助检查才能更好地评估病情。常做的辅助检查有：电子纤维喉镜、头颈部 CT/MR 增强、肺部 CT 平扫、腹部 B 超等。一般建议每次随访时医生皆予以体检（间接鼻咽镜、间接喉镜、颈部触诊等），若肉眼难窥及，可予以电子纤维喉镜检查。一般建议术后 6 月内予以复查头颈部 CT/MR 增强，以作为后期复查的影像学基线资料。之后建议每年复查一次头颈部 CT/MR 增强，由此监控可疑复发灶，也可选择在有体征或症状（电子纤维喉镜检查提示可疑复发、颈部触及可疑淋巴结）时再进行头颈部影像学检查。建议可每年行肺部 CT 平扫、腹部 B 超检查，以便及时监测远处可疑转移灶，也可在有临床症状时再行对应可疑转移部位的相应检查。

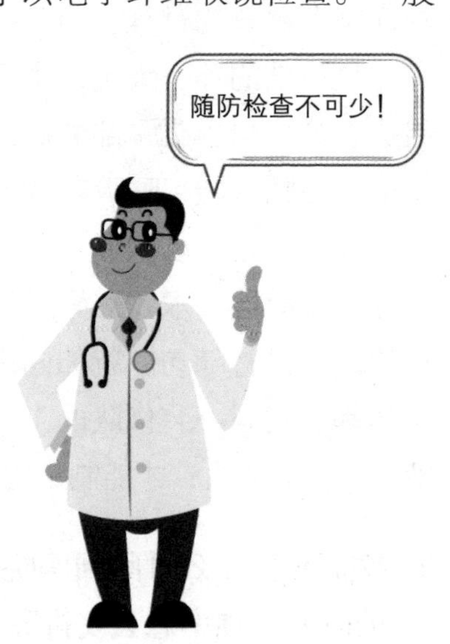

4. 手术后要放疗吗？医生说还要加化疗，这不是很伤身体吗？

现在的肿瘤治疗多提倡制定个性化方案，即针对每个患者都有特定的治疗方式。手术、放疗、化疗（传统化疗药物、靶向药物治疗、免疫药物治疗）都是常用的治疗方法，有时它们只需单用就可达到治疗目的，有时它们需要巧妙组合才能发挥出最大的效能。是要“单挑”肿瘤还是需要对肿瘤进行“群殴”受多种因素影响，这一般在术后 1 月左右的初次随访时就能得到答案。对于不可完整切除的局部晚期肿瘤，或病理提示恶性程度高的肿瘤，或病理提示安全切缘不够的肿瘤，或颈部转移淋巴结有包膜外侵犯的，或病理提示有神经侵犯、血管内瘤栓等情况时，就提示术后需要联合放疗、化疗等手段对肿瘤进行歼灭了。放疗和化疗对机体确实可能会产生血象异常、乏力、恶心、盗汗、脱发、肝肾功能损害、皮肤损伤、黏膜炎症、肌肉纤维化、紧邻组织损伤等不良反应，但具体情况却依方案和个体反应差异而不同。如若放弃联合治疗，致使肿瘤治疗不彻底，造成短期内肿瘤复发转移，那之前手术时受过的苦将付之东流，医生努力保下的发音、吞咽等功能也将付之一炬。两者皆弊，取其轻。

5. 我出院的时候还带着鼻饲管、气管筒、全喉筒，什么时候可以拔除呀

一般患者出院前都已拔除鼻饲管，但若半喉切除术后患者吃饭训练呛咳严重，或术后预计需要放化疗，在放化疗期间需要通过鼻饲保证营养等情况时，会让患者携带鼻饲管出院。携带的鼻饲管在患者能正常进食后即可拔除。气管筒分为半喉气管筒和全喉气管筒。半喉气管筒自己是绝对不可自行拔除的，必须在术后 3 月主刀医生随访后，确认声门处开口大小已恢复正常范围，才可预约入院进行拔除。全喉筒是每日需要取下清洗更换的，但由于气管造瘘口处有挛缩闭合的可能性，故除清

洗更换时取下外，原则上建议终生佩戴。

6. 为什么手术后（放疗后）我颈部和头部总有肿胀的感觉，什么时候可以好转呀?

颈部存在着诸多血管、肌肉、神经和淋巴管道，手术或放疗会对这些结构造成一定程度的损伤。血管和淋巴管就好比人体的上下水道，水道不通就会导致积水，在头颈部手术后患者身上就体现为皮下组织水肿、脑袋昏昏沉沉。一般在机体建立侧支循环或非术侧功能代偿后可好转，症状持续时间个体差异大。肌肉和神经损伤后功能很难恢复，造成的颈部麻木、运动僵硬等感觉较难恢复，需要患者慢慢适应。

7. 头颈肿瘤患者术后是否可进食补品、鸡汤、海鲜、葱姜蒜之类食品?

头颈部肿瘤患者在术后恢复期一般经口进食，应供给营养丰富的饮食，少量多餐，以软、烂和营养充足为原则；多补充高蛋白、低脂肪、高维生素食物，如牛奶、豆浆、细碎烂面条、肉泥、菜泥、蛋羹等；适当多吃鱼、禽肉、蛋类，禁烟酒，避免油腻食物，忌辛辣刺激性食物及强烈调味品，忌油煎、炸、烟熏、腌类食物；限制精制糖摄入，并发感染时禁食羊肉等热性食品，减少红肉摄入。放化疗后胃肠道有损伤的患者，推荐软烂细碎的动物性食品。若膳食摄入不能满足患者的目标需要量时，建议给予肠内、外营养支持。

8. 中医中药对此类疾病的康复有帮助吗？

中医中药在恶性肿瘤治疗中占据一定地位，然而，单纯中医中药治疗存在根治性低的不足，不应过分夸大单纯中医药治疗对头颈部恶性肿瘤的疗效，而是可适当将其与手术、放疗、化疗这些主要方法结合，治疗、缓解手术及放化疗的并发症。治疗时应注意标本缓急，例如术后用营养益气养血法促进血气损伤的康复；用调理脾胃法治疗放化疗所致之胃肠道反应；用养阴生津法治疗放射性口咽干燥，清热凉血；用养阴利咽法治疗放射性咽炎，清热解毒；用益气托毒法治疗放射性皮炎等。

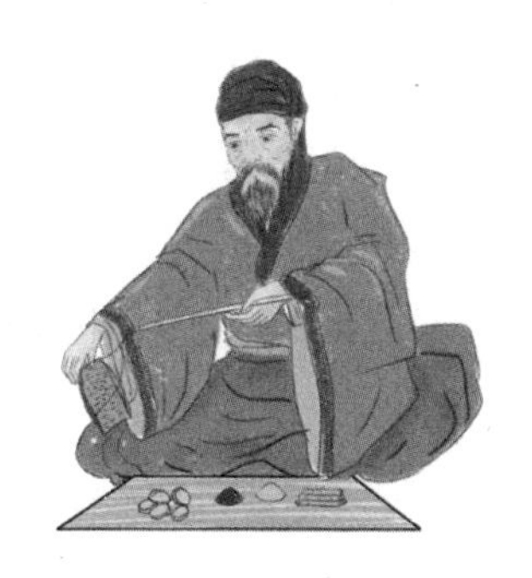

9. 术后多久可以从事日常工作？

由于头颈部肿瘤的特殊性，手术后头面部外观改变、喉切除、气管造瘘口等问题，对患者语言、嗅觉等功能的负面影响易加重患者心理不适，影响患者正常的工作能力、社会生活和交流沟通。除了专科护理，心理护理、健康教育、发音训练、就业指导等应加入头颈部肿瘤患者的术后综合护理干预中，从生活态度、行为准则、精神积极性等方面综合提高患者对疾病康复和对健康生活的信心，尽快融入正常的生活当中。治疗结束 3 个月后，如果患者病情稳定，根据身体情况，可在休息一段时间后进行正常工作，但注意不要过于劳累。

10. 术后多久可以开始运动锻炼?

患者术后 3 天若血压、心率、血氧饱和度平稳，可适当进行床上活动，以避免长期卧床，预防并发症。活动前应对各种管道进行固定，防止脱落；活动要适度，避免心悸气短。患者出院时，由于尚未完全恢复，部分患者尚带有气管套管，故活动要适度，且要减少颈部运动以防套管脱落；不去人群密集处，防止呼吸道感染；空气污染严重天不外出。根据患者身体状况和个人偏好，建议每日行 30 ~ 60 分钟运动，以慢跑、散步、打太极拳等为宜，禁忌游泳，避免剧烈运动，以提高机体素质，缓解患者疲乏状况，加快手术部位愈合，也可缓解患者焦虑、抑郁、恐惧等不良情绪。

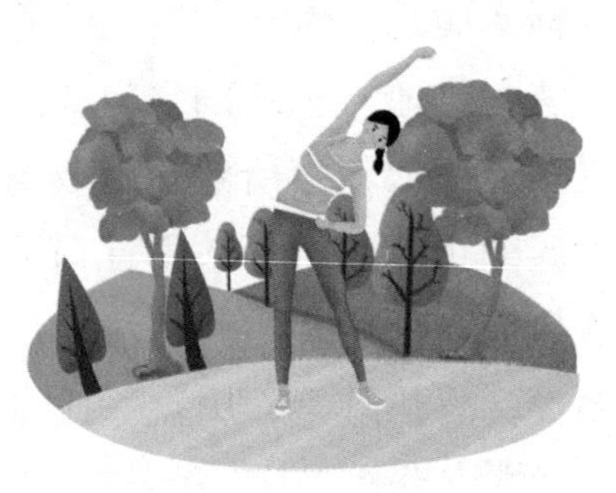

11. 肿瘤患者是否可以正常性生活?

治疗期间，患者体质虚弱，应暂停性生活。在治疗结束后，若病情稳定、体力好，适当、有规律的性生活是可以的。性生活的频度，应因人因病而异，这与病前性生活频度及患者的体质、年龄、病种有关，以次日不感疲乏为宜。放化疗及靶向药物等抗肿瘤治疗对胎儿可能会造成严重影响，放化疗期间以及放疗后一段时间内必须避孕或停止哺乳，若此时怀孕，建议咨询专业医生。

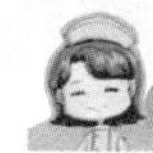

12. 手术后我不能讲话发音了，有哪些手段可以帮我恢复一些发音功能？

喉全切术后不能说话是困扰很多人的现实问题，也是后期随访中医生想帮患者解决的重要问题。现在发音康复重建多用三种方法：食管发音训练、电子喉、发音钮，它们各有优缺点，具体选用哪种方法因人而异。食管发音不用手控即可发音，不辅助任何装置，但声音较小，持续时间短，需要不断换气，易产生腹胀、胃烧灼感。电子喉是最容易、最简单的方法，适用范围广，被更多患者接受，但产生的音是近似于金属笛音的机械音，如果发音不当，会让人比较难听懂。发音钮发音响亮，声时长，吐字连贯，但价格昂贵，植入的假体需定期维护，假体也有移位、脱落、误吸等可能，且发音时需要堵住气管造瘘口，易致瘘口周围感染、肉芽组织增生等。

13. 随访时如果发现病情有了进展，我还有救吗？

复发转移并不意味着无法医治，而是第二轮治疗的开始。当体检及辅助检查皆提示存在复发转移病灶时，医生将会予以相应的挽救性治疗建议：①手术局部区域复发，且先前无放疗史的可切除病灶，可选择手术切除，也可选择根治性放化疗；不可切除的病灶可选择加入临床试验或予以根治性放化疗。②之前有过放疗病史的手术局部区域可切除的复发病灶，可选择再次手术治疗或加入临床试验；不可切除的病灶，若距离上次放疗不足 1 年的可选择姑息化疗或加入临床试验，若超过 1 年的可再次行放射治疗也可选择加入临床试验。③发现远处转移病灶的可选择加入临床试验，也可选择姑息化疗，或予以最佳的支持治疗。手术、放疗、化疗、新药的临床试验等皆为可选择的治疗方式，具体选择哪种方式，需要依据患者病情、患者意愿、医生经验、医院临床试验平台等多方面综合决定。

14. 如果术后我进行过放化疗，那随访时我需要找哪个医生随访呢？随访时我需要带些什么东西呢？

若手术后进行过放化疗的患者需在主刀医生及放化疗医生两处进行随访。虽然两组医生随访时都关注对复发和转移的密切监控，但又各有不同：主刀医生还会关注言语功能、吞咽功能、呼吸功能的康复训练指导；放化疗医生则会关注放化疗后全身副作用的随访（血象异常、黏膜水肿、肌肉纤维化、甲状腺功能减退等）。随访时皆需要携带以下资料：自发病起的所有门诊病历，入院手术的出院小结（若行放疗者还需携带放疗小结），自发病起的所有辅助检查（喉镜检查、头颈部增强CT/MR检查、肺部CT、腹部B超）报告。

温馨提示

头颈肿瘤术后随访是头颈肿瘤治疗不可或缺的重要环节，随访过程中医生会针对患者术后言语功能、吞咽功能、呼吸功能的康复训练进行指导，也会对复发和转移进行密切监控，建议患者尽量坚持于指定随访时间内进行就诊。

头颈部肿瘤放疗知识

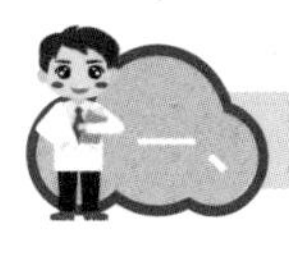

一、放疗相关知识普及

1. 什么是放疗？它到底有什么作用？

放疗是利用携带能量的射线或者粒子杀灭肿瘤的一种治疗方式。因为射线或者粒子具有一定的穿透性，所以也被称为看不见的手术刀。放疗作为一种治疗手段，已经有比较长的历史。在 1895 年伦琴发现 X 射线后不久，X 射线就被用来治疗肿瘤。

经过 120 多年的发展，放疗在今天已经成为一门非常成熟的学科。它和传统的手术、化疗及新近发展起来的生物治疗、免疫治疗等，都是目前治疗肿瘤的主要手段。

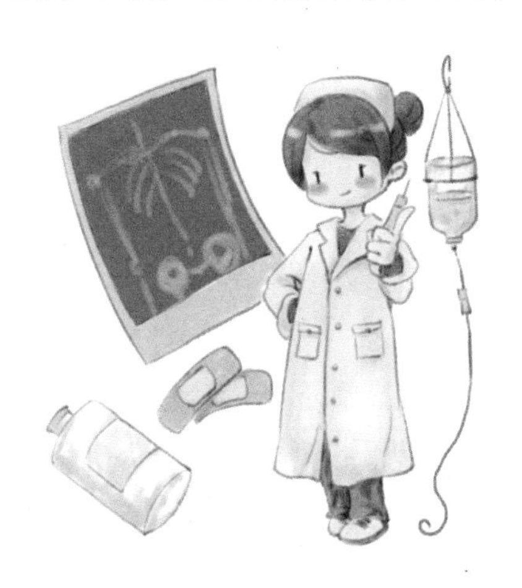

2. 放疗有哪些人员参与，他们是怎么分工的?

现代的放射肿瘤治疗学是一门需要多领域多专业参与的综合学科。其中包括放射生物学、放射物理学、放射医学以及肿瘤学。同时，放疗作为一种治疗手段也在积极地配合其他治疗方式，成为肿瘤综合治疗的一部分。一个肿瘤专科医院的放疗科通常包括放疗医师、护士、放疗物理师以及执行放射治疗的技师。

（1）放疗医师：负责接诊患者，在其他学科专家的协助下制定具体的治疗方案，确定放疗的范围以及放疗的剂量，审查放疗计划的可执行性，并负责监督整个放疗的顺利完成。

（2）放疗物理师：按照放疗医师的处方要求，制定合理的放疗计划，与放疗医师一起根据患者的具体情况调整计划，最后形成一个可以执行的最适合患者的放疗计划，并负责监督放疗机器的准确性和稳定性。放疗计划在电脑上制作完成并得到放疗医师和物理师的许可后会传输到放疗的机器里面。

（3）放疗技师：负责操作机器，忠实地执行电脑里面的放疗计划并随时监督在放疗过程中是否有异常情况。

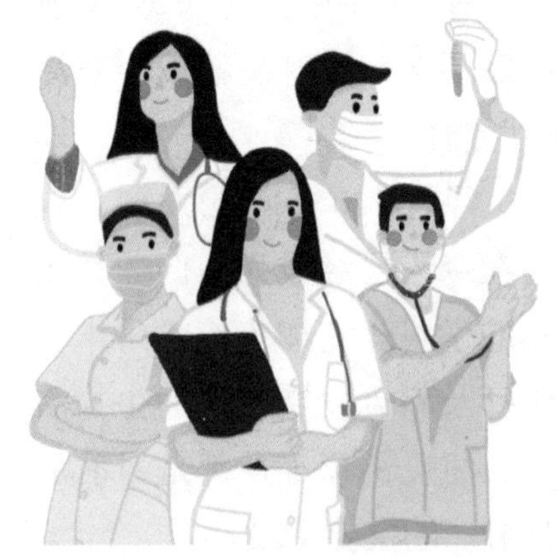

总之，一个放疗计划的顺利完成，离不开放疗医师、放疗物理师、放疗技师以及工程维护人员等的密切协作。

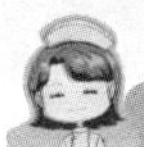

3. 什么是医用直线加速器？

一个放疗中心除了放疗医师、放疗物理师、放疗技师、工程维修人员等以外，还有各种各样充满了高精尖技术的仪器，其中最重要的就是医用直线加速器。那什么是医用直线加速器呢？我们知道，治疗肿瘤是利用高能射线去杀灭肿瘤。在临床上，目前用得最多的射线就是X射线，而医用直线加速器就是用来产生X线的仪器。直线加速器可以让电子束具备很高的能量，然后将电子束轰击到一个金属靶上产生高能量的X射线。X射线能量很高，我们常用的射线一般为4～8 MV。这么高的能量的射线可以轻易地穿透和进入患者的身体内部，到达肿瘤所在的部位，达到杀灭肿瘤的目的。

4. 什么是调强放疗？什么又是图像引导放疗？

传统的外照射放疗方式是通过X线平片确定肿瘤位置，然后在体表根据解剖标志勾画肿瘤的边界，再利用直线加速器从有限的角度对肿瘤进行照射。照射的范围相对肿瘤来说比较宽，肿瘤受照的剂量与正常组织之间的剂量差别变化不大，因此，对正常组织的损伤也比较大。简单说来就是传统的放疗定位不够精确，在杀死肿瘤细胞的同时，也杀伤其周围或者射线经过路线的正常组织，所以代价比较大。

自从CT被引入放疗领域以后，通过计算机重建CT影像，医师勾画CT上的肿瘤轮廓，然后通过计算机设计多个治疗角度，较传统的放射治疗技术能更准确地照射肿瘤，减少正常组织损伤。这就是所谓的 3DCRT。

进入 20 世纪 90 年代以后，随着电脑控制的多叶光栅的发明，实现了在不同的照射角度内进行不同区域不同强度的照射，从而完美地实现了肿瘤区高剂量，而正常组织相对低剂量的剂量分布要求。在肿瘤的控制率和正常组织的保护之间达到了较好的平衡，这就是我们所说的调强放疗。

图像引导的调强放疗是调强放疗的进一步发展。它是利用各种影像系统对治疗前的患者摆放位置进行验证，确保患者处于最正确的位置后再开始放射治疗。这样进一步减少了系统误差带来的治疗不精确性。目前，在一些基层医院，传统的二维放疗和 3DCRT 仍然在发挥它们的作用，而在大多数放疗中心，调强放疗（IMRT）以及图像引导的调强放疗（IGRT）已经成为治疗的主流。

5. 伽马刀、赛博刀等都是放疗的一种，那还有别的“刀”吗？

我们知道射线或者是粒子可以用来杀灭肿瘤，它们常常被比喻为“看不见的手术刀”。因此，为了使普通老百姓更能理解这些放疗技术的优越性，一些放疗技术常常也被命名为各种“刀”。常见的“刀”包括“伽马刀”“赛博刀”“光子刀”“速锋刀”“托姆刀”等。对于不同的疾病情况，医生会根据实际需要选择最合适的“刀”。

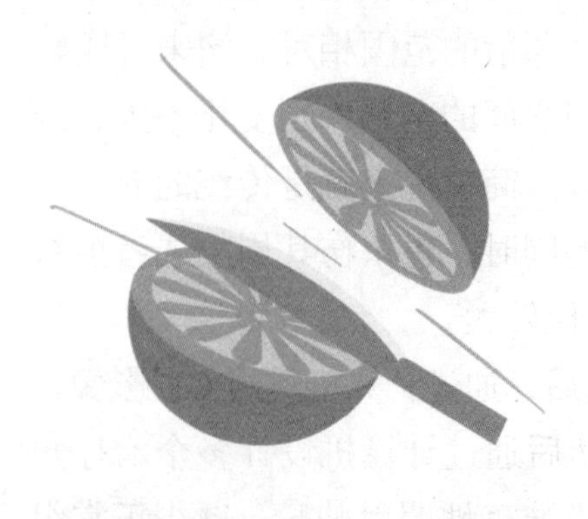

6. 手术已经把肿瘤切除了，手术后医生为什么还要让我去放疗？

肿瘤细胞可能通过直接侵袭，或者顺血液、淋巴管道以及神经纤维向周围组织迁徙，因此，切除肿瘤及其边缘外 1.5 ~ 2 cm 范围内的整块肿瘤组织，才有可能达到彻底控制肿瘤的目的。但是，头颈部的解剖非常精细复杂，头颈部肿瘤的切除相对身体其他部位更为困难，即使最有经验的外科医生，也很难在各个方向保证 1.5 cm 以上的安全切缘，因此，大多数头颈部肿瘤，尤其是中晚期的肿瘤，在切除后都需要通过术后放化疗来控制亚临床病灶。临床的数据表明，对于中晚期头颈部肿瘤来说，术后进行放疗较单纯手术总的 5 年生存率提高了 10%。

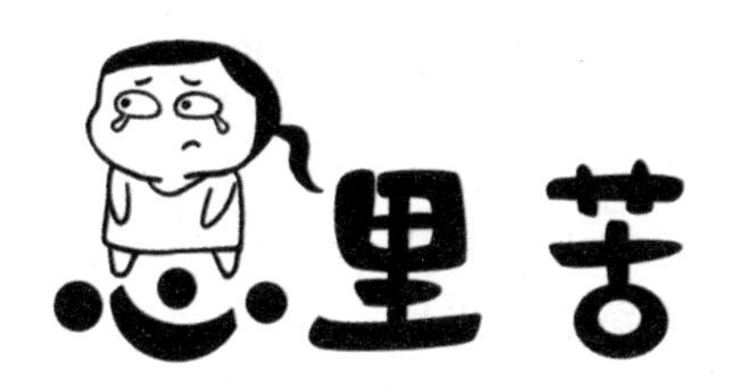

7. 什么是根治性放疗？

术后放疗的剂量通常在 60 Gy 左右，分 30 次完成，可以有效杀灭手术遗留下来的、数量较少的肿瘤细胞。如果放疗作为主要手段，治疗的目的是为了彻底控制肿瘤，我们则称之为根治性放疗。要通过射线杀灭直径 1 cm 以上的大块肿瘤，剂量需要提高到 66 Gy 以上，这个剂量称之为根治性剂量。

8. 哪些肿瘤可以不做手术而做根治性放疗？

早期头颈部肿瘤不适合手术者，比如有严重心血管疾病不能耐受手术，可以通过根治性放疗联合化疗得到根治。对于中晚期肿瘤，如果无法通过手术将肿瘤完整地切除掉，放疗＋化疗则是最适合的治疗方式。

部分患者即使肿瘤可以切除，由于对发音吞咽功能要求较高，也可以选择放化疗作为主要手段；将来若肿瘤复发，再做挽救性手术切除，但放疗后手术会大大增加手术的并发症。此外，头颈部肿瘤中的小细胞神经内分泌肿瘤，以及鳞癌中的低分化或者未分化癌，对放化疗非常敏感，应该选择放化疗作为主要治疗手段。

9. 头颈部肿瘤根治性放疗的优势和不足有哪些?

相对于手术，放疗的优点在于对患者身体影响较小，年老体弱者也可以接受放疗；放疗对吞咽、发音、呼吸等功能的影响较小，患者的生活质量能够得到保障。

随着物理技术日新月异地发展，放疗越来越精确，毒副作用越来越小，但相对于手术为主的治疗来说，仍有它的不足。对于可以手术切除的肿瘤来说，根治性放化疗的治疗效果仍然比手术为主的治疗略低。此外，放疗由于需要分次进行，治疗时间通常会达到两个月甚至更长，放疗的副作用，如皮肤炎症、口腔黏膜炎等，会引起疼痛和吞咽困难，对患者的毅力是一个考验。但绝大部分患者都能够克服这些困难，顺利完成治疗。

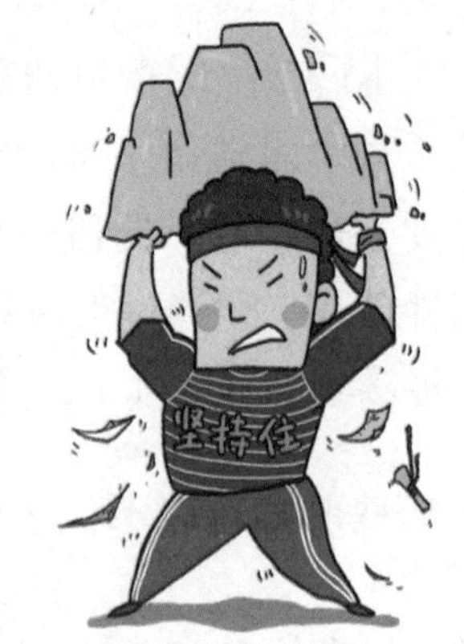

值得注意的是，放疗引起的毒副作

用有些会在放疗结束后数年，甚至十多年后才表现出来，一般认为是神经损伤引起，比如声带瘫痪、吞咽困难等，这类损伤是不可逆的，可能影响患者生活。

10. 有内科疾病的可以放疗吗？

常见的内科疾病如糖尿病、高血压、心脏病等并不是放疗的绝对禁忌，病情稳定后可以放疗。肝炎、结核等传染病需要得到内科专家同意才能放疗，通常要在病毒或细菌增殖得到控制，重要脏器功能得到恢复后才能进行放疗。

11. 手术后多久做放疗效果最好？

术后放疗应该尽量在手术完成后的 6 周内开始。有研究显示，6 周内开始放疗的患者较 6 周后才开始放疗的患者的 5 年生存率提高了 10% 左右。

那么，是不是放疗越早进行越好呢？研究发现，4 周内开始放疗和 6 周内放疗在疗效上并没有区别。由于放疗通常需要一定的准备和等待时间，我们建议患者在切口拆线后就联系放疗科医生，这样可确保术后 6 周内能够开始放疗。

12. 手术切口没有愈合或者有感染可以放疗吗？

如果术后超过 2 周，切口仍然没有愈合或者切口有感染，应该申请多学科专家会诊，包括头颈外科医生、感染科医生、伤口护理专家和放疗医生等，采取积极措施促进伤口恢复，以保证在术后 6 周内能够开始放疗。对于 6 周内处于康复期的未愈合切口，从既往经验看不影响放疗开始，但如仍有未控的感染和较大的创面，应等待好转后再酌情考虑开始放疗。

13. 放疗需要做多久？为什么放疗要分次照射？

术后放疗通常需要照射 30 ~ 33 次，每周 5 次，需要 6 ~ 7 周时间。加上放疗前的准备，整个治疗过程常常需要两个多月。

放疗为什么要分次照射呢？分次照射的主要目的是让正常组织能够在放疗间隙得到修复。

14. 放疗前为什么要去看口腔科？

放疗对口腔生态影响较大。放疗会引起唾液腺萎缩，导致唾液量较少和唾液性质改变，影响口腔黏膜和牙龈的自洁功能；放疗会引起血管闭锁，导致牙龈萎缩和骨质吸收。如果放疗前患者有龋齿和慢性的感染灶没有得到处理，放疗后往往会加重，此时进行外科处理，可能伤口很难愈合，甚至会引发骨髓炎和骨坏死。

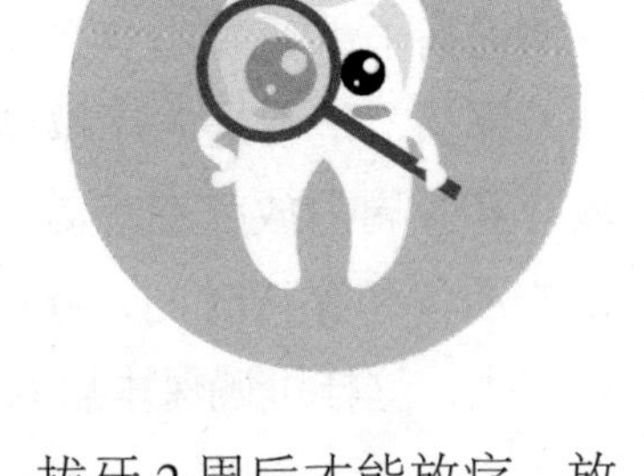

因此，必须在放疗前请口腔科医生进行评估，拔除有问题的牙齿，拔牙 2 周后才能放疗。放疗后，一般建议 2 ~ 3 年不进行口腔的有创操作。

15. 放疗对身体影响大吗？有哪些常见副作用？

放疗因为是局部治疗，对全身的影响很小。部分患者在放疗期间可能会感到疲乏，但一般不影响正常生活。放疗的副作用分为早期和晚期两种。早期副反应通常为黏膜和皮肤的放射性炎症，表现为口腔和皮肤充血伴疼痛，严重的形成浅表溃疡。此外，味觉改变和口干也是放疗引起的早期副作用。大部分早期反应会在放疗结束后完全恢复，口干可能持续终生，但会有不同程度的减轻。放疗的晚期副反应包括皮下组织纤维化、肌肉萎缩、张口受限、吞咽困难等，这些症状一旦出现就很难逆转。但调强放疗技术在临床应用后，严重的晚期副反应已经非常少见了。

16. 放疗顶尖技术——质子放疗是什么？有什么优势？

质子放疗是一种新的放疗技术，和传统的光子（包括X射线和 γ 射线）放疗相比，该技术对正常组织的保护提升到了一个全新的水平。

光子在进入人体后，会在穿过途径上持续释放能量，造成细胞 DNA 损伤，而质子在到达特定位置后，才会集中释放所有能量（bragg 峰），不会对后方的组织产生影响。因此，只要通过物理技术控制质子束在肿瘤位置释放能量，肿瘤后方组织就可以得到很好的保护。

17. 中国的放疗和国外先进水平比有差别吗？

中国放疗技术的发展和国外基本同步，各种先进的放疗仪器在国内都可以找到。由于患者数量多，中国的放疗医生可能在经验上甚至超过国外医生。但是由于区域发展不均衡，基层医院的放疗条件和中心城市三甲医院相比可能存在较大差距。

18. 怎么找到适合的放疗医生？

在大型医院，通常有头颈部肿瘤的多学科会诊（MDT）。

患者可以通过 MDT 联系上放疗科专家。如果没有参加 MDT，首诊的医生通常会帮患者联系放疗科医生。在专科的肿瘤中心，放疗科都会设置头颈肿瘤亚专业，患者直接通过挂号，也可以找到适合自己的放疗医生。

温馨提示

放疗利用高能射线进入人体杀死肿瘤，是肿瘤治疗的主要手段之一。大多数头颈部肿瘤都需要放疗，包括手术后的放疗和完全的根治性放疗。放疗会引起口腔溃疡、皮肤发炎溃破等不良反应，影响患者生活，但发生率不高，而且在放疗结束后基本都能恢复。

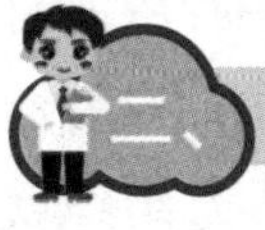

二、放疗相关流程和放疗中注意事项

1. 放疗有哪些程序？

放疗的具体流程如下图：

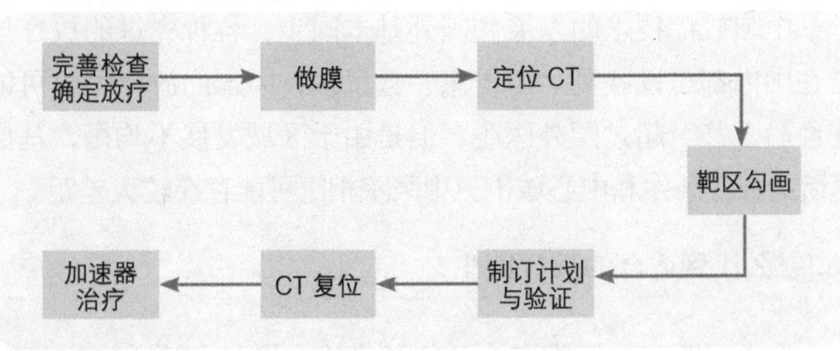

2. 为什么要做膜?做膜有哪些注意事项?

放疗准备的第一步是做热塑膜。患者需要平卧，双手放在体侧，头部保持端正。技术人员将专用热塑膜在热水中泡软后，蒙到患者身上。膜的两边有固定锁扣，可以和床上安放的面板紧密扣合。膜冷却后变硬，和患者体表轮廓紧密贴合，可以有效限制患者头颈部移动。在定位 CT 室和放疗机房，都准备有同样的固定面板。患者在检查和治疗时，都需要戴上膜固定在床上，保持和做膜时完全一样的体位。头颈部位置在放疗全程保持恒定，这对保证放疗的精确性至关重要。

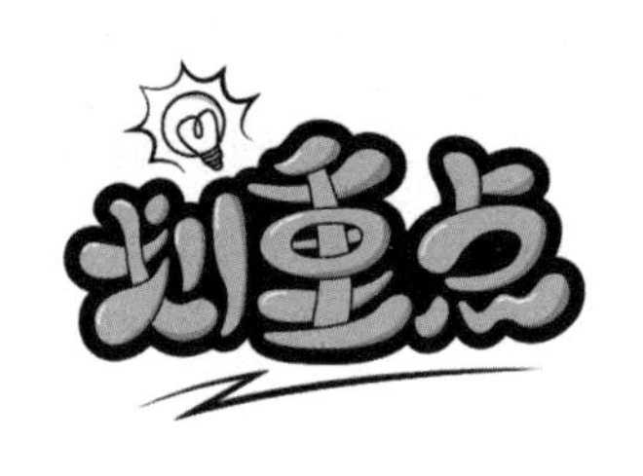

3. 为什么要做定位CT? 什么是定位CT?有哪些注意事项?

患者做好膜后，为了使肿瘤的位置显示更清楚具体，下一步就是做戴膜的定位 CT。患者在做定位 CT 时，要保持和做膜时相同的体位。CT 医师会在膜上粘贴铅点，然后进行扫描。大多数情况下，医生会要求做增强 CT，影像增强剂会通过静脉注入患者体内，使肿瘤更好地显影。由于增强剂含碘，对碘过敏的患者必须提前告知主管医生和 CT 医生，避免发生过敏反应。如果在扫描过程中感到不适，患者可以通过通话系统告知操作室的医生和技师，立即终止扫描进行处理。

4. 哪些情况需要在放疗前做MRI?

所有的头颈部肿瘤都建议做 MRI 检查。MRI 对确定头颈部

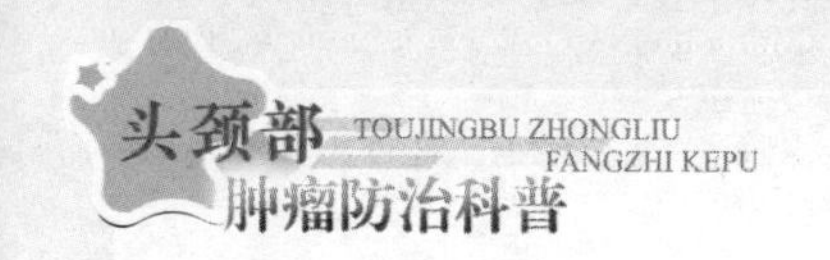

肿瘤的位置和侵袭范围非常重要。在放疗前，最好有两周内的MRI 影像，如果没有，应该在做定位 CT 时同时做一个戴膜的MRI。医生在后续的靶区勾画中，MRI 影像可以提供很多关键信息。

5. 放疗与化疗到底有什么区别?

两者治疗的本质不同。放疗相当于物理治疗——用各种不同能量的射线照射肿瘤，以抑制和杀灭癌细胞。化疗则是通过静脉注射、口服或者其他形式让化疗药物进入到患者体内杀灭肿瘤。放疗一般是局限的，起到将肿瘤缩小的目的，而化疗范围较广，可用于全身，抑制癌细胞的扩散。

6. 为什么放疗前金属气导管必须更换成塑料导管?

喉癌等肿瘤术后需要通过气管造瘘口呼吸。在放疗前，放置在造瘘口的金属气导管必须更换成塑料导管。原因是金属导管会干扰 CT 成像，对放疗射线也有阻挡作用。此外，MRI 检查也禁止患者佩戴金属器物，因为金属可能被磁场吸走，同时也会严重影响组织成像。

7. 做了定位CT后为什么需要等待几天才能放疗?

患者做了定位 CT 后，CT 影像被传输到医生工作站，放疗医生需要综合各种临床信息，特别是 MRI 影像，在 CT 上勾画肿瘤和正常器官，确定需要照射的范围和照射的剂量；物理师则根据医生的要求，设计放疗计划。然后放疗医生会对放疗计划进行评估，如果肿瘤的照射剂量达到了要求，同时正常器官的剂量在安全范围以内，这个计划就将进行物理验证。最后还需要在定位 CT 室进行治疗前的复位验证。所有这些过程一般需要 1 周左右的时间。

8. 什么是放疗前的复位?

在放疗计划确认后，第一次治疗之前，通常需要再做一次定位 CT 扫描。这次扫描的目的主要是根据物理师制作的放疗计划，在膜上标记出治疗位置的参考点。这个点确定后，就可以开始第一次放疗了。机房的技术员会根据膜上的标记调整患者位置，使射线能够精准地到达肿瘤部位。

9. 放疗时患者身上画的红线是干什么用的?

在确定接受治疗的范围后，医生会在皮肤上画上记号，标明接受放射线照射的准确地方。一定不要清洗这些记号，若这些记号开始淡褪，请告知放疗医生，切勿自己尝试再画。由于这些记号可被擦掉，也可能玷污衣物，所以接受治疗期间，可考虑穿着旧的棉质衣服，棉质衣服也可以减少对放疗局部皮肤的刺激、损伤。

10. 为什么放疗会引起味觉改变？放疗后会恢复吗?

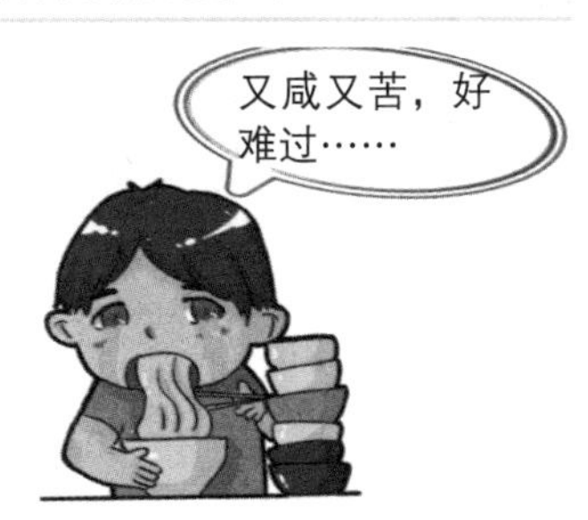

放疗后味觉改变是很多患者最早感觉到的身体变化。主要原因是射线引起的舌黏膜味觉感受细胞受损，一般在放疗 10 次左右变得明显，感觉吃什么都是咸的

苦的。味觉的损伤通常都能恢复，大部分患者在放疗结束后3个月内恢复正常。

11. 放疗过程中，由于各种原因导致放疗中断，这对疗效有什么影响？

在放疗过程中由于各种原因导致放疗中断一段时间是不合适的，结果会使患者的治疗效果下降，这与肿瘤组织在间歇期的“再增殖”有关。因此，从患者的角度讲，应尽量配合医生的治疗，对于一些可以克服的放疗反应，如轻度的进食疼痛、轻度恶心，除了医生应给予适当的处理外，患者应树立坚定的信心努力予以克服，切不可稍有不适即自作主张停止或放弃治疗。从家属角度讲更不应该因一些家庭或社会琐事而使患者暂停放疗。当然如果放疗反应很严重，患者无法耐受，在主管医生的指导下可适当休息，但休息时间越短越好。

温馨提示

放疗的顺利完成，需要医生精准地确定肿瘤位置和照射剂量，物理师严密、科学地设计照射角度和强度，技师忠实、安全地执行放疗计划。作为患者，应该了解放疗的流程，听从安排，积极配合放疗工作人员完成治疗。

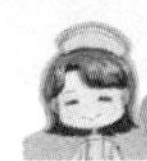

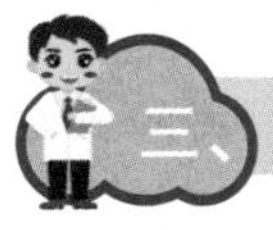

三、放疗后的康复随访

1. 放疗结束后还需要其他治疗吗?

对头颈部肿瘤的治疗主要为手术和术后放化疗，部分患者会接受术前或放疗前的化疗（新辅助化疗），放疗结束后通常不再进行化疗，但某些特殊类型肿瘤，如黑色素瘤、小细胞癌等，可能需要后续的内科治疗，应咨询相关科室专家。放疗后患者应该咨询营养师，对饮食做出相应调节；应该积极了解康复相关知识，做好功能锻炼，减少治疗的后遗症。

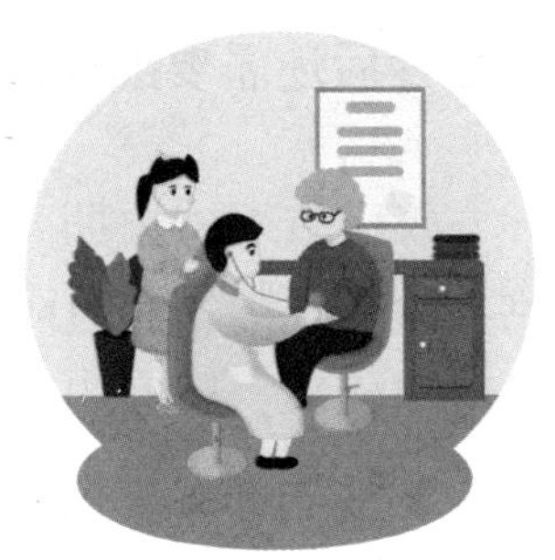

2. 放疗后多久复查?

放疗结束后一般第一年 3 个月到院复查一次，第二年和第三年可以 3 ~ 6 个月复查一次，3 年以上可以半年到 1 年复查一次。平时也应该注意自己的身体状况，如有出血、吞咽异物感或梗阻感、恒定部位疼痛且逐渐加重，或者发现颈部有逐渐长大的包块，即使预约的复查时间没到，也应该提前到医院检查，排除复发或转移。

3. 复查需要做哪些检查?

每次的检查应该包括肝肾功能、电解质以及血常规、头颈部的 MRI 或 CT、腹部彩超。胸部 CT 可以一年做一次。由于放疗可能引起甲状腺功能低下，做了颈部照射的患者应该每次检查甲状腺功能，并咨询医生是否需要补充甲状腺素。另外，头颈部肿瘤患者可能发生第二种原发肿瘤，因此建议每年做一次肿瘤标记物检查，有饮酒史的患者每年做一次上消化道内镜。女性应该注意排查乳腺癌、宫颈癌等高发肿瘤。

4. 放疗后还需要继续保护皮肤吗？怎么保护？

放疗结束后短期内皮肤仍会有潮红、痒痛感。应该继续避免衣领等刺激，避免阳光直射。避免用任何刺激性的沐浴液、外用药物等，可以用温水洗浴，但不要浸泡太久。通常放疗结束后 1 月左右皮肤会恢复正常，但放疗引起的皮肤变黑可能会持续较长时间。

5. 放疗结束后还需要继续冲洗鼻腔吗？

对鼻腔鼻窦肿瘤来说，由于放疗可能引起鼻腔黏膜萎缩且很难恢复，鼻腔的自洁功能变得很差，容易引起黏膜粘连和鼻窦炎，因此，放疗结束后应该终生保持鼻腔冲洗。冲洗的频率可以视恢复情况调整，放疗结束后 3 个月内应该每天 2 ~ 3 次，3 个月后可以每天 1 次。两年后可以 1 周 1 ~ 2 次。冲洗液最好用售卖的专用液体，自己调配的淡盐水也可以，但必须保证用烧开后的凉水配制。

6. 放疗结束后口腔卫生怎么保持？

三餐前后漱口，选用软毛牙刷，使用含氟牙膏刷牙。应该

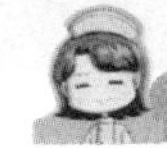

养成多饮水包括饮茶的习惯。可以定期，如3个月到半年，看一次口腔科，对口腔健康做个评估。放疗结束后2～3年不能进行拔牙等有创操作。如果有口腔疾患需要处理，一定要告知医生有放疗史。

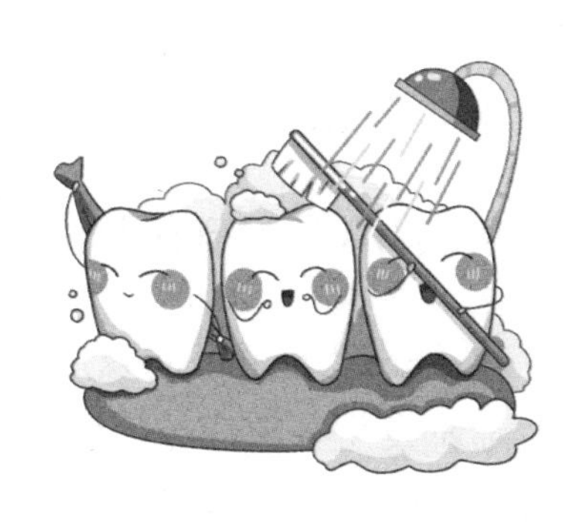

7. 放疗后需要做哪些康复训练?

由于放疗可能引起软组织纤维化、肌肉萎缩等，所以放疗结束后需要积极进行功能锻炼，一般包括张口锻炼，尽量开口，维持数分钟，每天重复多次；颈部锻炼，每天点头、摇头锻炼，每次10～20分钟，每天2～4次。注意幅度不要太大，高血压和颈椎病患者尤其注意。其他还可鼓腮、活动唇舌、按摩鼻旁和耳前等，都有助于减轻放疗引起的并发症。

8. 放射线会不会引起其他癌症?

射线会引起基因突变和肿瘤发生，因此放疗无疑会增加第二原发肿瘤的发生风险。据统计，儿童恶性肿瘤患者接受放疗后，发生第二原发肿瘤的风险较正常儿童增加了数倍。但头颈部肿瘤患者以中老年为主，而且环境、化疗、饮酒、吸烟等其他因素都会增加第二原发肿瘤的发生率，故放疗带来的额外风险虽然有，但并不明显。以鼻咽癌为例，长期生存的患者大约

5% 发生了第二原发肿瘤，这个比例并没有显著高于肿瘤患者整体发生第二原发肿瘤的比例。

9. 放射线引起的肿瘤有哪些特点？

放疗引起的第二原发肿瘤有一定特点，一是发生时间较晚，通常发生在放疗结束后 3 年以后；二是大部分发生在接收了较高剂量照射的组织；第三，最常见的病理类型为软组织肉瘤，其次为鳞癌，如口腔口咽的鳞癌。

温馨提示

放疗结束后，放疗的急性并发症，如咽痛、皮肤溃疡等会很快好转，但仍应该注意口腔卫生、鼻腔冲洗及皮肤保护。口腔卫生应该尤其注意，避免在 2 ～ 3 年内进行拔牙等有创操作。积极的功能锻炼，如张口练习、颈部锻炼等，有助于减轻放疗的远期并发症。

头颈部肿瘤化疗知识

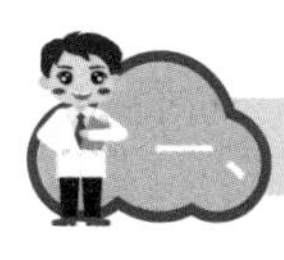

一、化疗相关知识普及

1. 什么是化疗，它到底有什么作用？

肿瘤化疗，即用化学合成药物治疗肿瘤的方法，是一种全身治疗的手段。化学合成药物可以杀死肿瘤细胞、抑制肿瘤细胞的生长繁殖和促进肿瘤细胞的分化。化疗可以通过口服、静脉和身体内部的腔隙等给药，化疗药物会随着血液循环分布到全身的绝大部分器官和组织，既可杀灭局部的肿瘤细胞，也可杀灭远处转移的肿瘤细胞；既可用于早期肿瘤的术后辅助治疗，以避免复发转移，又可用于已经转移的晚期肿瘤。

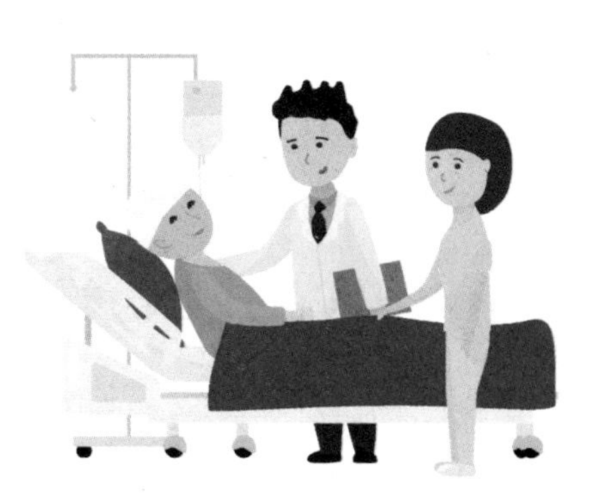

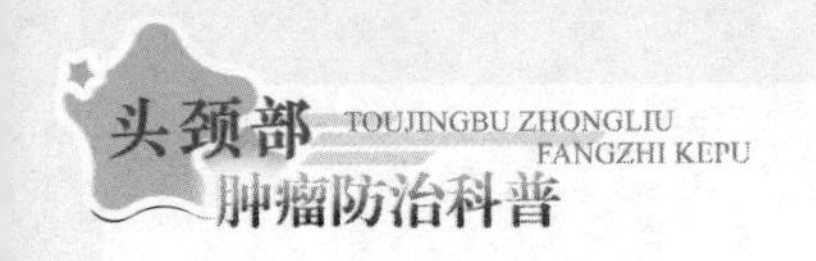

2. 手术已经把肿瘤切干净了，手术后医生为什么还要让我去化疗？

在手术中，医生只能把肉眼所见的肿瘤全部切除掉，但是无法保证能把看不见的肿瘤细胞百分之百清扫干净。只要有一个肿瘤细胞残留，就可能会形成燎原之势，导致复发和转移。通过术后化疗可以杀灭这些残存的肿瘤细胞，以达到预防癌症复发和转移的目的。

3. 哪些患者可以不化疗？

化疗的毒副作用反应常常让患者望而生畏，因此医生在使用化疗前需要对病人进行完善的检查和身体评估。

第一，对于分期极早期的癌症患者，由于病情发现极早期，根治性手术以后复发转移的概率微乎其微，因此不需要采用化疗。

第二，某些肿瘤对化疗药物不敏感，这类患者选择化疗也是弊大于利。当患者经历了多次化疗和更换了不同方案以后仍然无效，说明可能存在多药的耐药基因，这种情形下，化疗也没有什么意义了。

第三，对于体质太差或高龄的患者（80 岁以上），身体不能耐受化疗，一般不考虑化疗。

4. 有高血压、糖尿病、冠心病，可以做化疗吗？

化疗药物在杀死肿瘤细胞的同时，也一并损伤身体的正常细胞，对心血管有一定影响。但是对于肿瘤患者来说，既不能

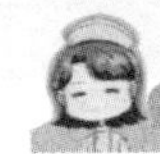

因噎废食，放弃肿瘤的治疗，同时又要加强防范。有高血压、糖尿病和冠心病的患者需要在医生的指导下来选择个体化的治疗方案，尽可能减少肿瘤药物对心血管的伤害。

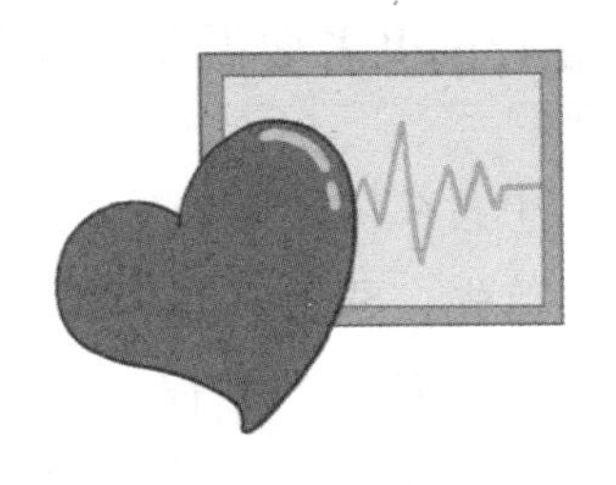

5. 化疗应该什么时候做？要做多长时间？

第一种情况：放疗前或者是术前，称为新辅助化疗。一般是在术前（放疗前）给予 2 ～ 4 个周期化疗。新辅助化疗可使肿瘤缩小稳定，使原本没有手术条件的患者获得手术机会，同时也可以降低手术难度，减少术中转移及术后并发症的发生，并可以尽早预防远处转移，提高患者长期生存率。

第二种情况：术后化疗，称为辅助化疗。辅助化疗是在头颈肿瘤手术后根据复发危险程度采取的预防复发转移的治疗。术后宜早期应用，争取在术后 2 周应用，最迟不能超过术后 1 个月。头颈肿瘤术后辅助化疗一般为 4 ～ 6 个周期。

第三种情况：复发转移或晚期患者的化疗。复发转移化疗是指对于手术后出现复发转移的患者或就诊时肿瘤不能切除的患者，利用化疗可使肿瘤缩小、稳定，以缓解症状，提高生活质量，延长生命。晚期肿瘤姑息化疗一般没有固定的周期数，多根据患者的身体情况和化疗疗效来决定，如果身体耐受，治疗有效，可以考虑长期化疗。

6. 化疗前患者要做哪些准备？

患者在化疗前做好充分的准备，有助于提高化疗的效果。

首先，要做好充分的心理准备，消除对癌症的恐惧和对治疗的紧张。其次，要保持充足的睡眠和健康的饮食，以保证营养的均衡，使身体功能的状态最佳化。最后，配合医生做好化疗前的全面体检及机体活动状态评估。一般，ECOG 评分为 0 ～ 1 分的更能承受化疗。

ECOG评分表

体力状况	分级
正常活动	0
症状轻，生活自在，能从事轻体力劳动	1
能耐受肿瘤的症状，生活自理，但白天卧床时间不超过 50%	2
肿瘤症状严重，白天卧床时间超过 50%，但还能起床站立，部分生活自理	3
病重卧床不起，生活不能自理	4
死亡	5

7. 化疗对身体影响大吗？有哪些常见不良反应？

化疗对身体的影响因人而异，不同的人同样的药物反应可能不一样。头颈肿瘤化疗药物的不良反应包括：骨髓抑制如白细胞降低、血小板减少，人会容易疲乏无力，容易感染、出

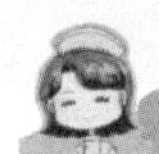

血；胃肠道反应如恶心、呕吐、食欲减退、腹泻、便秘等，也就是不思饮食，吃不下东西，甚至呕吐、拉肚子，或解不出大便；肝肾功能损害、脱发、皮肤毒性或者神经毒性(皮肤会出现异常的感觉)等。

8. 常用的头颈肿瘤化疗药物和化疗方案有哪些?

头颈肿瘤常用的化疗药物包括铂类（P），如顺铂、卡铂；紫衫类(T)，如紫杉醇、多西他赛；氟尿嘧啶(F)药物，如氟尿嘧啶、卡培他滨。化疗方案就是几类药物的组合。常见头颈肿瘤鳞癌方案有TPF方案、PF方案。对于一般状况不佳的如ECOG评分为2分的患者，也可以采用只用一种药物的化疗方案。

温馨提示

近年来，头颈肿瘤的发病逐年增多。通过手术、放疗和化疗等多种治疗手段，头颈部肿瘤治疗的效果有明显提升。化疗是一种用化学药物进行全身治疗的手段，对部分术后的头颈部肿瘤和晚期头颈部肿瘤都有实用价值。但化疗也有可能出现骨髓抑制、消化道反应、肝肾功能损害、脱发及神经毒性等不良反应。

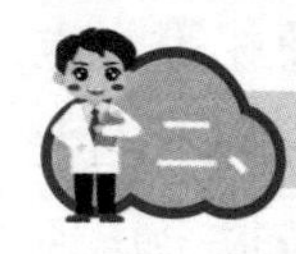

二、化疗注意事项及不良反应处理

1. 化疗前为啥要置管?

如果使用常规的静脉留置针，通过身体表浅静脉进行化疗药的滴注，由于血管细，血流速度慢，化疗药对静脉的刺激会让患者感到疼痛。同时表浅静脉血管壁都有一定的渗透性，化疗药物如果渗漏到皮下，还可能导致局部组织的坏死。

深静脉置管是经静脉将一根特制的导管插入至距离心脏比较近的大静脉处，因为大静脉的血流速度很快，可以迅速稀释化疗药物，有效防止化疗药物对血管的刺激，减轻患者的痛苦，减少静脉炎等并发症的发生，从而有效提高患者的生活质量。

2. 化疗为啥会脱头发？脱发应该怎样处理?

化疗药物可诱导长得快又多的毛囊细胞快速死亡，抑制毛根细胞，使毛根细胞不能更新而加重脱发。

化疗期如出现脱发，建议：第一，可以使用假发。第二，化疗时可以使用冰帽。低温可使头皮血管收缩，降低达到头皮的化疗药物总量。低温还可以降低头皮毛囊细胞的代谢水平，减少其对化疗药物的吸收，从而减少化疗药物对毛囊细胞的损伤。

3. 化疗为什么会导致呕吐?

化疗药物可以通过两种途径引发患者的恶心、呕吐症状。

（1）外周途径。化疗药物可以损伤胃肠道黏膜的上皮细胞，导致胃肠道黏膜释放一种叫 5- 羟色胺的物质，这种物质会刺激黏膜下神经从受体，使之兴奋从而导致呕吐。

（2）中枢途径。血液中的药物直接刺激大脑内化学感受区，引起呕吐中枢的兴奋而产生呕吐。

4. 化疗为什么会“嘴巴烂”?

化疗药物在杀死肿瘤细胞的同时，也会损伤一些生长得很快的细胞，比如口腔的黏膜细胞。如果口腔黏膜损伤，局部就会红肿疼痛甚至破溃，导致口腔炎症；同时，在我们的口腔内生活着很多的细菌，这些溃疡会合并感染。一些化疗药物会引起嘴巴的疼痛、干燥、刺激感和口唇咽喉部位的出血。

5. 为啥有些人2周做一次化疗? 有些人3周做一次化疗?

化疗的间隔周期一般由临床医生按照患者个体的差异和化疗的性质来制定方案。对于术后辅助化疗，建议按照规定的时间及时化疗；对于姑息化疗的患者来说，视患者的体质来定，间隔的时间可以适当延长。

6. 化疗会把人“化死”吗？做化疗会死得更快吗？

老百姓之所以说化疗会“化死”，或者“死得更快”，是因为化疗药物进入人体内，除了杀伤肿瘤细胞，还会“不分敌我”地杀灭人体内的正常细胞，进而引发人体一系列的异常反应，也就是化疗的不良反应。最常见的有：恶心、呕吐、脱发、腹泻和便秘等，实验室检查还包括血常规异常、肝肾功能损害，有些还可以引起心脏功能的损害。但大部分化疗的不良反应和毒副作用是可逆的，有极少一部分患者因为严重不良反应会导致死亡。专科医生都会在化疗前评估患者的局部和全身情况，看其是否能耐受化疗的毒副作用，评估方案是否适合患者。所以到正规医院接受有经验的肿瘤科医生的规范治疗，尽可能将化疗疗效发挥到最优，将弊端最大限度地降到最低。

温馨提示

化疗会导致相关不良反应，医生需要在治好癌症和维持患者基本生命之间不断权衡。所以化疗的药物浓度都必须严格控制。尽管化疗药不完美，不良反应也严重限制了它的使用，但它不是简单的毒药，肿瘤患者和家属，应该尽量了解各种化疗药的优点和缺点，并根据自己的身体状况、经济情况和治疗目标，配合医生来做出理性的选择。

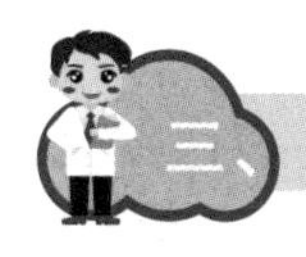

三、化疗后的康复随访

1. 化疗后多久复查？复查需要做哪些检查？

化疗后患者的病情得到了有效地控制，但仍然存在着复发和转移的隐患，需要定期复查。对于放化疗后 3 年内的患者，需要每季度做一次肿瘤标志物的血液学检查、每半年做一次全身的 CT 检查。对于放化疗满 3 年后的患者，血液学的检查可以延长为每半年做一次，全身的 CT 复查则可每年做一次。

2. 化疗后还需要继续保护皮肤吗？怎么保护？

化疗药物的毒性很大，对皮肤的正常细胞也会造成损伤，因此皮肤容易受到紫外线的伤害而造成色素沉着。化疗后的患者可以采取物理防晒，如戴太阳帽、穿长袖的衣服，避免过度的日光照射。同时也可以使用一些无刺激，比较温和的美白保湿护肤品。一般治疗所引起的皮肤颜色变深，会在停药后自动消除，无须太过担心。

3. 化疗后饮食需要怎么调整？

首先，要保证营养的均衡；其次是要保证食品的安全。营养的均衡是指我们身体需要的各种营养素都要摄取到，而且营养素的比例要符合身体的需要。不是什么好吃就猛吃，而是要面面俱到，只靠单一的营养素是无法保证身体健康和正常生理功能的。

患者应当注意饮食清淡，以易消化和营养的食物为主，少量多餐，多喝温水。切记为了提高患者的食欲而进食油腻辛辣、生冷的食物，导致患者胃肠道反应加重。

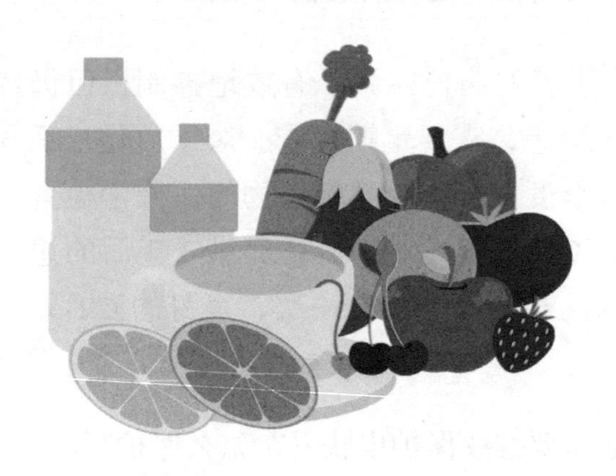

4. 中医中药对化疗恢复有帮助吗?

化疗后，包括中药、针灸、瑜伽这些治疗方式，对部分患者来说是可以起到降低疼痛、缓解焦虑、改善睡眠和心情、增加食欲的作用的。

温馨提示

化疗后患者仍然需要定期复查，如果出现了复发和转移，也有机会可以及时处理。对于不能再次手术的患者，可以进行姑息化疗。化疗结束后使用中药、针灸、瑜伽这些治疗方式，对部分患者有一定治疗效果，可以增强患者的免疫力，提高患者的生活质量。

肿瘤崭新的治疗手段：靶向治疗、免疫治疗、生物治疗

1. 肿瘤传统治疗方法有哪些？

说到肿瘤治疗，人们通常会想到传统的三大治疗肿瘤的方式：

（1）外科治疗，也就是人们通常说的手术，这是最原始、最古老，也是最常用的治疗方式之一。特点是立竿见影见效快，但是有创伤，对身体基础情况及麻醉条件等有要求，通常是针对中早期局限性肿瘤。肿瘤外科手术与一般外科手术有所不同，除要求在手术之前诊断明确或在术中快速病理切片诊断，肿瘤外科手术还强调完整切除，以尽量防止肿瘤复发。

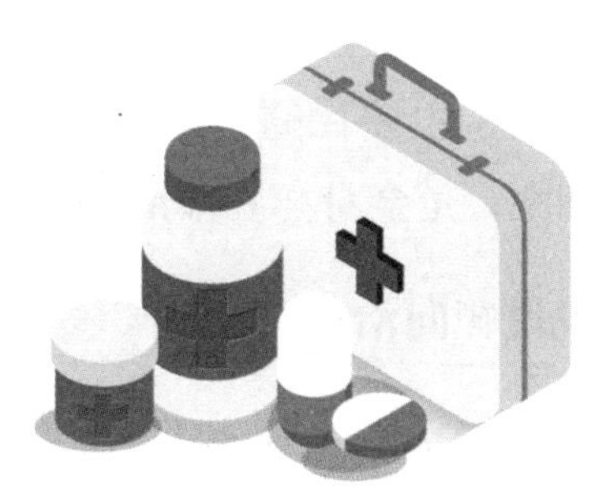

（2）放射治疗，简称放疗，是指用放射线治疗恶性肿瘤的一种治疗方式。当医生给予肿瘤精确剂量的射线照射时，

放射线就犹如一种看不见的手术刀，可以使肿瘤缩小，甚至消失，从而达到治疗的效果，放射线也因此被称为“无影刀”。

（3）化学药物治疗，简称化疗，是指通过化学药物治疗肿瘤。化疗是一种全身治疗手段，这个特点让它有别于手术及放射治疗。化疗药物可以通过口服、静脉输入等进入人体血液循环进而到达全身绝大部分器官和组织，因此对于一些分布全身的肿瘤如白血病、已经转移的中晚期肿瘤等，化疗是主要的治疗手段。

2. 除了手术，放、化疗，还有哪些新的肿瘤治疗方法?

伴随科学技术的进步，除了上述三种较为传统的肿瘤治疗手段之外，还出现了很多新的治疗方式，它们也逐步在肿瘤治疗领域中扮演了越来越重要的角色。

（1）靶向治疗。随着基因检测技术的完善和小分子靶向药物的不断开发，靶向治疗已经逐渐成为肿瘤治疗的重要手段。

（2）免疫治疗。免疫治疗主要是通过某些手段来增强患者自身免疫功能，通过改变自身的“抵抗力”来抵抗肿瘤，再通过自身免疫机制杀死肿瘤细胞。

（3）生物治疗。针对肿瘤的生物治疗是一种新兴的肿瘤治疗手段，主要目的是杀灭手术、放疗、化疗难以解决的残存肿瘤细胞，是全身和局部治疗的有益补充。

3. 说说靶向治疗

（1）什么是靶向治疗?

靶向治疗主要是指以一些发生改变的基因或者分子（这些

基因或分子的改变往往是导致恶性肿瘤发生发展的重要原因）为目标，通过精准打击这些变化的基因或分子，切断恶性肿瘤生长的重要通路，从而取得不错的疗效。同时，因为靶向治疗只打击坏基因或分子，做到了最大限度地保护和避开正常细胞，因此不良反应也相对较低。靶向治疗也是未来肿瘤治疗发展的方向之一。

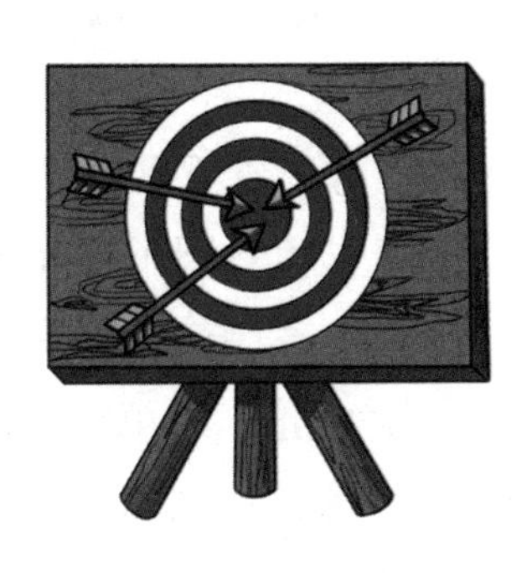

（2）靶向治疗有什么不良反应？

靶向治疗作为精准治疗的一种方式，总体来说不良反应相对较小，但也不能忽视。常见的副作用主要有：

①过敏反应。单克隆抗体类的靶向治疗药物，如西妥昔单抗、尼妥珠单抗、曲妥珠单抗等容易引起人体的过敏反应，因此在治疗前应给予药物预防过敏反应。

②皮肤和指甲的不良反应。常在使用表皮生长因子的药物如易瑞沙、特罗凯等时出现。主要表现为皮疹和手足皮肤反应，其他还有皮肤瘙痒、皮肤干燥、皮肤颜色改变、黏膜炎或口腔炎等。

③心血管反应。常在使用贝伐珠单抗、曲妥珠单抗的药物时出现。表现为高血压、左室射血分数下降、心肌缺血、心悸、胸闷、心动过速、心律失常等。

④胃肠道反应。主要表现为腹泻、恶心、呕吐、食欲降低等。

⑤血液毒性。靶向治疗药物引起的血液毒性多为轻度，通

常不需要中断治疗或减量治疗。

（3）靶向治疗在头颈肿瘤中有哪些应用?

可以分为以下几类:

①表皮生长因子受体（EGFR）抑制剂。对头颈部肿瘤细胞的增殖、生长、存活的信号转导通路起阻断作用。

②抗 EGFR 的单克隆抗体。西妥昔单抗是抗 EGFR 受体的单克隆抗体，可与自然配体竞争受体结合点位，切断促进肿瘤生长的通道，从而抑制细胞增生。

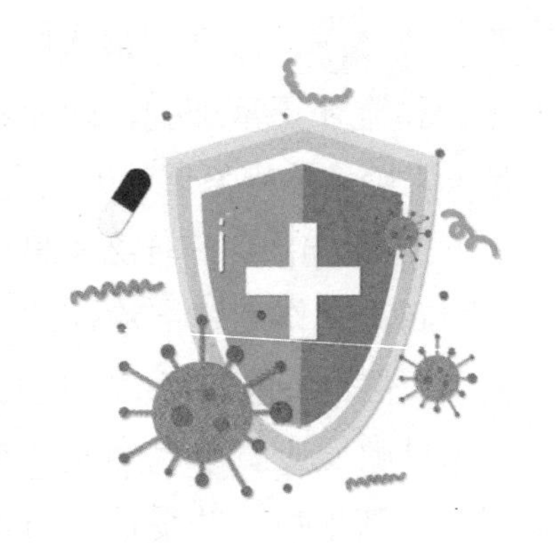

③血管内皮生长因子受体抑制剂。贝伐珠单抗、血管内皮抑素（恩度）等。

④其他。一些多靶点或者多通路参与的药物，如索拉非尼等。

4. 说说免疫治疗

（1）什么是免疫治疗?

人体是一个神奇的机体，除了人们熟知的循环、呼吸、消化等系统外，还有自己的免疫系统，对外界的一些不良致病因素能起到一定的抵抗作用。一个人免疫能力的高低多与其年龄、身体状态、环境等因素有关。当免疫能力降低的时候，疾病就会乘虚而入。

免疫治疗主要是通过输入某些药物，增加机体自身的免疫功能，然后再利用机体的免疫机制杀死肿瘤细胞。免疫治疗近几年发展迅速，为肿瘤的治疗提供了更多的选择和更显著的疗效。目前的免疫治疗方法有肿瘤疫苗、过继性免疫细胞治疗、免疫检查点抑制等。目前常说的肿瘤免疫治疗主要是指免疫检查点抑制剂药物治疗。

（2）免疫治疗有什么不良反应?

免疫治疗的不良反应有这几种：一是皮疹，这是很常见的症状；二是腹泻，大概治疗6周会出现腹泻；三是肝功能受损，在治疗后的8 ~ 12周，可能出现肝功能受损；另外还有免疫性肺炎，内分泌疾病，如甲亢、甲减等。虽然免疫治疗的不良反应相对较轻，但也要注意，部分罕见的不良反应可能会有致命的危险。

（3）免疫治疗会损伤人体正常的免疫系统吗?

免疫疗法的独特之处在于，它们本身并不会对癌细胞造成伤害，而是利用人体免疫系统能清除癌细胞的能力，来调动免疫系统攻击肿瘤，达到治疗目的。不过活跃起来的免疫系统也会造成一定程度的“误伤”事件，可能会造成一些免疫相关性不良反应，如免疫相关性肺炎、皮炎、甲状腺炎、心肌炎等，但我们可以通过积极的处理来治疗出现的不良反应。总体来说，大量的临床试验和既往累积的经验表明，免疫治疗是利大于弊的，它所带来的不良反应发生率低于传统治疗。

（4）头颈部肿瘤常见免疫治疗有哪些?

大多数头颈部肿瘤免疫治疗处于研究阶段。现有的免疫

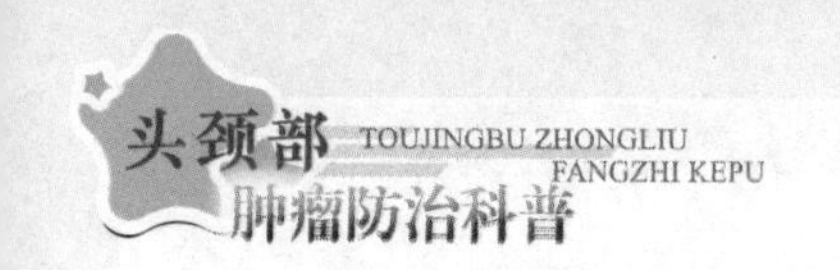

治疗以免疫检查点药物治疗为主，如抗程序性细胞死亡-受体1（PD-1）药物治疗，包括派姆单抗（pembrolizumab）和纳武单抗（nivolumab），就是我们常说的K药和O药；抗细胞程序性死亡-配体1（PD-L1），如德瓦鲁单抗（Durvalumab）；细胞毒性T淋巴细胞相关抗原4（CTLA-4）抗体，如易普利姆玛（Ipilimumab）等。目前派姆单抗联合化疗被推荐为复发转移头颈部鳞癌（HNSCC）一线首选治疗方案之一，且派姆单抗单药治疗成为PD-L1表达阳性患者一线首选方案之一。其他的治疗随着多项大型临床研究结果的公布，相信将会有越来越多的免疫治疗在头颈肿瘤中的应用出现。

5. 说说生物治疗

针对肿瘤的生物治疗概念更加宽泛，主要是通过调节人体的天然防御机制，调节人体与肿瘤的反应，从而取得抗肿瘤的效应。生物治疗涵盖的内容非常多，包括细胞治疗和非细胞治疗。细胞治疗需要从患者体内提取部分细胞进行扩增形成抗体，再置入患者体内，利用自身抗体杀伤肿瘤细胞；非细胞治疗包括抗体治疗、疫苗治疗和基因治疗等。

6. 这些比较新的治疗方法是每个患者都可以用吗？

不是。每种治疗我们都需要考虑这种治疗方式的安全性和有效性，同时需要根据肿瘤患者的实际情况，如自身是否有基础疾病、肿瘤的病理分型、肿瘤的进展程度等，制定个体化的治疗方案，选择合适的治疗步骤，以使患者获得更好的临床疗效。

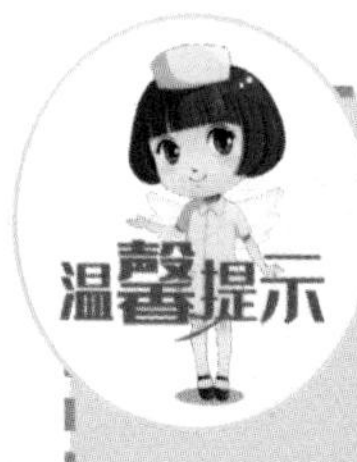

总体而言，新兴的治疗方法兼有高效低毒的特点，但目前主要用于晚期肿瘤的治疗，可以单用也可以与其他治疗方式联合应用。

健康生活，远离癌症

2019 年 1 月，国家癌症中心发布了最新一期的全国癌症统计数据，平均约 1 万人 / 天被确诊为癌症，有 7.5 人 / 分钟被确诊为癌症，而位于锁骨平面以上，颅骨以外的口腔颌面颈部等区域的头颈部肿瘤的发病率位于全身恶性肿瘤的第六位。

“谈癌色变”，每当人们听到“癌症”这两个字时，都会想到绝症。那么癌症真如大多数人想的那样，是不可治愈的绝症吗？

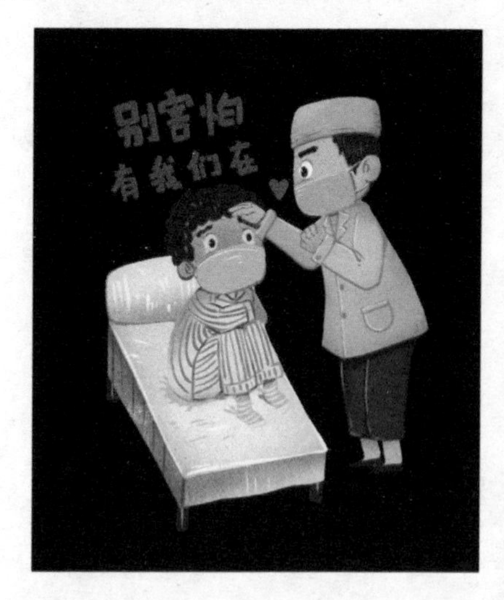

其实癌症并不可怕，世界卫生组织（WHO）三个 1/3 战略指出：癌症 1/3 可预防；1/3 可治愈；1/3 可治疗。近年来的研究表明，不良生活习惯与环境因素是致癌的两大元凶。所谓“防癌之心不可无，惧癌之心不可有”，那到底该如何科学有效地预防癌症，将唯恐天下不乱的致癌份子抵挡在身体之外呢？下面将从“吃”“动”“睡”“情”“早诊早治”几个方面做一些介绍。

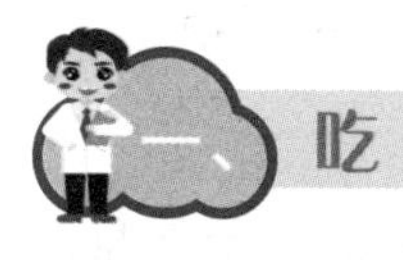

一、吃

1. 民以食为天，一日三餐到底怎么吃才算健康？

随着人们生活水平的日益提高，舌尖上的美食成了生活中必不可少的美妙元素。但是，食物可治癌也可致癌。科学饮食，“让食物成为你的药物，而不要让药物成为你的食物”就显得至关重要。正常人每日所必需的七大营养成分——蛋白质、碳水化合物（糖类）、脂肪、维生素、水、矿物质（无机盐）和膳食纤维——是人的生命之本，健康之源。

（1）蛋白质

蛋白质是人体的重要组成成分，是生命的基础物质，主要来源于鱼、肉、蛋、豆、奶等。

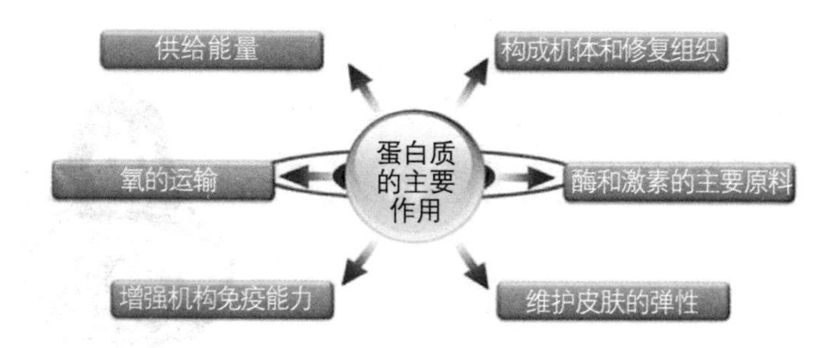

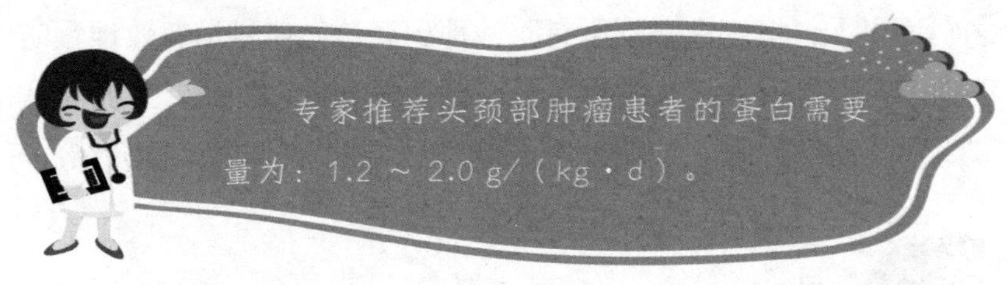

（2）碳水化合物

碳水化合物即糖类，是人体最主要的热量来源，尤其是心脏和大脑的供能主要靠糖类来提供。其主要来源于谷类、薯类，以及糕点、糖果等。根据身体的不同状态，每日对糖类的需要量是不同的，一般情况下每日摄入量为 50 ~ 100 g。

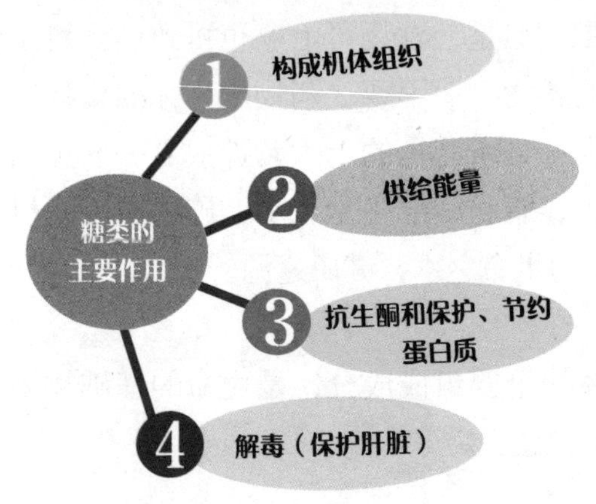

（3）脂肪

脂肪是机体产能最高的物质（9 kcal/g），是等量蛋白质或碳水化合物供能量的 2 倍；脂肪既是维持体温、保护内脏器官、参与调节内分泌、组成细胞的重要成分，又是人体内能量供应的重要贮备形式。不过对于脂肪的

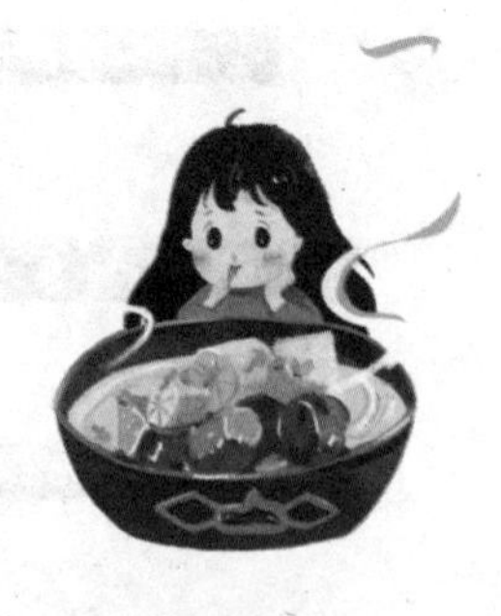

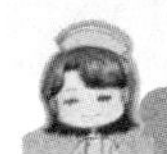

摄入量大家应该更加留意。一般来说，膳食中的脂肪含量应该小于35%，饱和脂肪酸小于10%，反式脂肪酸小于3%；肿瘤患者可适当提高膳食中的脂肪含量，降低糖类含量，专家推荐糖脂比为1∶1。

（4）维生素

维生素是维持人体正常生理功能必需的一类化合物，它们不提供能量，也不是机体的构造成分，但膳食中绝对不可缺少。如果某种维生素长期缺乏或不足，即可引起人体代谢紊乱，以致出现病理状态而形成维生素缺乏症。

（5）水

水是人体最重要的营养素，是人体细胞的主要组成部分。专家推荐每日需要量为2 000 mL左右，可根据每日尿量、汗液等情况酌情增减。

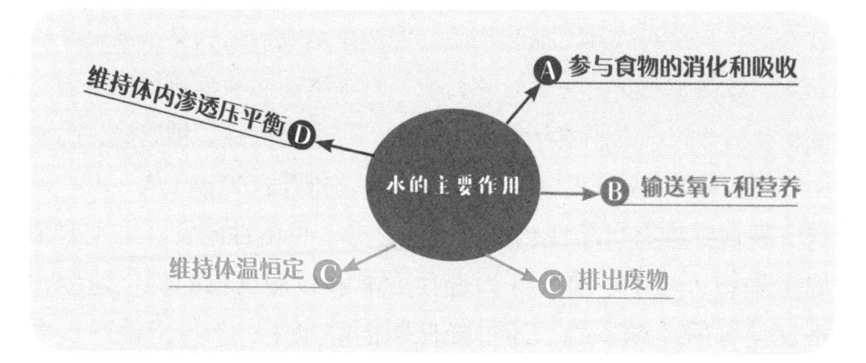

（6）矿物质

矿物质即无机化合物中的盐类，又称无机盐，在人体中已经发现20余种。虽然无机盐在细胞、人体中的含量很低，但是作用非常大：构成机体组织结构，参与新陈代谢和细胞活动，维持机体酸碱平衡。矿物质在人体内不能合成，必须从食物和饮用水中摄取。矿物质在体内组织器官中的分布不均匀，矿物质元素相互之间存在协同或拮抗效应。部分矿物质需要量很少，生理需要量与中毒剂量的范围较窄，过量摄入易引起中毒。新鲜的水果和蔬菜中富含人体需要的多种维生素和矿物质。

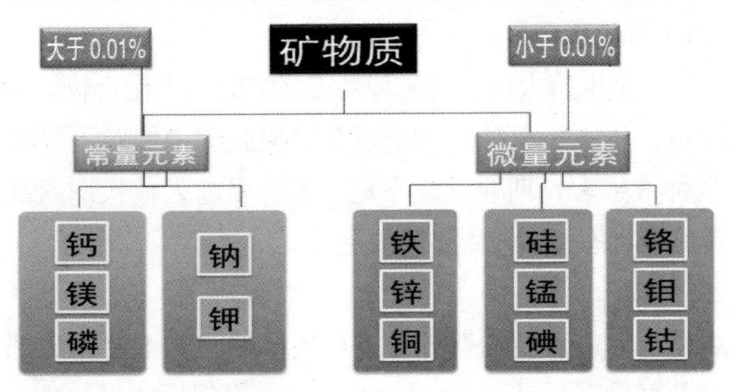

（7）膳食纤维

膳食纤维是一种多糖，曾因为其难以被人体消化吸收而一度被人们认为是对人体无益的物质。但越来越多的证据显示膳食纤维也是人体必不可少的一类营养物质，对促进消化和排泄固体废物有着重要的作用。若膳食纤维摄入过少，则患肥胖症、糖尿病、高血压、高血脂等疾病的概率就会增加。专家推荐：30 g/（人·d）

膳食纤维有可溶性和不可溶性之分。可溶性膳食纤维主要来源于果胶、魔芋、藻胶等，进食后能够减慢食物的消化速度，不仅使餐后血糖平稳，还可降低胆固醇水平；不可溶性膳食纤维主要来源于糙米、全谷类、燕麦、豆类等，口感粗糙，可以防治便秘。

2. 好好吃饭，是不是可以防癌呢？

好好吃饭应做到：

淡 适量控制盐的摄入，每日盐量应小于 6 g。

粗　多吃粗粮、杂粮、粗纤维食物。

杂　平衡膳食，荤素搭配，少食燥热辛辣，多吃全谷物及豆类。

鲜　多食新鲜蔬菜水果。

烂　除新鲜蔬菜水果外，其他食物应煮烂、煮熟。

少　吃饭“七分饱”；控制糖、蛋白及脂肪摄入；控制体重。

3. 都得肿瘤了，那该怎么吃呢?

对于肿瘤患者，为了补充营养，一般饮食的具体要求为：能量 25 ~ 30 kcal/（kg · d）；膳食中碳水化合物、脂肪、蛋白质的占比分别为 45%、30%、25%；蛋白质 1.2 ~ 2 g/（kg · d）。一般采用“3+3”的饮食模式——3 次正餐，3 次加餐（上午、下午、晚上）。

【例】一个重 55 kg、高 165 cm 的人，一天所需食物构成大致如下表所示：

食物	量
主食	200 ~ 250 g
蛋类	50 g
肉类	150 g
牛奶 / 酸奶	250 mL（1 盒）
豆腐	150 g
蔬菜	500 g

4. 术后早期患者该如何吃呢?

如果只能吃流质或者是软烂食物，一日饮食建议如下：

早餐 豆花+粥(米粉)，或蛋花+粥(藕粉)，或牛奶+麦片。

上午加餐 1杯全营养素(根据营养素的具体成分调制，一般200 mL，能量200 kcal，用温开水或果汁调制)。

午餐 浓鸡汤煮薄面片（含肉100 g左右）。

下午加餐 1杯全营养素(根据营养素的具体成分调制，一般200 mL，能量200 kcal，用温开水或果汁调制)。

晚餐 碎肉末粥（100 g左右）。

晚上加餐 1杯全营养素(根据营养素的具体成分调制，一般200 mL，能量200 kcal，用温开水或果汁调制）。

5. 白细胞降低的患者又该怎么吃呢?

一日饮食建议如下：

早餐 红枣花生薏米粥、煮鸡蛋或蒸蛋。

上午加餐 水果或酸奶。

午餐 清炖莲藕排骨、蒜蓉西兰花、糙米饭。

晚餐 小米面发糕、西湖牛肉羹、清炒芦笋。

晚上加餐 全营养素。

6. 什么是全营养素?

全营养素是指各营养素比较全面均衡，不是单一的某一种营养成分，比如蛋白粉就不是全营养素。全营养素根据蛋白质分子的大小分为整蛋白型和短肽型。

（1）整蛋白型

该型为整蛋白氮源，大分子，接近等渗，口感好，价格低，刺激肠黏膜作用强，需要完善的消化吸收功能。可分为平衡型和疾病特殊型两类。

①平衡型。多为粉剂、乳剂和悬浮液类营养素产品。

②疾病特殊型。如糖尿病型粉剂、肿瘤病型乳剂、烧伤型乳剂等。

（2）短肽型

此型由单体物质短肽、葡萄糖、脂肪、矿物质、维生素混合组成，口感不如整蛋白型全营养素，易吸收，对胃肠功能没有特殊要求。

7. 听说蛋白粉很好，是否可以成为头颈部肿瘤患者的标配呢？

头颈部肿瘤术后患者一般分解代谢占优势，需要更多的蛋白质来修复切口，因此适量的补充蛋白质是有必要的。对于术后无肝肾功能异常的患者而言，蛋白质的推荐量为 1.5 ～ 2 g/（kg · d）。但并不是每一个患者都必须食用蛋白粉，只有在有需要时才要求特别补充，这需要在营养师、医师、护师指导下选择。

8. 做完手术能不能经嘴巴吃饭？

（1）口腔癌或无法经口进食患者

此类患者因嘴巴里有伤口，无法经口进食，术后一般需要经鼻（口内伤口未愈）插入胃管供给流质饮食。食物先放入料理机或破壁机打成“糊状”，再用针筒抽吸注入胃管，糊状物一定要足够细，以防堵塞胃管。除一日三餐外，可加餐 3 ~ 4 次；开始每次 100~200 mL 起喂，逐渐增量至平日餐正常进食量。

（2）一般头颈部肿瘤手术患者

此类患者口腔里没有伤口，麻醉醒了以后、可吞咽口水时便可先喝水，然后直接经口进食(均从少量开始)，无须等到肛门排气后再饮水。头颈部肿瘤手术后的患者进食要循序渐进，开始以流质为主，情况稳定一些后，以温凉流质或半流质软食为主，如排骨汤、鱼汤、蔬菜汁、鸡蛋羹、挂面、菜粥等，以免刺激咽喉部引起不适，减轻患者疼痛，帮助患者更好地恢复。

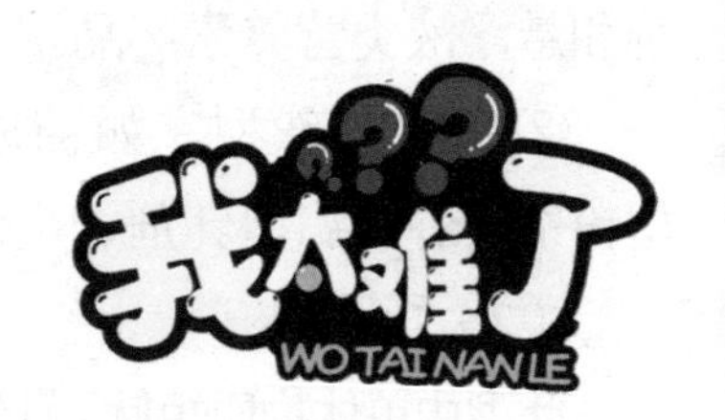

9. 术后过度饥饿或者营养不均衡会怎样呢?

（1）能量摄入不足

机体会启动自身储备的能量来满足体力消耗和生命活动，从而使体力下降，体重减轻；若长期摄入不足，则会导致发育迟缓或者死亡。

（2）能量摄入过多

多余的能量将以脂肪的形式储存，导致体重增加，过度肥胖，从而增加患高血压、高胆固醇血症、冠心病、糖尿病等的风险。

因此要合理维持能量平衡。

10. 甲状腺术后能吃碘吗？关于碘你知多少？

根据 WHO 推荐，不同人群碘摄入量标准（需保证的摄入量）为：0 ~ 5 岁 90 μg/d；6 ~ 12 岁 120 μg/d；大于 12 岁及健康成人 150 μg/d；孕妇及哺乳期妇女 250 μg/d。

很多患者做了甲状腺手术以后就默默地与海产品划清了界限，有种往后余生餐桌上再不相见的感觉。其实对于患有甲状腺疾病的人群来说，也是可以根据自身情况有选择地适量食用含碘食物的（如下表所示）。

	类别	食物	碘含量（每100 g 食物所含碘 μg）	甲亢	桥本氏甲状腺炎	甲状腺结节（TPOAb 阳性或热结节）	碘-131治疗前
甲友远离	高碘	裙带菜（干）	15 878	×	×	×	×
		紫菜	4 323	×	×	×	×
		海带	923	×	×	×	×
部分少吃	较高碘	贻贝（淡菜）	346	×	偶尔食用	偶尔食用	×
		海杂鱼（咸）	295.9	×	偶尔食用	偶尔食用	×
		虾皮	264.5	×	偶尔食用	偶尔食用	×
		虾米、虾仁	82.5	×	偶尔食用	偶尔食用	×
正常吃	低碘	金枪鱼	14	√	√	√	×
		青鱼	6.4	√	√	√	×
		带鱼	5.5	√	√	√	×
	含碘盐		2 000~3 000	×	√	√	×

注：甲状腺癌患者相关情况请参照前面“甲状腺肿瘤防治”中的对应内容。

11. 牛肉、羊肉、鸡肉、深海鱼、香菇、姜等是发物食品，能吃吗？

发物只是民间说法，现代医学研究并没有证明进食“发物”

会导致肿瘤复发或者是伤口愈合不良。

12. 肿瘤可以被饿死吗？

即使不进食，肿瘤还是会夺走患者营养，继续生长。饥饿只会导致患者营养不良，治疗耐受性差，加速病情恶化。故想通过少进食等方法来“饿死”肿瘤只能适得其反。

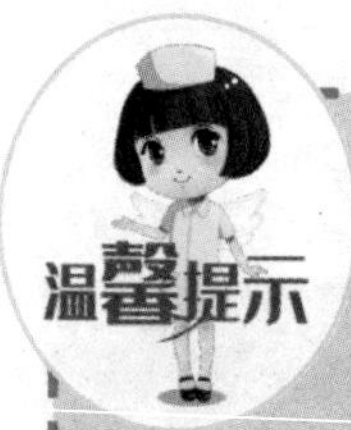

大闸蟹不是海产品，喜爱的“甲友”可以不用忍痛拒绝哦！

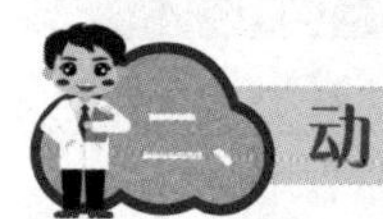

二、动

俗话说生命在于运动，运动能消除疲劳，舒畅情绪，帮助人们远离疾病、持续保持身心健康。但运动项目那么多，什么才是适合的呢？

（一）常规活动

1. 活动时间

中老年人每周至少要参加 3 次运动，每次至少 15 ～ 30 分钟，运动量以自己能耐受、不疲劳为宜。

年轻人每周至少应进行 150 分钟有氧运动或者 75 分钟剧烈有氧运动。在日常工作中，至少保持每坐 2 小时需要活动 15

分钟。

2. 活动方式

掌握“两个一”：每天一万步（慢跑、散步）；一项体育技能（太极、游泳等）。

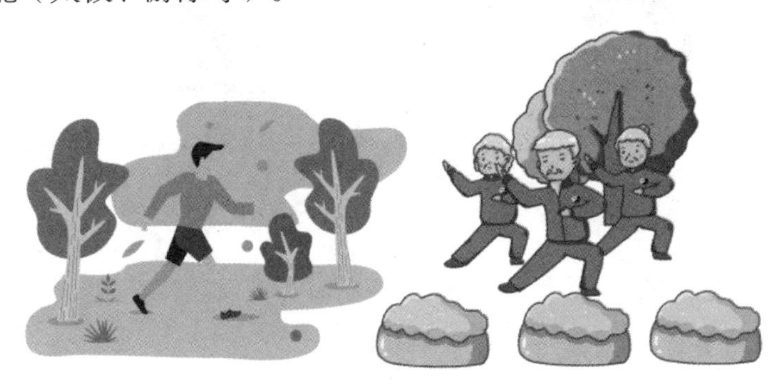

（二）头颈部肿瘤专科康复运动

1. 口腔训练

一般在术后 10 ～ 14 天，切口愈合后开始为宜，或遵医嘱。

（1）张口训练

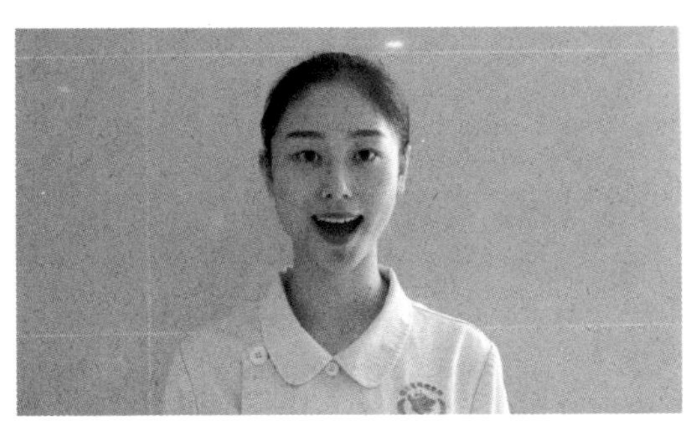

程度：以上下中切牙切缘间的距离至少2指为准，下颌骨肌肉酸胀感为宜。

时间：20～30分/次；3～5次/日。

（2）左右错齿训练

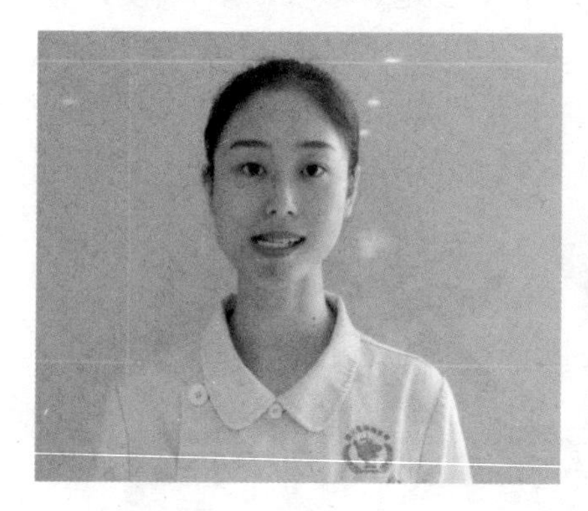
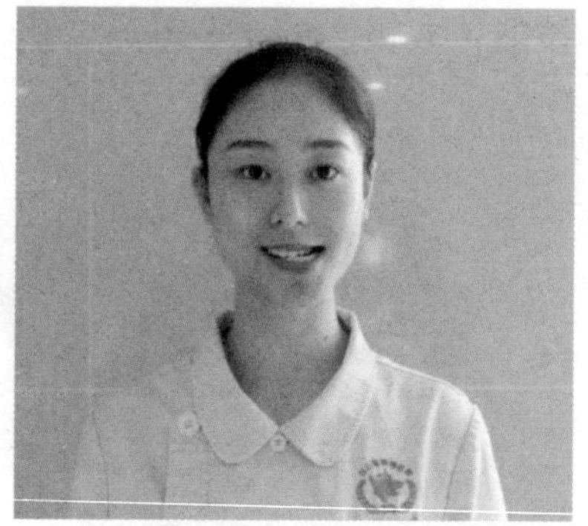

程度：上下门牙左右交错，以对侧颌骨肌肉酸胀感为宜。

时间：4节拍/一侧，8节拍/双侧；20～30分/次；3～5次/日。

（3）扣齿训练

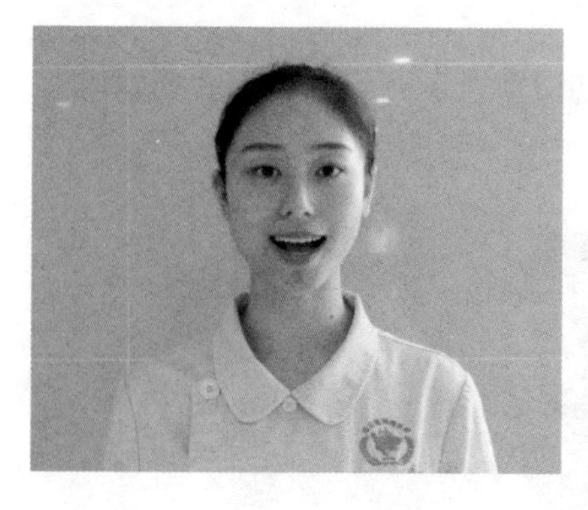
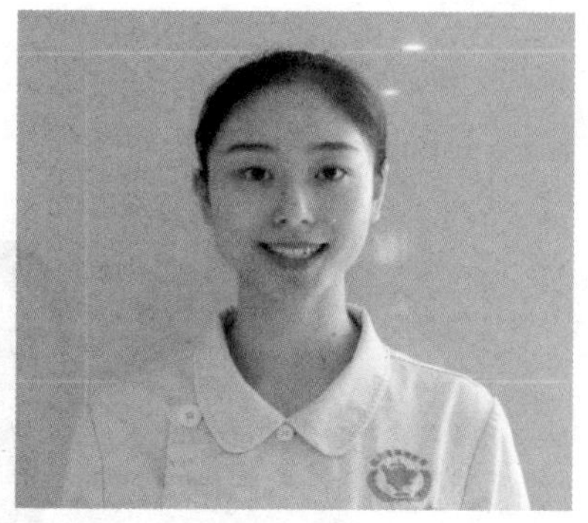

程度：以上下齿碰撞发出声响为宜。

时间：4节拍/组；20～30分/次；3～5次/日。

（4）伸舌运动

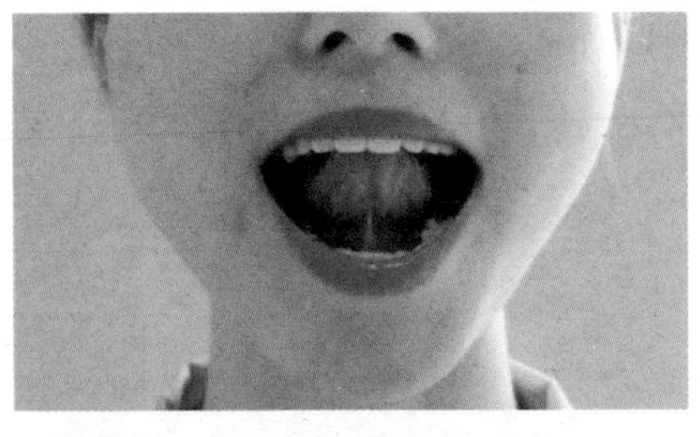
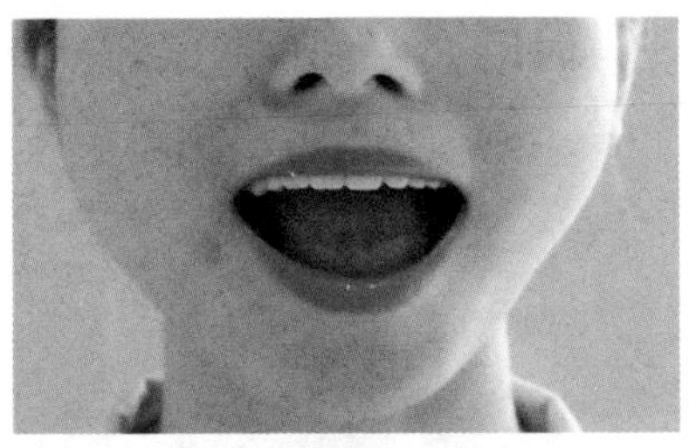
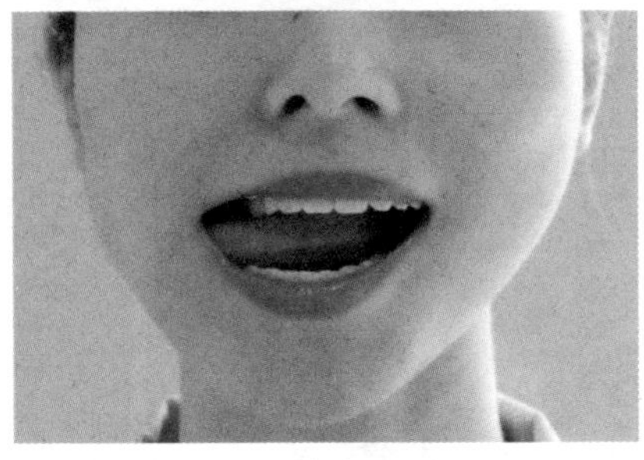
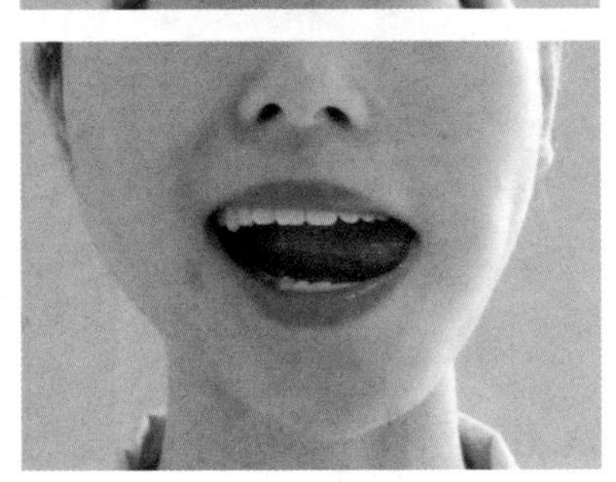

步骤一：舌尖用力顶上颚，数 4 拍；

步骤二：舌尖用力顶下颚，数 4 拍；

步骤三：舌尖用力顶右侧口颊，数 4 拍；

步骤四：舌尖用力顶左侧口颊，数 4 拍；

步骤五：舌尖沿着口腔前庭上、右、下、左四面顺时针绕舌；

步骤六：动作要领同步骤五，反时针绕舌。

时间：1 ~ 6 步骤为完整的一组，8 ~ 10 组 / 次；3 ~ 5 次 / 日。

（5）弹舌训练

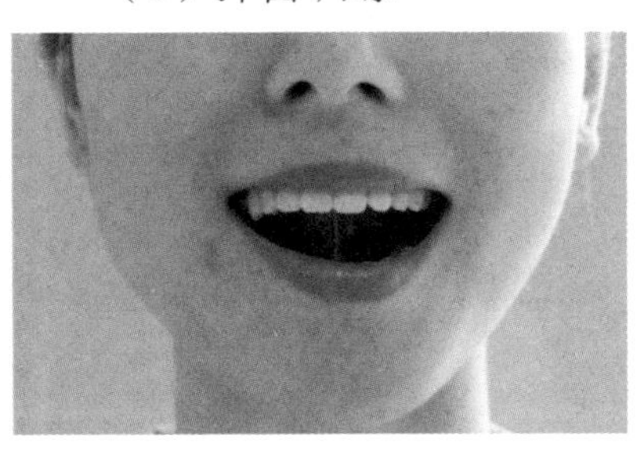
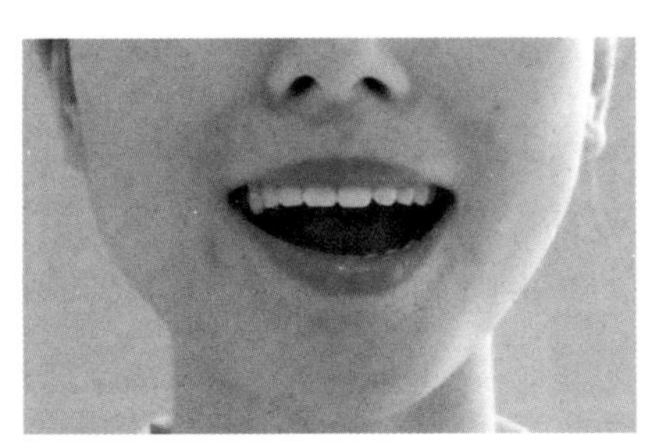

程度：舌尖经上颚快速弹动至下颚，以舌部前段微感酸胀为宜。

时间：8 节拍 / 组；8 ~ 10 组 / 日。

（6）鼓腮训练

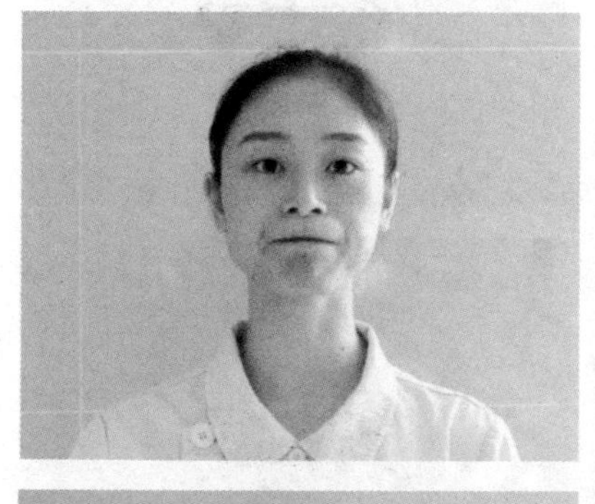

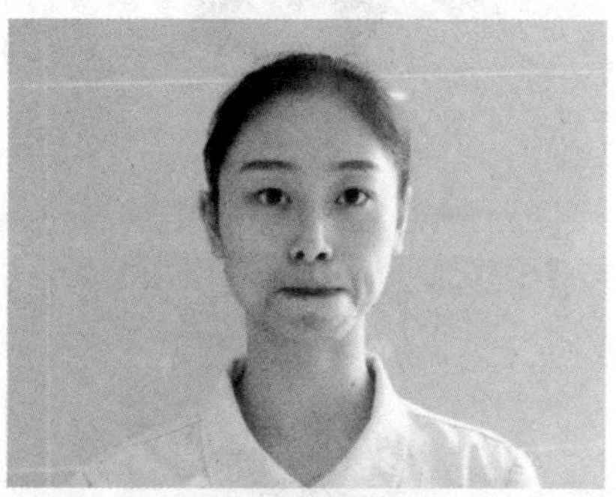

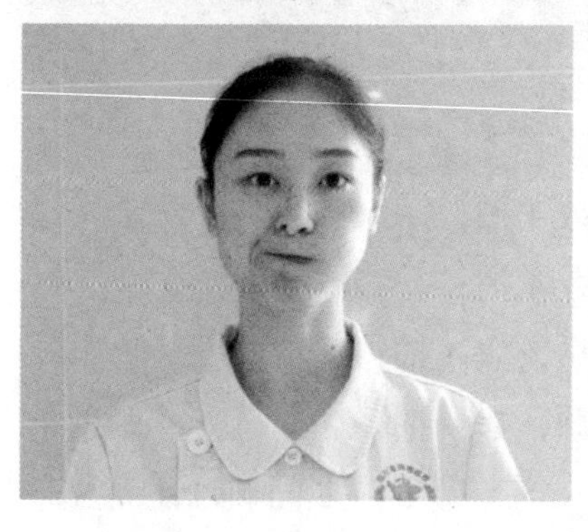

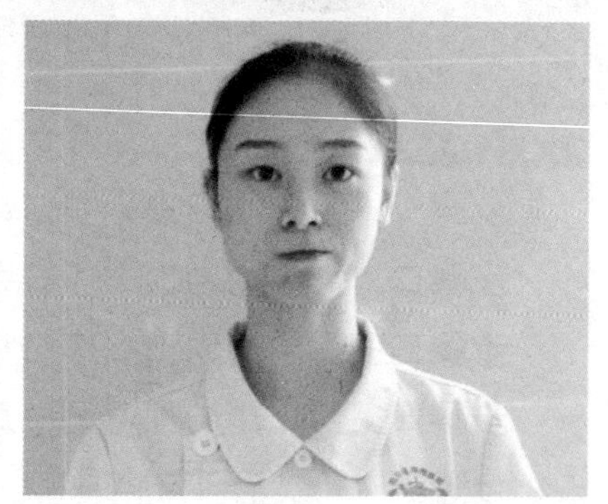

步骤一：鼓上唇，鼓包硬度同鼻尖硬度，局部有酸胀感为宜，数 4 拍；

步骤二：鼓下唇，鼓包硬度同鼻尖硬度，局部有酸胀感为宜，数 4 拍；

步骤三：鼓右颊部，鼓包硬度同鼻尖硬度，局部有酸胀感为宜，数 4 拍；

步骤四：鼓左颊部，鼓包硬度同鼻尖硬度，局部有酸胀感为宜，数 4 拍。

时间：上下左右动作为一个完整鼓腮训练；8 ~ 10 组 / 次；3 ~ 5 次 / 日。

2. 肢体训练

（1）术后早期（卧床期间）

①泵踝运动

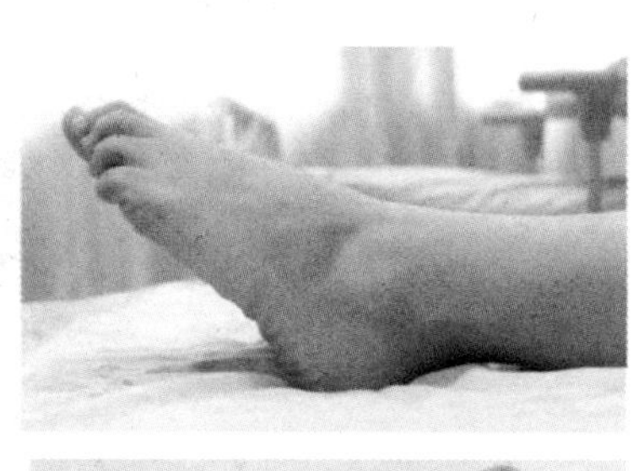
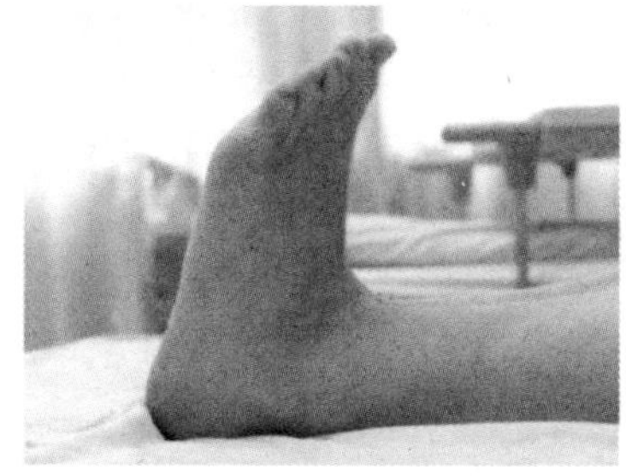
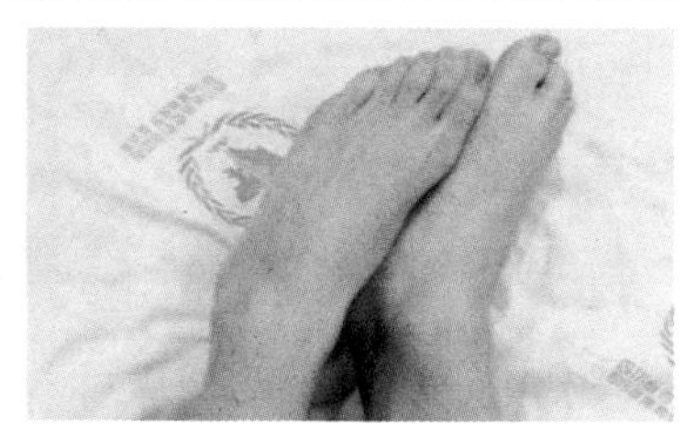
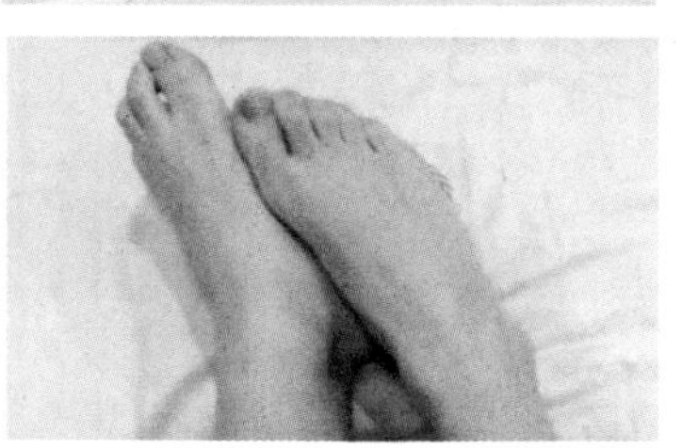

步骤一：用力泵双脚，脚背紧绷感为宜，数 4 拍；

步骤二：用力勾双脚，脚底紧绷感为宜，数 4 拍；

步骤三：双脚泵住向右侧，数 4 拍；

步骤四：双脚泵住向左侧，数 4 拍；

步骤五：泵勾脚尖可保持 5 ~ 10 秒为宜，以上 4 个步骤完成后，双脚顺时针画一圈，逆时针画一圈。

时间：8 ~ 10 组 / 次；3 ~ 5 次 / 日。

②手部运动

程度：双手放于身体两侧，五指自然分开，再用力握紧拳头，以指关节发白的力度为宜，保持 5 ~ 10 秒，然后放松双手。

时间：8 拍 / 组；8 ~ 10 组 / 次；3 ~ 5 次 / 日。

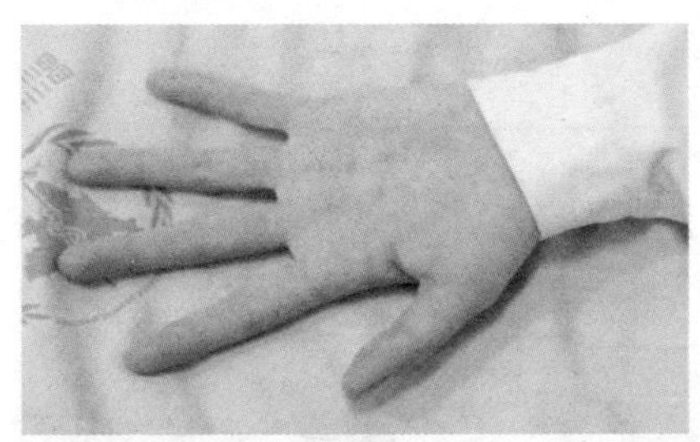

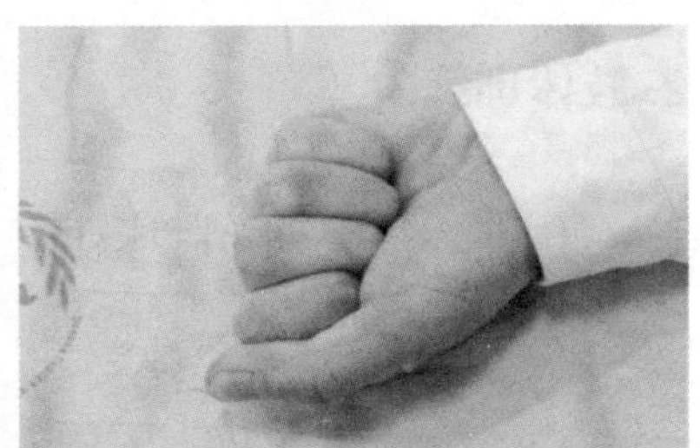

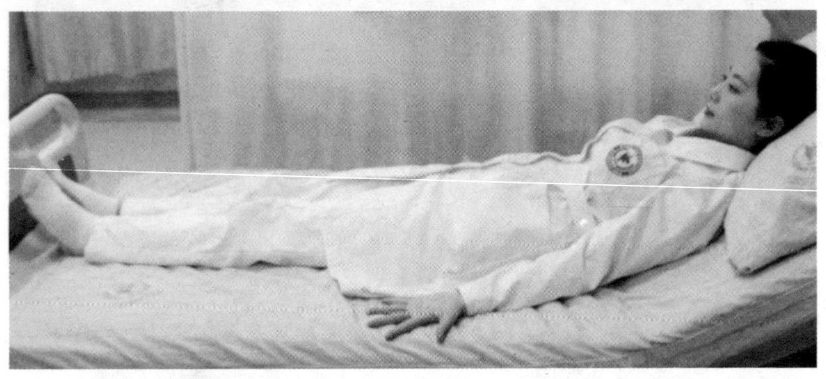

③手肘运动

程度：双手用力握拳，以关节发白的力度为宜，由远心段向近心段运动。该动作，以患者无感颈部切口剧烈疼痛、无出血、引流管固定妥善等为宜。

时间：8 拍 / 组；8 ~ 10 组 / 次；3 ~ 5 次 / 日。

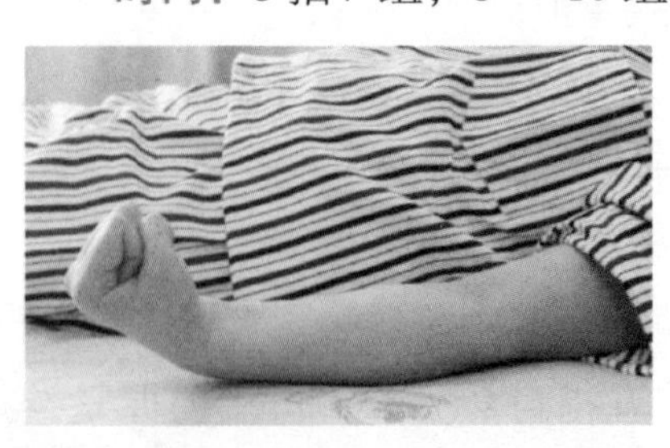

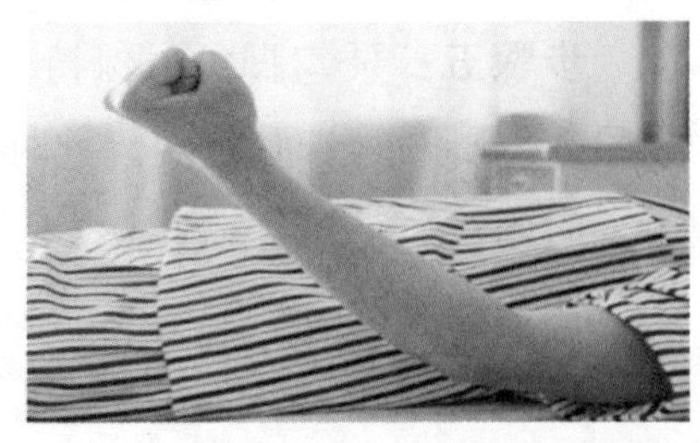

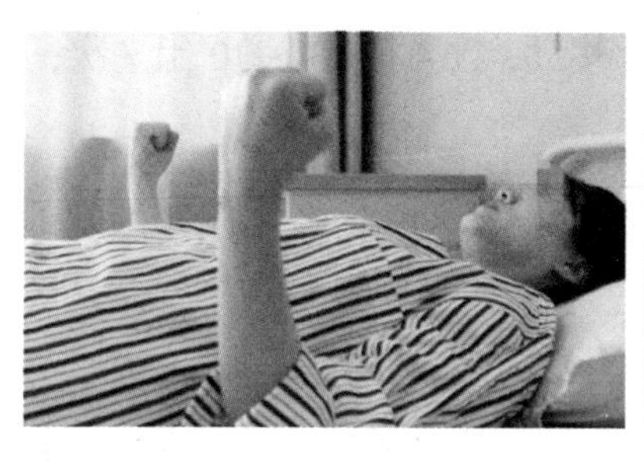
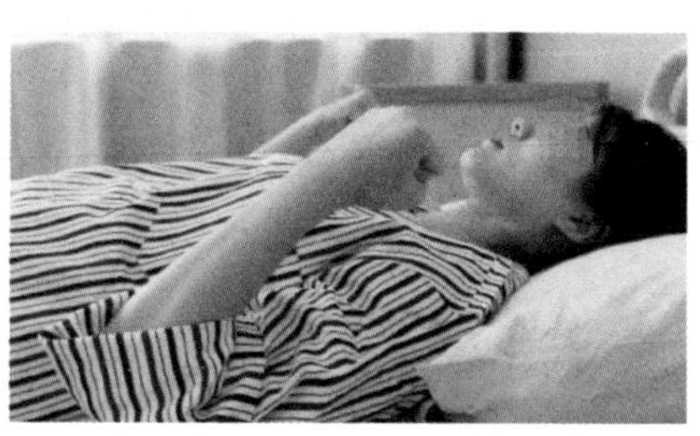

④头部运动

步骤一：埋头，后颈部拉伸感为宜，数 4 拍；

步骤二：头右侧 45°，数 4 拍；

步骤三：头左侧 45°，数 4 拍。

以上步骤，以患者颈部切口无剧烈疼痛、切口无出血等为宜。

时间：8 ~ 10 组 / 次；3 ~ 5 次 / 日。

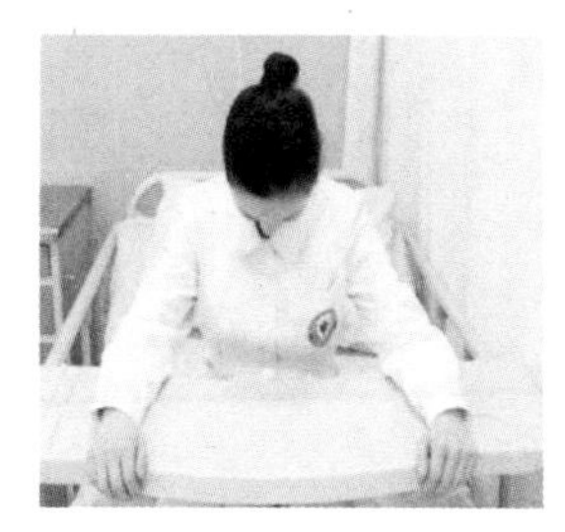
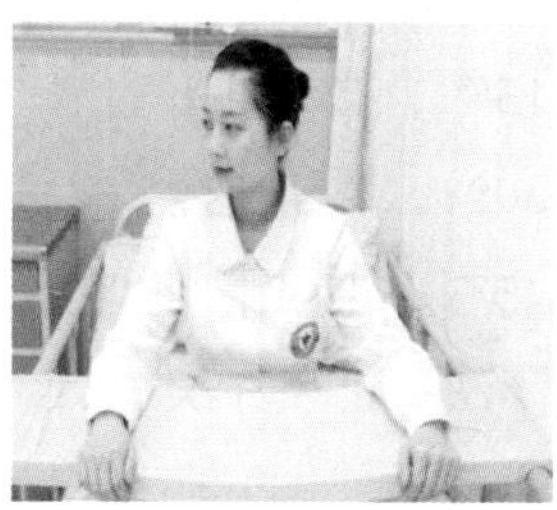
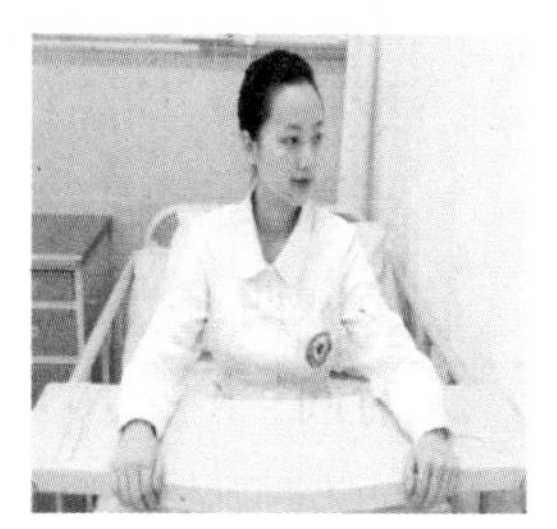

⑤腿部运动（腓骨皮瓣患者术后）

A. 健侧移动运动

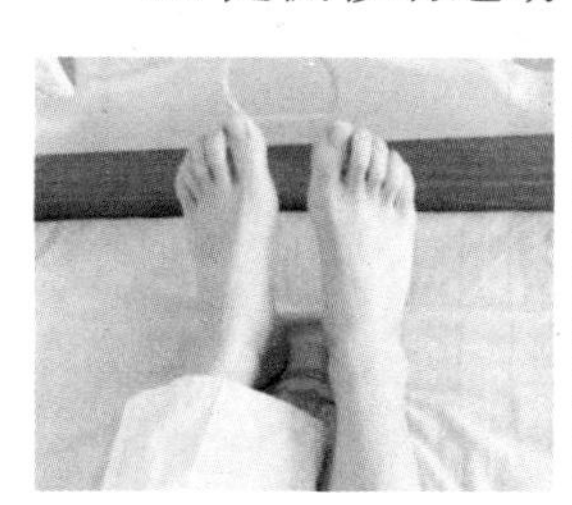
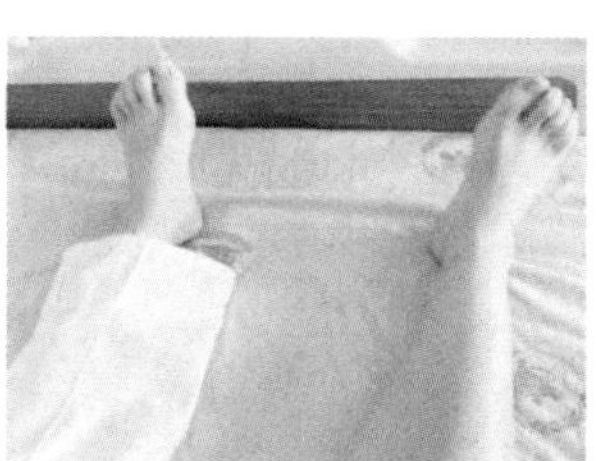
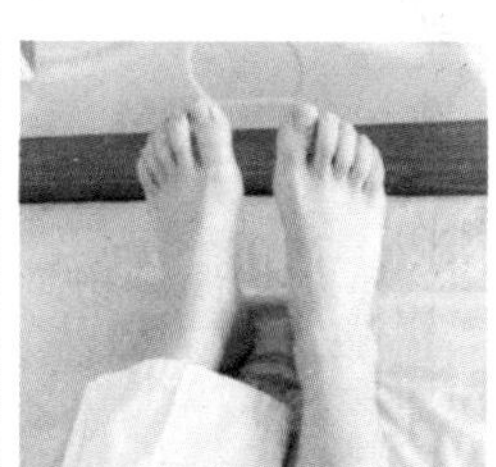

健侧脚部左右直线抬离床面移动，数 8 拍；8 ~ 10 组 / 次；3 ~ 5/ 日。

B. 健侧抬腿运动

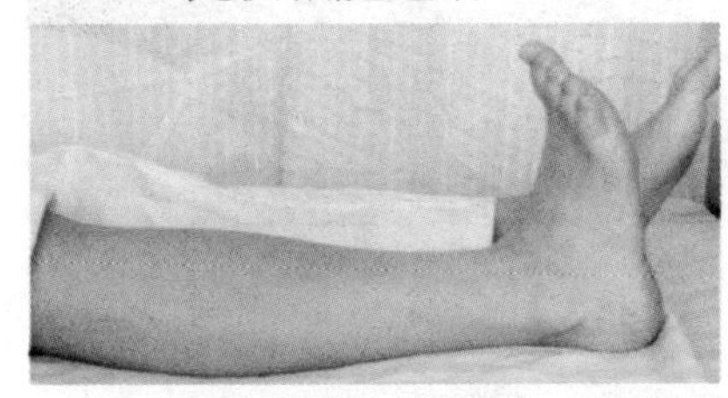
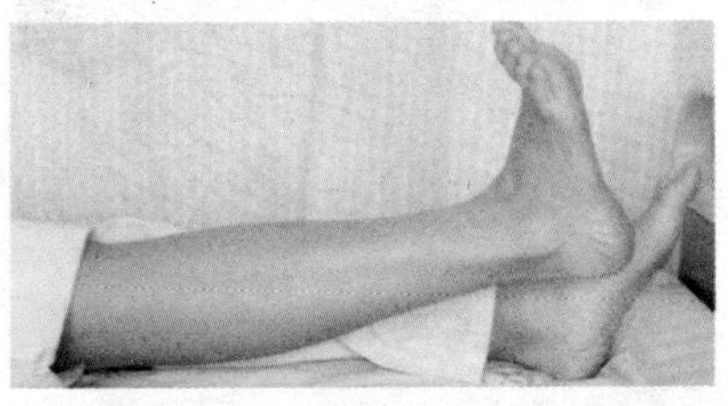
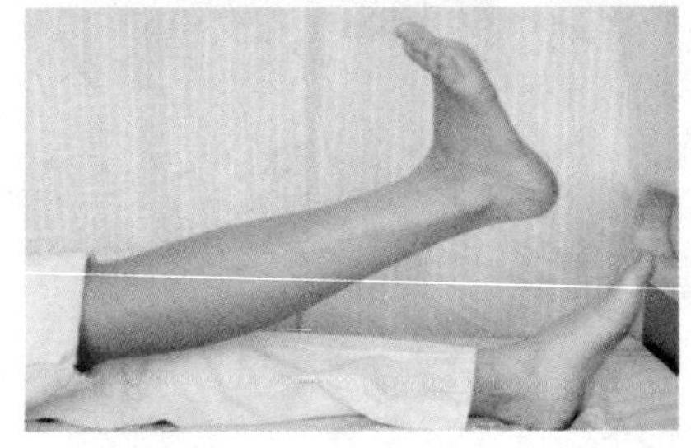
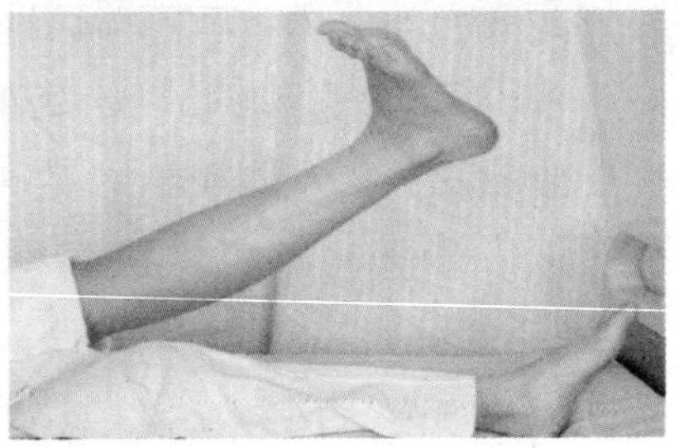

步骤一：勾脚至小腿后方酸胀感为宜；

步骤二：抬高约 15° ，数 4 拍；

步骤三：抬高约 30° ，数 4 拍；

步骤四：抬高约 45° ，数 4 拍。

时间：8 ~ 10 组 / 次；3 ~ 5 次 / 日。

C. 健侧收腿侧髋运动

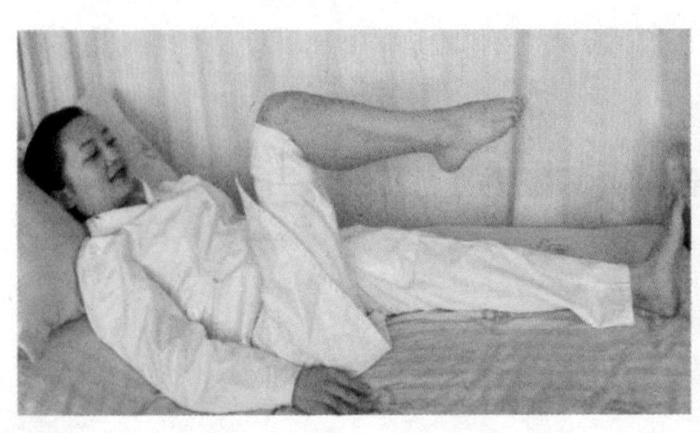
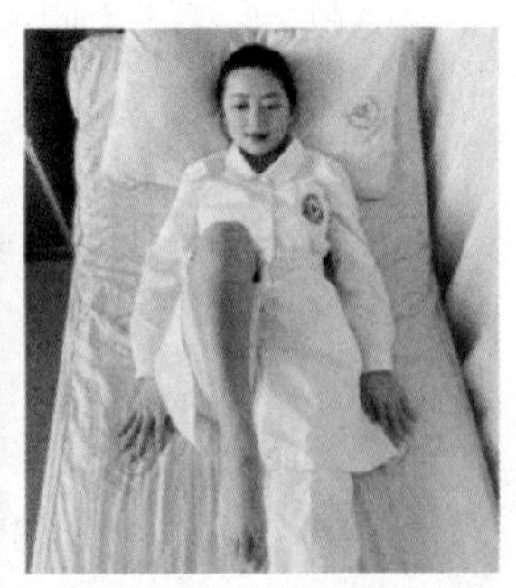

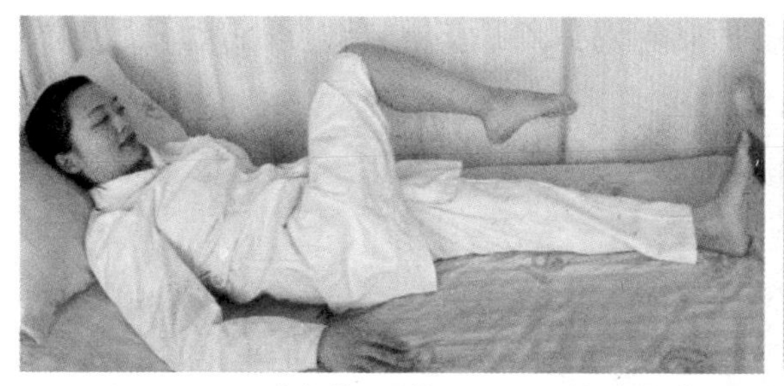
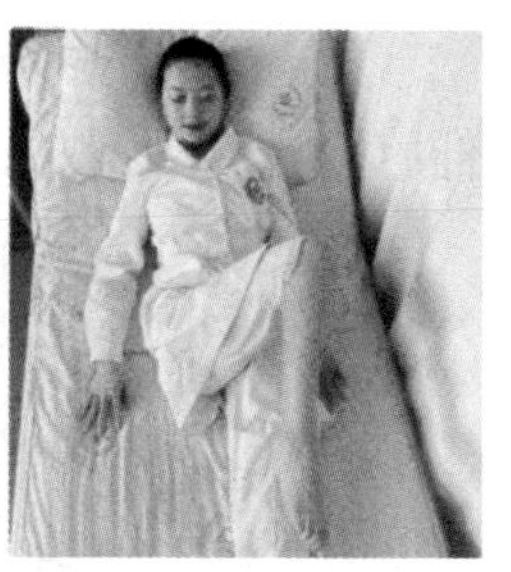

步骤一：泵脚收至约 90° ，整个腿部酸胀感为宜，数 8 拍；

步骤二：内外各侧髋约 15° ，髋部有拉伸感为宜，数 8 拍。

时间：8 ~ 10 组 / 次；3 ~ 5 次 / 日。

（2）术后中期

①头部运动

在术后早期的基础上，增加左右偏头的动作，以患者无剧烈疼痛、切口不出血等为宜。

程度：偏头以对侧颈部拉伸感为宜，数 4 拍。

时间：左右为完整一组；8 ~ 10 组 / 次；3 ~ 5 次 / 日。

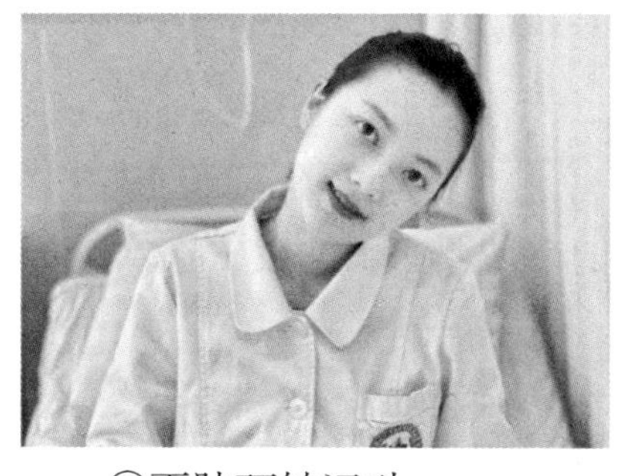
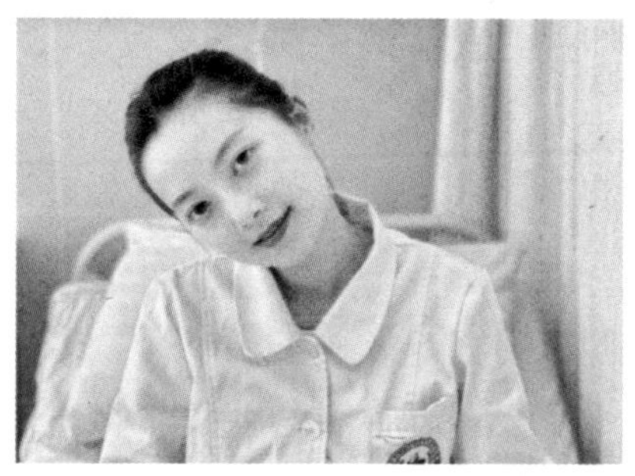

②下肢环转运动

步骤一：活动腿伸至对侧斜上 45° ，以活动腿拉伸感为宜，数 4 拍；

步骤二：活动腿旁开，数 4 拍；

步骤三：活动腿后转至对侧斜后方 45° ，以活动腿后侧拉伸感为宜，数 4 拍；

步骤四：左右腿各做一次，为完整一组。

时间：8 ~ 10 组 / 次；3 ~ 5 次 / 日。

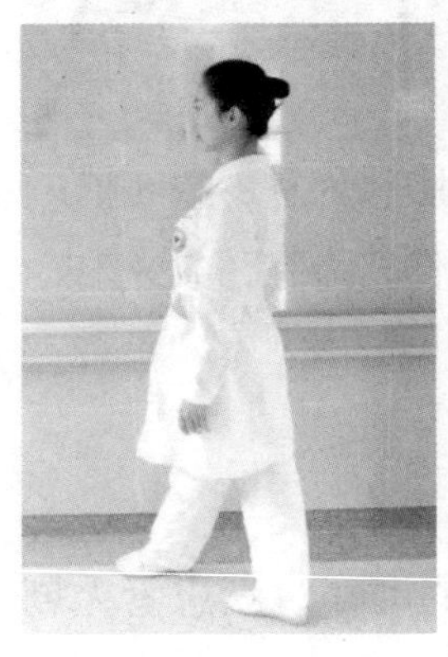
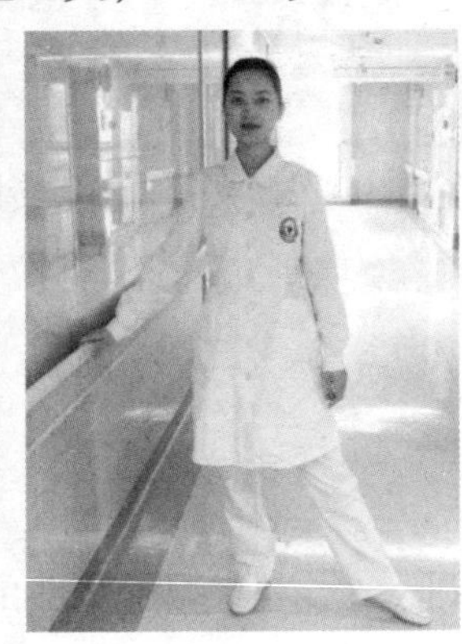
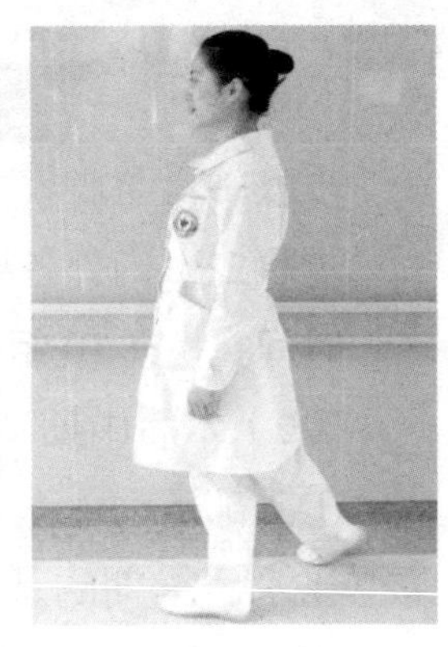

③爬墙运动（一般术后中晚期）

步骤一：活动手指指尖与墙面触碰；

步骤二：脚往墙面走第一步，手沿墙面向上爬，至活动手伸直为宜，数 4 拍；

步骤三：脚往墙面走第二步，手沿墙面向上爬，至活动手伸直为宜，数 4 拍；

步骤四：脚往墙面走第三步，手沿墙面向上爬，至活动手伸直为宜，数 4 拍；

步骤五：活动手摸对侧耳朵，数 4 拍；

步骤六：向对侧弯腰，以活动的一侧手部、腰部拉伸感为宜；

步骤七：反方向做一次，为完整一组。

爬墙高度以患者无剧烈疼痛、无切口出血、无引流管移位为宜。

时间：8 ~ 10 组 / 次；3 ~ 5 次 / 日。

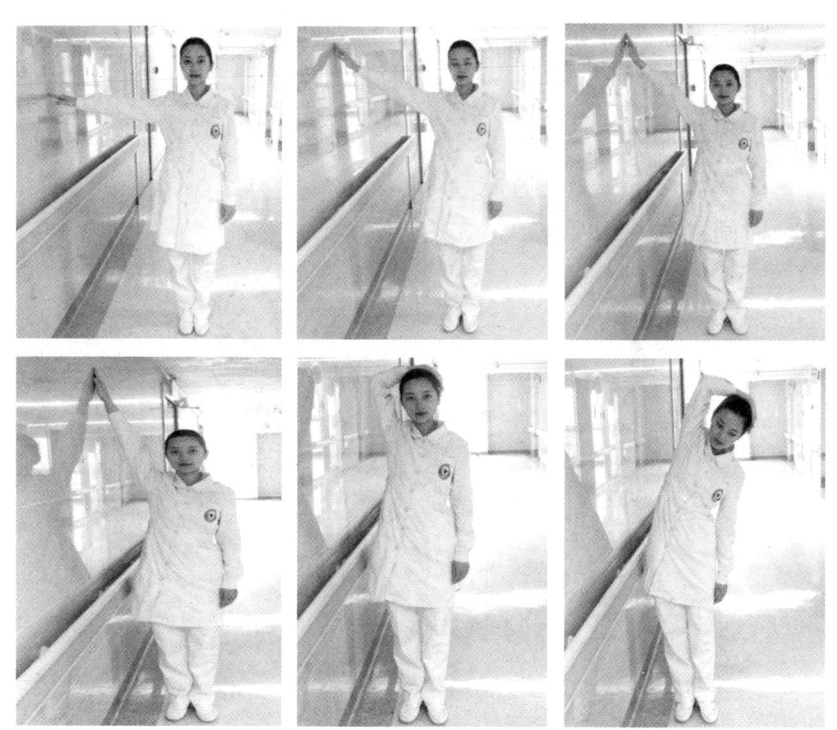

（3）术后晚期（在术后早、中期的基础上）

①头部运动（在术后中期基础上，增加头部后仰和旋转头部的动作）

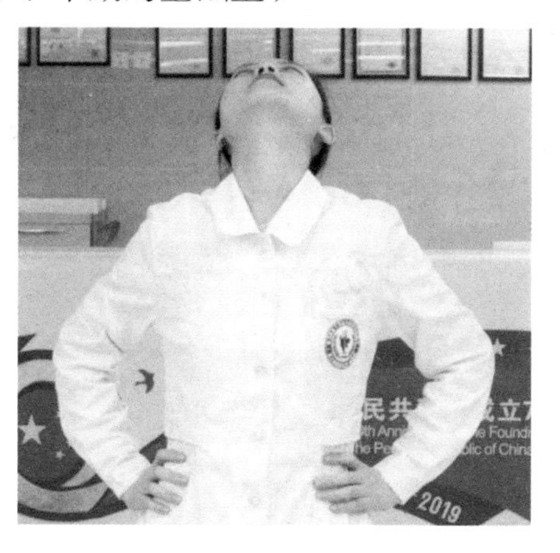

程度：以颈部拉伸感为宜，数 4 拍。

时间：前后左右为完整一组；8 ~ 10 组 / 次；3 ~ 5 次 / 日。

②侧身转体运动

步骤一：双手放置身体左侧，头部保持正前方，以右侧身体拉伸感为宜，数 4 拍；

步骤二：头部转向左侧，以右侧后颈拉伸感为宜，数 8 拍；

步骤三：左、右侧各做一次，为完整一组。

时间：8 ~ 10 组 / 次；3 ~ 5 次 / 日。

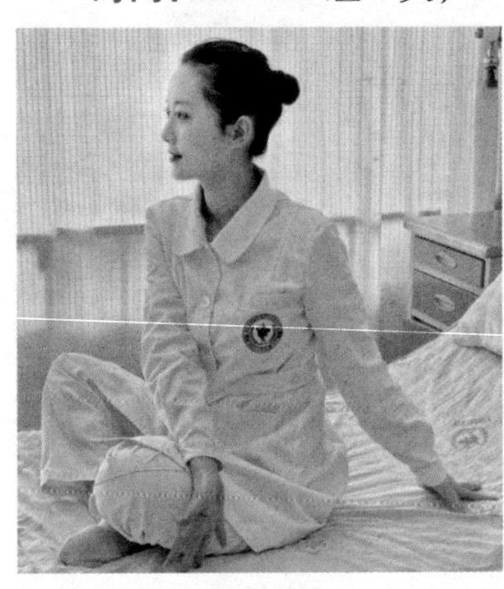

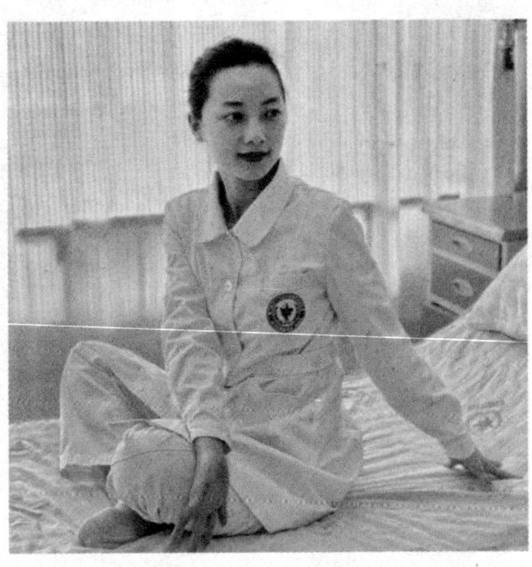

③头颈肩部运动

A. 双手开关

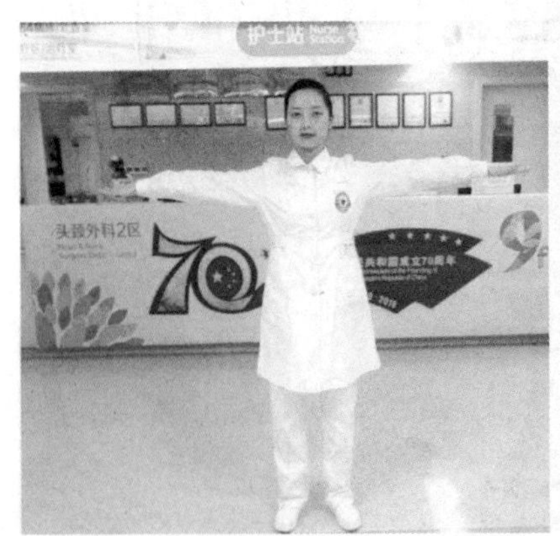

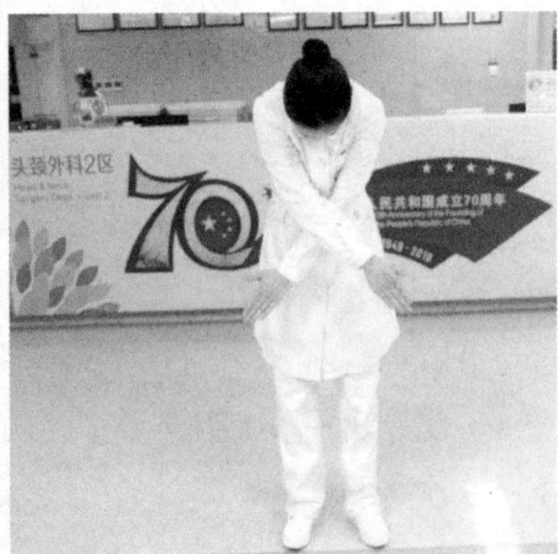

步骤一：抬头收腹挺胸，双手侧平举，同肩高，数 4 拍；

步骤二：低头含胸，双手交叉内收，以双肩部拉伸感为宜，数 4 拍。

两个步骤全部完成为一组，共 8 拍。

时间：8 拍 / 组；8 ～ 10 组 / 次；3 ～ 5 次 / 日。

B. 握拳开合

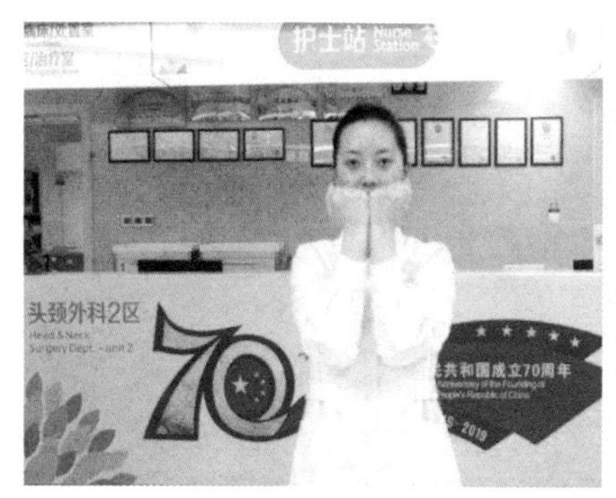

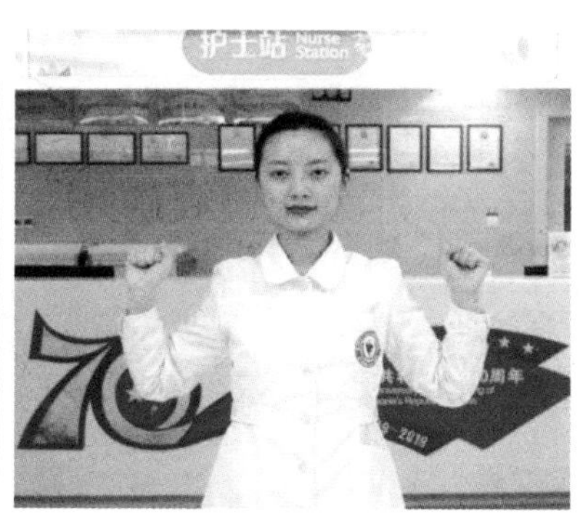

步骤一：双手握拳，内收于胸前，数 4 拍；

步骤二：握拳打开，与胸廓保持平行，数 4 拍。

两个步骤全部完成为一组，共 8 拍。

时间：8 拍 / 组；8 ～ 10 组 / 次；3 ～ 5 次 / 日。

C. 上举下拉

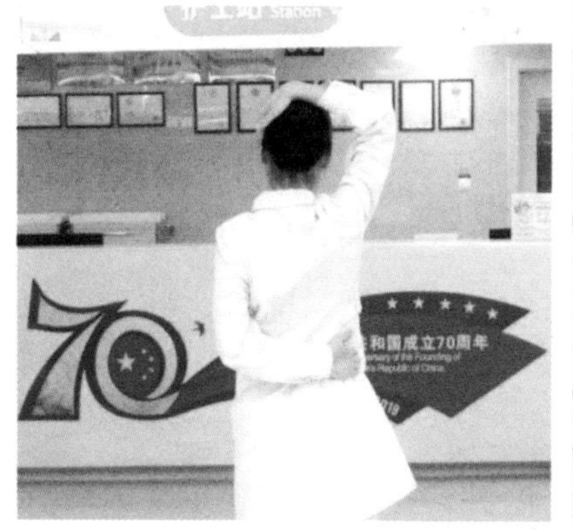

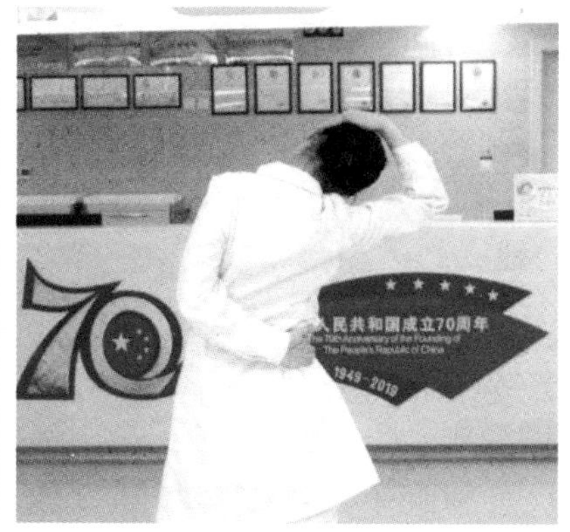

步骤一：左手后背，右手摸对侧耳朵，数 4 拍；

步骤二：右手抱头向右腰侧拉伸，数 4 拍。

步骤三：将步骤一、二反方向做一次。

三个步骤全部完成为一组，共 8 拍。

时间：8 拍 / 组；8 ~ 10 组 / 次；3 ~ 5 次 / 日。

D. 抱头转体

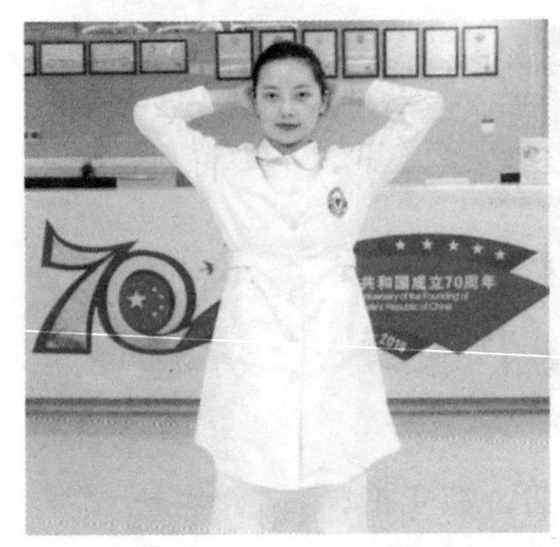

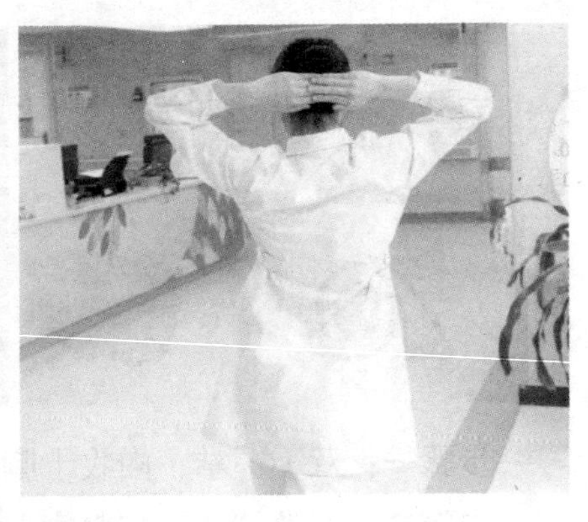

步骤一：挺胸抬头收腹，双手抱头，数 4 拍；

步骤二：向右转体，数 4 拍，共计 8 拍为第一组；

步骤三：抱头向反方向转体为第二组。

三个步骤全部完成为一套动作。

时间：8 ~ 10 套 / 次；3 ~ 5 次 / 日。

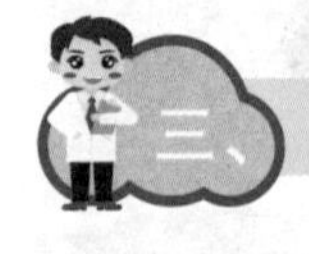

三、睡

1. 熬夜的危害

睡眠不足不仅会打乱人体生物钟，并且夜间灯光会破坏人

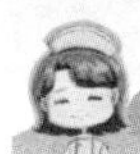

体褪黑素形成，而褪黑素是保护人体免疫力的重要一环，缺少后会增加患癌症的概率。

2. 睡眠时间

一般人每日应维持 7 ~ 9 小时睡眠时间，但不一定强求，应视个体差异而定。入睡快而睡眠深、一般无梦或少梦者，睡上 6 小时即可完全恢复精力；入睡慢而浅睡眠多、常多梦或噩梦者，即使睡上 10 小时，仍难精神清爽，应通过各种治疗，以获得有效睡眠，若只是单纯地延长睡眠时间反而对身体有害无益。

3. 改善睡眠的建议

（1）睡前看一些书籍，在安静的环境里，静心阅读。

（2）睡前喝杯热牛奶，不要摄入兴奋性的食物，如咖啡、浓茶及酒精等。有些人觉得喝完酒之后睡眠会比较好，但实际上这种方法是不建议采取的。因为长期饮酒反而会破坏睡眠结构，对于长期的睡眠实际没有任何好处。

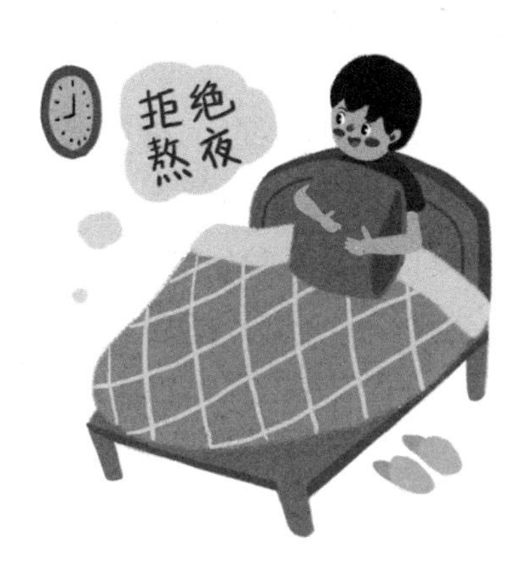

（3）选择性能较好、透气性较好的舒适床垫和床上用品。

（4）卧室使用一些安眠类精油。

（5）平时要注意锻炼，但是锻炼不要在睡前 3 个小时之内进行，以免造成大脑皮质的过度兴奋，反而会影响睡眠；睡前可进行几分钟助睡瑜伽。

（6）入睡前尽量少接触电子产品，因为手机等电子产品所发出的蓝光实际会抑制褪黑素的分泌，从而影响睡眠。

（7）不以物喜不以己悲，保持平和的人生态度。

（8）睡前 30 分钟泡脚，并按摩足底穴位。

（9）对于工作比较紧张、压力比较大的人群，睡觉之前可以做一些放松训练，包括渐进式的肌肉放松、腹式呼吸放松法等。如果能够有专业人士进行指导，见效会更快。

四、情

1. 不良情绪是致癌的一大重要原因

情绪是以人的需要为中介的一种心理活动，它反映的是客观外界事物与主体需要之间的关系。外界事物符合主体需要，就会引起积极的情绪体验，否则便会引起消极的情绪体验。

人若长期处于消极的情绪（如紧张、焦虑、恐惧等）中就会使机体免疫功能受到抑制，阻碍淋巴细胞对癌细胞的识别和消灭，使癌细胞不断生长，导致肿瘤变大。但情绪可“杀人”

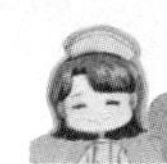

也可“救人”。良好的情绪和心态则是良药，对癌细胞有强大的杀伤力。所以，要想远离癌症，请一定做到乐观、平和，保持好心情。

2. 能有效调节不良情绪的几种方法

（1）认知重评法

认知重评是一种先行关注策略，发生在情绪产生的早期，主要通过改变对情绪事件的理解和认识来减少情绪反应。如学会建立主观幸福感，主动发现身边美好的事物（关注孩子天真的笑脸，欣赏漂亮的鲜花，读温暖的话语等），学会宽容大度，建立合适的期望值等。对此，我们有这样一句忠告：“快乐之道无它，就是对我们力所不及的事，不要忧虑，否则就是在自寻烦恼。”

（2）表达抑制法

一种反应关注策略，发生在情绪产生的晚期，主要是通过抑制将要发生的情绪表达行为，从而减少主观情绪体验。如学会倾诉，向家人、朋友倾诉遭遇；交几个知心朋友，空闲时与朋友相聚，海阔天空地聊聊，既能增长见识、交流信息，又可把困扰自己之事对朋友相告，或许朋友还能给你一些良好的建议和帮助。

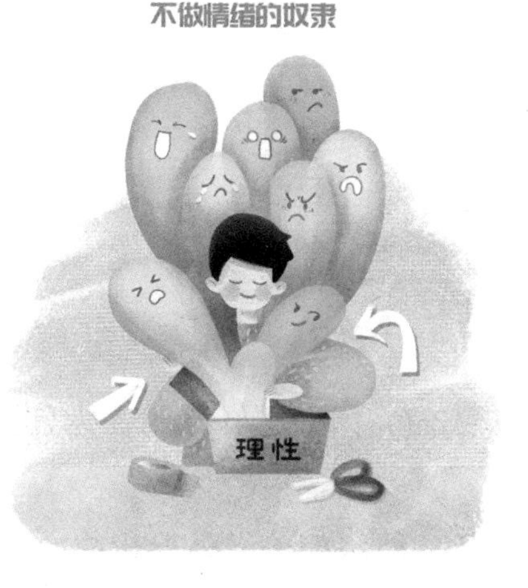

（3）哭泣

并不是所有的哭泣行为都是软弱无能的表现，适当的哭泣也是一种很好的情绪表达方式。当负面情绪给自己带来严重的不良影响时，可以尝试对着镜子大哭，将负面情绪发泄出来。

（4）运动

选择自己喜欢的运动方式来调节、发泄自己的不良情绪也是很值得采用的情绪调节法。

（5）日记

将不开心的事写进日记里，再撕掉，以此形式暗示自己扔掉烦恼，不受困扰。

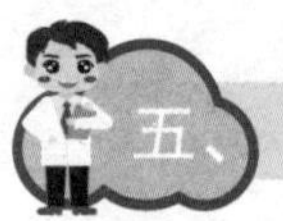

癌症是危害人类健康的主要慢性非传染性疾病之一。癌症患者会同时出现多种身体和心理症状。不良情绪体验会明显降低患者的生活质量，而良好的情绪则有助于缓解患者的病情，故合理调节情绪，保持好心情是非常重要的。

五、早诊早治

1. 刚做完体检还好好的，为什么不久却又被诊断为癌症？

一般医疗或者体检机构的普通体检与医院的防癌体检有一

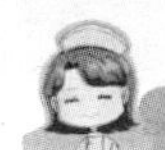

定区别。普通体检一般是针对身体的基本功能和健康状态进行的定期健康检查，然而防癌体检是在个体既往身体状态下，针对常见癌症（如肺癌、消化道肿瘤、甲状腺癌、口腔癌、妇科肿瘤等常见肿瘤）进行的身体检查，让群众知晓患癌风险，早期发现癌症或癌前病变，进行早期干预。防癌体检专科性、专业性强，注重个体化和有效性，并不是每年都必须做，每人做的项目也可能不一样。通常医生需要根据个体年龄、既往检查结果、遗传、生活环境、家庭情况等选择合适的体检项目和间隔时间。比如，排除消化道肿瘤进行胃肠镜检查可以 3–5 年检查一次，排除乳腺肿瘤进行钼靶检查可以 2 年检查一次，宫颈癌筛查可以根据情况 3 ~ 5 年进行一次细胞学和 / 或人乳头瘤病毒检查。

2. 癌症早期是否有先兆？早诊早治是否可以提高癌症患者的生存率？

答案是肯定的。一般情况下，癌症的治疗效果、整体预后、生存时间与癌症发现的早晚密切相关。发现越早，治疗效果越好，生存质量就越高、时间就越长。因此有必要留意身体出现的异常情况，如脖子上出现经久不消的包块；吃东西哽咽感；持续疼痛；口腔经久不愈的溃疡；持续性食欲减退；持久性痰中带血、声音嘶哑、干咳；听力异常、鼻血、头痛；不明原因的发热、乏力、进行性消瘦等。

3. 手术做了，肿瘤也切了，可不可以不复查了呢？

癌症的本质就是人体内基因突变的细胞不受控制地疯狂生

长、繁殖，造成器官衰竭，最终人体正常的生理功能无法维持，导致死亡。因此癌症治疗强调的是全程性原则，需要定期复查，及早发现身体的异常情况，保持乐观心态，适当的康复运动，积极调整身体免疫力，合理规范用药，以达到病情的长期稳定，与癌症“和平共处”。

温馨提示

远离癌症的一个重要手段就是做好早期癌症筛查。我国大多人群的早期癌症筛查意识还比较薄弱，导致癌症往往在发现时已错过最佳治疗时机。有些癌症如果早发现、早诊断、早治疗，多数患者都可以获得不错的生存预后。